近代名医医著大成

总主编◎王振国

『十二五』国家重点图书

费伯雄医著大成

主编◎王鹏

北京·中国中医药出版社

图书在版编目（CIP）数据

费伯雄医著大成/王鹏主编．—北京：中国中医药出版社，2019.3（2020.12 重印）

（近代名医医著大成）

ISBN 978-7-5132-4402-2

Ⅰ.①费…　Ⅱ.①王…　Ⅲ.①中医临床-经验-中国-清后期　Ⅳ.①R249.52

中国版本图书馆 CIP 数据核字（2017）第 207363 号

中国中医药出版社出版

北京经济技术开发区科创十三街 31 号院二区 8 号楼

邮政编码　100176

传真　010-64405750

山东临沂新华印刷物流集团有限责任公司印刷

各地新华书店经销

开本 787×1092　1/16　印张 12.25　字数 283 千字

2019 年 3 月第 1 版　2020 年12月第 2 次印刷

书号　ISBN 978-7-5132-4402-2

定价　68.00 元

网址　www.cptcm.com

社长热线　010-64405720

购书热线　010-89535836

维权打假　010-64405753

微信服务号　zgzyycbs

微商城网址　https://kdt.im/LIdUGr

官方微博　http://e.weibo.com/cptcm

天猫旗舰店网址　https://zgzyycbs.tmall.com

如有印装质量问题请与本社出版部联系（010-64405510）

近代名医医著大成专家指导委员会

费伯雄医著大成编委会

主　　编　王　鹏

副 主 编　万四妹

编　　委　(以姓氏笔画为序)

万四妹　王　鹏　王旭光　邓　勇

李董男　陆　翔　赵　黎　部　峦

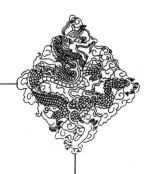

前　言

从1840年6月第一次鸦片战争到1949年10月中华人民共和国成立，近代百余年是中国社会政治、思想、文化、科技发生巨大变革的时代。具有悠久历史和灿烂文化的中华民族，面临数千年未遇之变局。国家的内忧外患以及思想文化领域的各种论争，诸如学校与科举之争、新学与旧学之争、西学与中学之争、立宪与革命之争、传统文化与新文化之争等，成为近代中医学生存发展的大背景。在这样浓墨重彩的大背景下，作为中国科技文化重要组成部分的中医学，发生了影响深远的重大变革，研究方法的出新与理论体系的嬗变，使近代中医学呈现出与传统中医学不同的面貌。“近代”在当代中国历史的语境下通常是指从1840～1919年“五四”新文化运动这一历史阶段，但为了较为完整地呈现中医学术的近代嬗变，本文的相关表述下延至1949年。

西学东渐与存亡续绝
——近代中医面临的社会文化科技环境

19世纪中叶后，西学东渐日趋迅速。尤其是甲午战争、庚子事变等一系列事件之后，有识之士在悲愤之余，开始反思传统与西学的孰优孰劣。从一开始引进军工科技等实用技术，到后来逐步借鉴和采纳西方的政治、经济体制，西学慢慢渗入中国的传统政治、经济、文化体系核心。两种文明与文化的冲突与融合因之愈显突出，成为近代中国社会发展无可回避的问题。

西医学早在明末清初便由西方传教士传入中国，但影响不大，少数接触到这些早期西医学著作的传统医家也多持抗拒态度。鸦片战争后，西医学之传入除固有之目的与途径外，也常因强健国人体质以抵御外辱之需要而被政府广泛提倡。简言之，西医学在中国的传播，经历了从猜疑到肯定，从被动抗拒到主动吸收的过程。而随着国人对西医学的了解，中西医比较逐渐成为热门话题。

另一点不容忽视的是，西方近代科学哲学思想对中国人思维方式的影响。机械唯物论的严密推理，实验科学的雄辩事实，细胞、器官、血液循环等生理病理的崭新概念，伴随着西方科学的时代潮流日益深入人心，并在中国学术界逐渐占据了主导地位。中国医学领域内中西两种医学并存的格局，成为世界医学史上极为独特的一幕。

近代中医的历史命运一直与中西医碰撞紧密连接在一起，对中医学术的走向产生了难以估量的影响。受当时洋务派和“改良主义”思想的影响，中医产生了“中西汇通派”。中西汇通派的工作在于力图用西说印证中医，证明中西医学原理相通；同时深入研究比较中西医学的理论形态、诊治方式、研究方法上的异同，通其可通，存其互异；在临床治疗上主张采用中药为主加少量西药的方式。代表人物有朱沛文、恽铁樵、张锡纯等。中西汇通派的研究目的，主要在于缓和两种医学体系的冲突，站稳中医的脚跟，虽然成效不大，但启两种医学交流之端，功不可没。

进入20世纪后，中医的发展面临更加艰难的局面。1912年，北洋政府以中西医“致难兼采”为由，在新颁布的学制及学校条例中，只提倡专门的西医学校，而把中医挡在门外，此即近代史上著名的“教育系统漏列中医案”。消息一经传出，顿起轩然大波，中西医第一次论争的序幕就此拉开。1913年，北洋政府教育总长汪大燮再次提出废除中医中药。随后，教育部公布的教育规程均置中医于教育体系之外。中医界对此进行了不懈抗争，中医学校大量创办。1929年2月，南京国民政府卫生部召开了第一届中央卫生委员会，提出“废止旧医案”。政府在教育制度和行政立法层面对中医施行的干预，使围绕中西医比较问题的论争逐渐脱离了学术轨道，而转化成了中医存废问题，中医面临着“张皇学术，存亡续绝”的重大抉择，并因此引发了一系列抗争。3月17日，全国281名代表在上海召开全国医药团体代表大会，成立了“全国医药团体总联合会”，组成请愿团，要求政府立即取消此案。社会舆论也支持中医界，提出“取缔中医就是致病民于死命”等口号。奋起抗争、求存图兴成为中医界的共同目标。在政治上进行抗争的同时，医界同仁自强不息，兴学校，办杂志，精研基础理论，证诸临床实效，涌现出一批承前启后的中医大家。

借助他山与援儒入墨
——近代医家对中医学出路的探索

中国近代史堪称一部文化碰撞史，一方面是学习借鉴西方文化，另一方面是从各个角度批判中国传统文化。一百多年来，一批思想家“以冲破网罗”的精神向传统文化发起攻击，一再在价值观念领域宣判中国传统文化的死刑。这是一个“事事以翻脸不认古人为标准的时代”（闻一多)，也是“科学”这一名词“几乎坐到了无上尊严的地位”的时代(胡适)。在这种情势之下，中国社会和教育的现代化不得不从移植西方文化开始。随着模仿西方的教育制度的建立，从西方传入的近代科学知识逐渐变成教育的核心内容，形成了对中国近代思想影响巨大的“唯科学主义”。中医学作为中国传统学术的一个重要组成部分，当然也不能摆脱这种命运。在“中学为体，西学为用”的改良主义思潮和“变法维新”的思想影响下，中医界的一些开明人士试图“损益乎古今”，“参酌乎中外”，“不存疆域异同之见，但求折衷归于一是”（唐容川)，力求以“通其可通，而并存其互异”（朱沛文）的方式获得社会认同，由此开始了以近代科学解释中医，用近代研究手段研究中医，力求“中西汇通”以发展中医的艰难探索。

经历了“衷中参西”“中西汇通”“中医科学化”等近代以来种种思潮的冲击，传统的中医理论体系被重新审视。近代纵有清醒如恽铁樵者，指出:“天下之真是，原只有一个，但究此真是之方法，则殊途同归……故西方科学，不是学术唯一之途，东方医术自有立脚点。”并强调只能借助西医学理补助中医，“可以借助他山，不能援儒入墨”，但终究未能脱离“居今日而言医学改革，苟非与西洋医学相周旋，更无第二途径”的学术藩篱。近人研究中医学术的基本思路大体上是“整理固有医学之精华，列为明显之系统，运用合乎现代之论，制为完善之学”。

这个过程的核心，是以“科学”的方法，以“衷中参西”或“中西汇通”为主导思想对中医传统理论体系进行整理，并通过仿西制办学校、设学会、创杂志等方式试图达到中医内部结构“科学化”、外部形式“现代化”的目标，新的学科范式按照西学模式逐步建立起来，中医学术体系发生了巨大的嬗变，我们称之为“近代模式”。这种“范式”，实际上规定了近代中医研究者共同的基本观点、基本理论和基本方法，提供了共同的理论模型和解决问题的框架，影响至今不衰。

发皇古义与融会新知
——近代中医各科的重要成就

在近代特定的历史条件下，中医学界涌现出一批著名医家和颇具特色的著作。据《中国中医古籍总目》统计，从1840—1949年，现存的中医各科著述数目为：温病类133种，伤寒类149种，金匮类56种，内科综合类368种，骨伤科177种，外科221种，妇科135种，儿科197种，针灸101种，喉科127种，中药类241种，方剂类460种。这些著作只是近代中医发展的缩影，整个社会医学的进步更有其自身的风采。众多活跃在城乡各地的医家，虽诊务繁忙，无暇著述，却积累了丰富的临床诊疗经验，在群众中享有崇高威望，形成别具一格的地域性学术流派或医学世家。如江苏孟河医派、近代北平四大名医、上海青浦陈氏十九世医学、浙江萧山竹林寺女科、岭南医学流派等，成为中医近代史上的重要代表。一些医家历经晚清、民国，阅历丰富，戮力图存，造诣深湛。虽学术主张不同，思想立场各异，但均以中医学术发展为根本追求，各张其说，独领风骚。其中既有继承清代乾嘉学派传统，重视经典研究，考证、校勘、辑复、诠释、传播中医学术的理论家，也有立足临床，以卓越的临证疗效固守中医阵地的临床家，更有致力于中西医学汇通和融合，办学校，编教材，探索中医发展新路的先驱者。

近代中医学术最尖锐的论争，是中西医之间的论争，而历史上长期遗留的一些论争，如伤寒与温病之争、经方与时方之争等，则渐趋和缓，有些已达统一融合。由于西医的传入，中医在生理病理、诊断治疗等方面，常常掺杂或借鉴一些西医理论，甚至有医家试图完全用西医的理论解释中医，也有医家主张西医辨病与中医辨证相结合。医经的诠释，除了传统的考证、注释等研究外，出现了用哲学及西理诠释经典的新视角。在伤寒与温病方面，随着伤寒学说与温病学说的融汇，许多医家在辨治方法上，将伤寒六经辨证与温病卫气营血辨证结合在一起，特别是将伤寒阳明病辨证与温病辨证相结合。时疫、烂喉痧的辨治，有了很大的突破。内科出现了一批专病著作，涌现了许多擅治专病的大家。外科及骨伤科有了较大发展，多取内外兼治，以传统手法与个人经验相结合。妇科、儿科、眼科、喉科等，亦各有千秋。随着各地诸多中医院校的成立，许多著名的中医教育家兼临床家组织编写了中医院校的课本。一些致力于中西汇通的医家，编撰中西汇通方面的著作，并翻译了一系列西医典籍。总之，在特殊的社会、政治、文化背景下，近代中医学各科的发展，呈现了与以往不同的新格局。

医经的研究，视角新颖，诸法并存。陆懋修运用考据学，进行《内经》难字的音义研究，著《内经难字音义》（1866 年），又运用运气学说解释《内经》，著《内经运气病释》（1866 年）、《内经运气表》（1866 年），其著作汇编为《世补斋医书》（1886 年）。杨则民著《内经之哲学的检讨》（1933 年），从哲学高度诠释《内经》。秦伯未对《内经》研习颇深，素有“秦内经”之美誉，著有《内经类证》（1929 年）、《内经学讲义》（1932 年）、《秦氏内经学》（1934 年）。杨百城以西理结合中医理论阐释《内经》，著《灵素生理新论》（1923 年）、《灵素气化新论》（1927 年）。蔡陆仙《内经生理学》（1936 年）、叶瀚《灵素解剖学》（1949 年），则借鉴了解剖学的知识。

本草研究，除多种对《神农本草经》进行辑佚、注释的著作外，近代医家更注重单味药的研究，于药物炮炙、产地、鉴定等专题有较多发挥。近代制药学的发展，为本草学注入了新的生机。吴其濬根据文献记载，结合实地考察，编撰《植物名实图考》《植物名实图考长编》（1848 年），图文并茂，对于植物形态的描绘十分精细，可作为药物形态鉴定的图鉴。郑奋扬《伪药条辨》（1901 年）及曹炳章《增订伪药条辨》（1927 年），对伪药的鉴别有重要意义。1930 年中央卫生部编《中华药典》，系政府编撰的药典。方书方面，除了编辑整理前代著作外，在方义、功效等方面进行发挥者亦不少，经验方、救急方、成药药方的编撰，是此期的一大特色，如胡光墉编《胡庆余堂丸散膏丹全集》(1877 年)、丁甘仁编《沐树德堂丸散集》(1907 年)、北京同济堂编《同济堂药目》(1923 年) 等。以“方剂学”命名的医书开始出现，如杨则民《方剂学》(1925 年)、王润民《方剂学讲义》(1934 年)、盛心如《方剂学》(1937 年) 等，“讲义”类书多为各种中医学校教材。

中医理论研究方面，除了传统的理论研究外，常借鉴西医知识诠释中医。朱沛文《中西脏腑图象合纂》(1892 年)，刘廷桢《中西骨格辨证》《中西骨格图说》(1897 年)，张山雷《英医合信全体新论疏证》(1927 年)，皆带有中西汇通的性质。此期间出现了许多以“生理”命名的书籍，如陈汝来《生理学讲义》(1927 年)、秦伯未《生理学》(1939 年) 等。陈登铠《中西生理论略》(1912 年)，将中医生理与西医生理进行对比研究，带有明显的中西汇通的特点。中医基础类书的编撰亦较多，如叶劲秋、姜春华、董德懋，分别编撰过《中医基础学》。病理研究的著作，除传统的中医病因病机理论探讨外，亦出现中西病理相对比的研究。石寿棠《医原》(1861 年)，强调致病因素中的燥湿之气。陆廷珍《六因条辨》(1906 年)，以“六因”为纲，对外感热病及温病的病因理论条分缕析。以“病理”命名的书开始出现，如汪洋、顾鸣盛合编《中西病理学讲义》(1926 年)，恽铁樵《病理概论》《病理各论》(1928 年) 等，其中包含了部分西医病理的内容。

中医四诊研究，既体现了传统中医学的特色，也借助了西医的方法与手段。周学海《形色外诊简摩》，在望诊方面有重要意义。周氏在脉学方面造诣亦深，著《脉义简摩》(1886 年)、《脉简补义》(1891 年)、《诊家直诀》(1891 年)、《辨脉平脉章句》(1891 年)，合称《脉学四种》。曹炳章《彩图辨舌指南》(1920 年)，对舌的生理解剖、舌苔生成原理、辨舌要领及证治进行论述，附舌苔彩图 119 幅。时逸人《时氏诊断学》(1919 年)，在当时影响较大。秦伯未《诊断学讲义》(1930 年)，为中医院校教材。

对《伤寒论》的注释、发微，仍是传统经典研究中的重彩之笔，论著颇多。如黄竹斋《伤寒论集注》（1924年）、吴考槃《百大名家合注伤寒论》（1926年）。包识生概括伤寒辨证八字纲领，即“阴阳表里寒热虚实”，著《伤寒论章节》（1902年）、《伤寒论讲义》（1912年）。注重从临证角度阐释仲景学说，陈伯坛不落旧注窠臼，发明新意，著《读过伤寒论》《读过金匮卷十九》（1929年）。曹颖甫《经方实验录》（1937年），更具临床实用性。中西汇通的伤寒研究著作也成为一时风尚，恽铁樵著《伤寒论研究》（1923年），以传统研究“兼及西国医学”。陆渊雷少习训诂，长于治经，同时主张中医科学化，借助西医有关知识，以“科学”方法研究伤寒，著《伤寒论今释》（1930年）。伤寒方的研究，有姜国伊《伤寒方经解》（1861年）、陆懋修《金鉴伤寒方论》（1866年）。

伤寒与温病的辨治，出现了融合的趋势。陆懋修认为“阳明为成温之薮”，以伤寒阳明病阐释温病，著《伤寒论阳明病释》（1866年）。丁甘仁主张融合二家之说，将温病卫气营血辨证与伤寒六经辨证相结合。祝味菊重视人体阳气，治病偏用温热重剂，因擅用附子，人称“祝附子”，伤寒方面独有卓见，在伤寒传变的理论上，创“五段”之说代替六经传变之说，著《伤寒新义》（1931年）、《伤寒方解》（1931年）、《伤寒质难》（1935年）等。

温病时病的论著较多。对时病的辨治，较为突出的是雷丰，主张“时医必识时令，因时令而治时病，治时病而用时方”，对“四时六气”时病及新感与伏邪等理论进行论述，撰写《时病论》（1882年），论病列方，并附病案。时逸人擅长治疗温疫时病，著《中国时令病学》（1931年），指出时令病是因四时气候变化、春夏秋冬时令变迁导致的疾病，虽有一定的传染性，但与传染性疾病不同，包括感冒病及伤寒、温病，融合了寒温思想。又著《中国急性传染病学》（1932年），专门讨论急性传染性疾病的辨治。冉雪峰擅长治疗时疫温病，对伤寒亦有深研，认为“伤寒原理可用于温病，温病治疗可通于伤寒”，后人整理出版其未竟著作《冉注伤寒论》（1982年）。叶霖《伏气解》（1937年），对伏气致病理论进行阐述。此外，在鼠疫、霍乱、梅毒等方面，也都有相关论著问世。

内科诊治，出现较多专病治疗论著。王旭高长于温病的治疗，尤其重视肝病的辨证，提出治疗肝病三十法，著《西溪书屋夜话录》(1843年)、《退思集类方歌注》(1897年)等，后人汇编为《王旭高医书六种》(1897年)。唐宗海擅长治疗内科各种出血病证，阐发气血水火之间的关系，治疗上提出止血、消瘀、宁血、补血四法，著《血证论》(1884年)。施今墨力图将西医辨病与中医辨证结合，将西医病名引入中医诊疗，主张中医标准化、规范化，曾拟订《整理国医学术标准大纲》(1933年)。徐右丞擅治肿瘤及杂病，治疗肿瘤辨其虚实，施以攻补。关月波精于内科及妇科，提倡气血辨证，对肝硬化腹水的治疗有独特之处，在治疗时疫病如天花、麻疹、猩红热方面亦有专长。内科专病性的著作，有赵树屏《肝病论》(1931年)、朱振声《肾病研究》(1934年)、蔡陆仙《肠胃病问答》(1935年)等。

外科伤科的诊治，继承了传统手法，并有所发明。吴尚先擅长用外治法，用薄贴(膏药)结合其他手法治疗内外科病，撰有著名外科专著《理瀹骈文》(1864年)。马培之秉承家学，内外兼长，特别强调外科治病要整体辨证，内外兼施，同时善用传统的刀针治法，主要著作《马评外科证治全生集》(1884年)、《外科传薪集》(1892年)、《马培之外科医案》(1892年)、《医略存真》(1896年)等，后孟河名医丁甘仁尽得其长。石筱山擅长伤科，总结骨伤科整骨手法“十二字诀”，同时擅用内治法，强调气血兼顾，以气为主，晚年有《正骨疗法》(1959年)、《伤科石筱山医案》(1965年)。

妇科有较大的发展，著述较多。包岩《妇科一百十七症发明》(1903年)，列述辨析经、带、胎、产117症，其理论承自竹林寺女科并有所发展，通过妇女生理病理特点，指出妇女缠足的危害。陈莲舫《女科秘诀大全》(又名《女科实验秘本》)(1909年)，引述诸贤并有所发挥。张山雷《沈氏女科辑要笺正》(1917年)，系清人沈尧封《女科辑要》，先经王孟英评按，再经张氏笺正，学理致深，成为浙江兰溪中医专门学校妇科读本，影响较大。顾鸣盛《中西合纂妇科大全》(1917年)，用中西医对比的方法，论述妇科病的病因、治法、方药。其他如恽铁樵《妇科大略》(1924年)，秦伯未《妇科学讲义》(1930年)，时逸人《中国妇科病学》(1931年)，各有发挥。

儿科著述亦多，其中综合性论著有顾鸣盛《中西合纂幼科大全》(1917年)、施光致《幼科概论》(1936年)、钱今阳《中国儿科学》(1942年) 等，总体论述了儿科生理、病理、诊断、治疗方面的内容。而专病性的论著，则对小儿常见的麻、痘、惊、疳进行论述，突出了儿科特色。如王惇甫《牛痘新书济世》(1865年)，在清人邱浩川《引痘略》基础上进行发挥，对牛痘的人工接种法进行详细记述，戴昌祚《重刊引种牛痘新书》(1865年) 翻刻王氏书。以上牛痘专著，反映了此时期人工预防接种的水平。叶霖《痧疹辑要》(1886年)，对小儿麻疹病进行辨析；恽铁樵《保赤新书》(1924年)，主要论述麻疹与惊风的辨治；秦伯未《幼科学讲义》(1930年)，论述痘疮 (天花) 的分期以及治疗。小儿推拿方面的专著，如张振鋆《厘正按摩要术》(1888年)，对小儿推拿按摩的理论、手法进行了详细论述。

眼科在前代的基础上有所发展，借助西医解剖知识对眼科医理进行发挥。如徐遮遥《中医眼科学》(1924年)，糅合了部分西医学知识，而陈滋《中西医眼科汇通》(1936年) 最具代表性，运用西医眼部解剖知识进行论述，每病皆冠以中西医病名。其他眼科著作，如刘耀先《眼科金镜》(1911年)、康维恂《眼科菁华录》(1935年)，对眼科理论及治疗，都有不同程度的发挥。

喉科辨治，较为突出的是白喉与烂喉痧。许多医家从病因、治疗方面辨识二者之不同，有“喉痧应表，有汗则生，白喉忌表，误表则危”的普遍说法。白喉著作，有张绍修《时疫白喉捷要》(1864年)。烂喉痧第一部专著，为陈耕道《疫痧草》(1801年)。丁甘仁《喉痧症治概要》(1927年)，对烂喉痧论述较为系统，辨析白喉与烂喉痧的不同，颇具实用性，自述“诊治烂喉痧麻之症，不下万余人”。

针灸治疗方面也有一定进步，重要代表人物如承澹盦，他参考西医解剖、生理方面的内容，结合临床经验，对针灸理论及手法进行发挥，著《中国针灸治疗学》(1931年)，此书连续出版增订，成为当时影响极大的一部针灸著作。其他如姚寅生《增图编纂针灸医案》(1911年)、焦会元《古法新解会元针灸学》(1937年)、曾天治《科学针灸治疗学》(1942年)，从不同角度对针灸理论、手法进行发挥，其中结合了西医理论。气功方面的著作，如蒋维乔《因是子静坐法》(1914年)、《因是子静坐法续编》(1922年)，较具代表性。

中西医汇通方面的著作较多，唐宗海《中西汇通医书五种》(1884年)，张锡纯《医学衷中参西录》(1909年)，吴锡璜《中西温热串解》(1920年)、《中西脉学讲义》(1920年)，都是这方面的重要代表。丁福保曾留学日本，致力于中西汇通，翻译及编撰医书多达160种，其中翻译多部日文西医著作，如《化学实验新本草》(1909年)、《中外医通》(1910年)、《汉方实验谈》(1914年)、《汉法医典》(1916年)等。又与弟子共同编撰《四部总录·医药编》(1955年)。

本次整理的原则要求

名家名著：丛书所收，并非诸位名医的全部著作，而是从学术价值、社会影响、流传情况等各方面综合考虑，选择该医家具有代表性、影响力和独到创见的著作。

底本选择：择其善本、精本为底本，主校本亦择善而从。

校注原则：尊重历史，忠实原著，校注简洁明了，精确可靠，尽量做到“一文必求其确、一义必析其微”，但不做繁琐考证。

本丛书因为工程量较大，参与整理者较多，不足之处在所难免，望各位专家及读者多多指教。

《近代名医医著大成》编委会

校注说明

费伯雄（1800—1879），字晋卿，号砚云子。清代江苏武进孟河镇人。五世业医，家学渊源。少习举业，弱冠有文名，后承家学。博览《素问》《灵枢》《伤寒论》及后世诸名医著述，取其精要，去其偏执，于脉学及杂证尤有心得。因其博学通儒，医术精湛，悬壶执业不久，即以擅长治疗虚劳而驰誉江南。道光年间（1821~1850）曾两度应召入宫廷诊疾，先后治愈皇太后肺疾和道光皇帝失音证，获赐匾额和联幅，题曰“是活国手”“著手成春万家生佛，婆心济世一路福星”。至咸丰（1851~1861）时，医名大振，远近求医问学者踵至。费氏几十年行医生涯积累了丰富的临证经验，平素治学颇多心得，论医戒偏戒杂，谓古医以和、缓命名，可通其意，主张“和治”“缓治”，师古而不泥古，不趋奇立异，以平淡之法获效；推崇李东垣温补脾胃、朱丹溪壮水养阴之法，然不喜用升麻、柴胡、黄柏、知母四药，自制多首性缓平和方剂，重视饮食疗法。费氏认为医学发展至今芜杂已极，必须执简驭繁，救弊纠偏，以使后学者一归醇正。为此，他投入一生精力勤奋探索，一切从临证实际出发，博采古今学术之精华，不掺杂门户偏见，努力探求立论平允不偏的醇正医学，将其数十年业医心得撰成《医醇賸义》，编为四卷，为其学术代表之作。同治四年（1865），将《医方集解》各方逐加评论，编为《医方论》4卷。另著《食鉴本草》，又辑《怪疾奇方》，批注《医学心悟》等。综观费氏医学思想，以“醇正”“和缓”为特色，用药以轻灵为主。其思想源于历代各家，由博返约，取各家之长，补偏救弊。《清史稿》有传评曰：“清末江南诸医，以伯雄最著。”其子孙继承家学，以医名世。孟河费氏作为著名医学世家和学术流派蜚声近代医坛。

本次编集选录费氏著作4种：《医醇賸义》《医方论》《食鉴本草》《费伯雄医案》。各书的底本、校本选用情况如下。

《医醇賸义》4卷，初刻于清同治二年（1863）。此前，费氏曾著《医醇》24卷，后毁于兵火。晚年作者追忆该书中的内容，但“不及十之二三”，故改书名为《医醇賸义》。该书现存多种版本。主要有清同治二年耕心堂刻本、清光绪三年（1877）重刻本。另有上海卫生出版社1957年排印本（简称“上卫本”）、上海科学技术出版社1959年校注本（简称“上科本”）等。本次整理以清同治二年耕心堂刻本为底本，以光绪本为校本，并参考上卫本、上科本等。

《医方论》4 卷，初刊于同治四年（1865），其后在光绪及民国年间有多种版本。比较而言，光绪三年（1877）刻本订正了初版时不少谬误之处，较为可从。本次整理以光绪三年刻本为底本，以同治四年刻本为主校本，他校书主要选用了书中引用资料较多的医著，如《伤寒论》《太平惠民和剂局方》《医学发明》《东垣试效方》等。

《食鉴本草》1 卷，约初刊于光绪九年（1883）。后陆续有珍本医书集成本、上海科学技术出版社 1985 年影印本（简称“上科本”）等。本次整理以珍本医书集成本为底本，上科本为校本。

《费伯雄医案》原无单行本，本次整理以 1964 年上海科学技术出版社刊行的近人徐相任所藏费氏祖孙医案校注本为据，从中摘取费伯雄本人医案整理而成。

主要校注原则如下：

1. 凡底本中因写刻致误的明显错别字，予以径改；繁体字、俗写字、异体字径改，不出校。

2. 对于古今字，凡能明确其含义者，均以今字代之；对于某些通假字，则尽量恢复本字，不出校。

3. 对于冷僻难读字，采用拼音加直音方法注音；疑难词句，加以注释。

4. 对原文中的衍、脱、误、倒，且有依据者，分别予以删、补、改、乙，并出校记。存疑之处，不做改动。

5. 书中中药名，系古今用字不同者，均据现代通用名径改；表示剂型的“元”一律改为“丸”，不出校。

6. 因版式改为横排，原书中的方位词，“右”一律改为“上”，“左”一律改为“下”。

总 目 录

医醇賸义

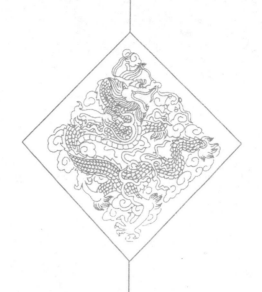

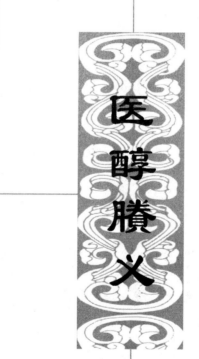

内容提要

《医醇賸义》系费伯雄晚年所著，为其代表著作，初刻于清同治二年（1863）。全书共4卷。卷一列脉法、察舌要言、四家异同、重药轻投辨、同病各发、中风、中寒、暑热湿；卷二列秋燥、火、劳伤、脑漏、鼻衄、齿牙出血、关格；卷三列咳嗽、痰饮、结胸、痎疟、黄瘅、三消；卷四列痿、痹、胀、下利、诸痛、三冲。本书内容言简意赅，立论精粹醇正，以切脉、察舌为诊法之重点，以症状为辨证的主要依据，以治法、方药为施治的主要内容，其中尤以对慢性疾病的阐述为多，辨证施治精详。在每病的编次安排上，采取先论病证，次载自拟方，后附诸家验方的格局。全书内容理论联系实际，特别是书中所述的一些治法成方，都是作者从多年临床经验中总结出来的，切实可用，疗效较高，向为近世医家所推崇；在辨证施治与处方用药上，对指导临床实践颇有裨益，实为一本较好的中医理论学习与临证实践参考书。

序

秦有良医，曰和曰缓。彼其望色辨候，洞见膏肓，非所谓神灵诡异者欤！乃其论针灸、论汤药，言言典要，开启后人，又何其纯粹以精也！岂不以疾病常有，怪病罕逢，惟能知常，方能知变，故于命名之日，早以和、缓自任欤！夫疾病虽多，不越内伤、外感。不足者补之，以复其正；有余者去之，以归于平。是即和法也，缓治也。毒药治病去其五，良药治病去其七。亦即和法也，缓治也。天下无神奇之法，只有平淡之法，平淡之极，乃为神奇。否则眩异标新，用违其度，欲求近效，反速危亡。不和、不缓故也。雄自束发受书，习举子业，东涂西抹，迄无所成，遂乃决然舍去，究心于《灵》《素》诸书，自张长沙下迄时彦，所有著述，并皆参观。仲景敻①平尚已，其他各有专长，亦各有偏执，求其纯粹以精，不失和、缓之意者，千余年来，不过数人。因思医学至今，芜杂已极，医家、病家，目不睹先正典型，群相率而喜新厌故，流毒安有穷哉！救正之法，惟有执简驭繁，明白指示，庶几后学一归醇正，不惑殊趋。爰将数十年所稍稍有得，而笔之于简者，都为一集，名曰《医醇》，共二十四卷，分为六门：曰脉、症、治，首察脉，次辨症，次施治。此三者为大纲。就治字中又分三层：曰理、法、意。医有医理，治有治法，化裁通变，则又须得法外意也。乃灾梨②半载，而烽火西来，赤手渡江，愁苦万状，栖身异地，老病日增，风雨之夕，林木叫号，半壁孤灯，青影如豆，回首往昔，如梦如尘，良足悲矣！自念一生精力，尽在《医醇》一书，欲再发刻，以大畅和缓之风，而坊刻定本与家藏副本，尽付祝融③，求之二年，不可复得。昔人谓人生得几句文字流传，大关福命，此言诚不我欺也。近因左足偏废，艰于步履，坐卧一室，益复无聊，追忆《医醇》中语，随笔录出，不及十之二三。儿辈复请付梓，予以并非全书，不欲更灾梨枣，而门下士以为虽非全豹，亦见一斑，且指迷处正复不少，若并此湮没，则大负从前医尚和缓

---

① 敻（xiòng 诇）：影响深远。
② 灾梨：谦称，指刻印无用之书。
③ 祝融：火神名，此处意指火灾。

之苦心矣。勉从其请，改题曰《医醇賸义》，而自序其巅末如此。惟愿阅是编者，谅予之心，悲予之遇，匡其不逮而惠教之，则幸甚！

同治二年岁在癸亥仲春之吉武进费伯雄晋卿氏题于古延陵之寓斋

访费晋卿明经伯雄于武进之河庄即赠

舟泊石桥湾，水行变而陆。巾车赴河庄，只轮转辂辘。一路枷板声，纳禾场已筑。乌下多白颈，农来尚赤足。不放锄柄空，种麦秋雨沐。西风忽戏我，吹帽堕岩麓。蓦然见嘉山，上有参军躅。天使步古贤，催诗送题目。村氓那得知，独造幽人屋。

其二

渎传孟简迹，山被孟嘉名。嘉山对黄山，两山夹一城。城为备倭设，滨江古屯兵。江落沙洲拓，幸远波涛惊。五门不通楫，四至皆陆程。鸠聚到今日，草草称太平。君家城南隅，环堵出书声。别舍咫相接，病腊来千形。仁心济仁术，不出慰苍生。名士为名医，倍泄山川灵。

其三

入门未见君，壁悬两小影。一坐红豆村，一招采莲艇。自题南北曲，优入元人境。俗子但寻医，新腔复谁领。不破万卷书，安试药三品。由来艺通道，神悟到毫颖。会稽名书家，转掩志高迥。竟陵号茶神，风雅为齿冷。无怪阎画师，天子呼不省。

其四

儒林与文苑，千秋照简编。岂无艺术传，别表冠世贤。华佗许颍宗，妇孺惊若仙。本草三千味，难经八十篇。格致即圣学，名与精神传。况用拯危殆，能夺造化权。活人较良相，未知谁后先。莘渭不巷遇，徒手难问天。孟城一匹夫，所值蒙生全。日济什百人，功德岁万千。大哉农轩业，托始尧舜前。

发　凡

——是编先论病症，随载自制方，后附古方。非敢僭越古人，后先倒置，欲令阅者先将病症及治法了然于胸中，然后再取古方，一一参看，使知印证古人之处，全不在拘执成法，而亦不离成法，乃为能自得师。

——东垣、丹溪，一补阳，一补阴，实开两大法门。惟升、柴、知、柏，非可常用，故方中凡有此四味者，概不多录。后人但师其温补脾胃及壮水养阴之法可也。

——伤寒一门，头绪纷繁，非数千百言所能尽。集隘，故不复登。

医醇賸义目录

卷 一

脉 法[1]

脉乃命脉，气血统宗；气能率血，气行血从。

《内经》亦言血脉，而气在血先之义自见，并无语病。后人著《脉经》，遂谓脉为血脉，气往应之。其下文又云：脉不自行，气动脉应。先说气应脉，后说脉应气。尺幅之中，自相悖戾。今特正之。

右寸为肺，所以主气，百脉上通，呼吸所系；左寸为心，生血之经，一气一血，赖以养形。

天地之大用，莫先于水火；人身之至宝，不外乎气血。阴以抱阳，阳以摄阴，阴阳生长，互相为根，故两寸又为诸经之统领。胸中附右寸，膻中附左寸。此上以候上之义也。

其在右关，脾胃属土，仓廪之官，水谷之府。

右外以候胃，内以候脾。土为万物之母，脾胃不败，则正气犹存，病家所以重胃气也。

其在左关，肝胆之部，风阳易动，不宜暴怒。

左外以候肝，内以候膈。肝胆应春，所以生长，然风阳易动，亢则为害，最宜善调。

右尺命门，釜下之火，日用必需，是可补助。

经谓尺外以候肾，尺里以候腹。五脏惟肾有两枚，故两尺不分左右，皆属于肾。腹中则统命门，大小肠、膀胱皆在其中。究竟不分配，则混淆无主，后人无所持循。今将命门归于右尺，大肠隶之。命门火衰，便不能熏蒸脾土，百病从此而生，但宜善为温养，不可过燥。

左尺肾水，性命之根；与右尺火，并号神门。

肾归左尺，膀胱、小肠隶之。天一生水，性命之原。尺脉有神，纵有重恙，犹能转吉；若两尺败坏，决无生理。

部位既明，当知脉象，切脉之时，不宜孟浪。以我中指，先按关上，前后二指，寸尺相向。

掌后高骨，是名曰关。先将中指正按关上，再将前后二指平放寸尺之上。人长排指宜疏，人短排指宜密。

脉有七诊，浮中及沉，左右判别，上阳下阴。

寸脉浮取，关脉中取，尺脉沉取。左与右，即左右手分属之脏腑；上与下，即寸以候上、尺以候下也。

九候之法，即浮中沉，三而三分，分部推寻。

浮以候寸，中以候关，沉以候尺，是合寸、关、尺为三候也。每部之中，又各有浮、中、沉三候，是分寸、关、尺为九候也。

别有一种，名曰斜飞，尺则犹是，寸关相违。

---

① 脉法：底本前衍“晋卿”二字，据校本删。

斜飞之脉，尺部如常，关、寸之脉，斜行透过高骨。一手如此者甚多，浮沉之间，与常脉稍异。

更有一种，正位全无，反出关后，大象模糊。

反关之脉，正位全无，反出关后，形如血管。大象至数，不甚分明，毕竟反常之事，不足为训，诊时尤宜善会。

男脉左大，女脉右盛；男子寸强，女子尺胜。

男为阳，女为阴，故男脉左大，女脉右大。男子寸盛尺虚，阳胜阴也；女子尺盛寸虚，阴胜阳也。

脉应四时，递相判别，春弦夏洪，秋毛冬石。

春初发生，有枝无叶，故脉弦以象之。夏令繁盛，枝叶畅茂，故脉洪以象之。秋令肃清，草木黄落，故脉毛以象之。冬令闭藏，水土坚凝，故脉石以象之。长夏属土，则脉更宜于和缓。

五脏之脉，各部分见，先能知常，方能知变。

五脏之脉，各有本象，反常则为病。

心脉浮大；肺脉浮涩；肝脉沉弦；肾脉沉实；脾胃之脉，和缓得中；右尺命火，与心脉同。

旧说心脉之浮，浮大而散；肺脉之浮，浮涩而短；肝脉之沉，沉弦而长；肾脉之沉，沉实而濡等语，予窃有所未安。夫心为君火，火性炎上，故脉宜浮。君火柔和，故浮大而不洪数。但用浮、大二字，状心脉最佳。若兼散象，则气血虚脱，疾不可为矣。散字宜节去。肺主气，故脉亦浮。其兼涩者，气多血少故也；若兼短，则气病而为肺害。短字宜节去。肝脉沉弦，固也。若长脉，当候于寸尺，不当候于关上。长字宜节去。又云肾脉之沉，沉实而濡。濡脉之象，浮而且小，与沉实相反，断不能相兼。濡字更宜节去。

临诊脉时，虚心静气。虚则能精，静则能细。以心之灵，通于指端，指到心到，会悟参观。

切脉之道，全贵心灵手敏，活泼泼地一片化机，方能因应。此在平日讲求精切，阅历既多，指下之妙，得之于心，不能宣之于口，实有此种境界。即如六阳之脉，偏于浮大，其沉候即在常脉之中候，不得谓之沉候全无也；六阴之脉，偏于沉细，其浮候即在常脉之中候，不得谓之浮候全无也。又况病有新久，体有强弱，年有壮老，见症虽同，施治不一，化裁通变，则泛应各当矣。

脉来太过，外感为病；脉来不及，内伤之症。

外感六淫，风、寒、暑、湿、燥、火也，其脉必有洪、数、弦、紧、滑、大等象。内伤七情，喜、怒、忧、思、悲、恐、惊也，其脉必有细、涩、濡、微、弱、小、芤、散等象。

人之大气，积于胸中，呼吸出入，上下流通。呼出之气，由心达肺；吸入之气，肝肾相济。

大气积于胸中，所以统摄一身。呼出则由心达肺，吸入则由肝纳肾。故论根气，则归本于肾，而枢纽实在中州。

呼吸定息，迟数可别。一息四至，和平之极；五至为常，亦无差忒；三至为迟，迟乃寒结；二损一败，不可复活；六至为数，数即病热；七至为疾，热甚危急；若八九至，阳竭阴绝。

一息四至，脉极和平。其谓五至无疴，闰以太息者，是言四至中时多一至，乃人之息长，如三年一闰，五年再闰，非论一息五至之本脉也。其实一息五至，常人甚多，亦非病脉。惟三迟、六数、七疾，乃为寒病、热病。其一二至与八九至，则为阴绝、阳绝，无从施治。

浮脉在上，轻按即得，肌肤之间，百不失一。沉脉在下，主里主阴，按至筋骨，受病最深。

浮脉属阳，主表；沉脉属阴，主里。

浮沉迟数，脉之大端，四者既明，余脉详看。

浮迟表寒，浮数表热；沉迟里寒，沉数里热。余可类推。

大纲秩然，条目宜审；滑涩虚实，亦为要领。

浮沉以辨表里，迟数以辨寒热，是为脉之大纲。滑与涩，所以验气血之通塞；虚与实，所以分邪正之盛衰，是为脉之条件。脉症虽多，不外乎此。故以下分为八门，以总括之。

浮脉上泛，如水漂木，轻取即得，重按不足。芤脉如葱，轻平[①]而空，浮沉俱有，但虚其中。如按鼓皮，其名曰革，中沉俱空，阳亢阴竭。

浮脉为阳，主一切表病，故脉在肌肤之间。芤主失血，中空者，气不能摄血故也。革脉弦大而浮，故谓虚寒相搏，其实乃阴不抱阳，孤阳上浮，真阴下脱之象。

肌肉之下，其脉为沉，重按乃得，病发于阴。弦大而沉，厥名曰牢，气凝血结，浊阴混淆。沉极为伏，三候如无，气机闭塞，真阳已孤。

沉脉属阴，主一切里症。牢则多主蓄血积聚。伏则气分闭塞，清阳不能发舒。

迟脉为寒，气凝血滞，若损与败，不可复治。迟而一止，其名曰结，气血错乱，兼主冷积。结虽时止，至数无常；代则有定，气血消亡。

迟为阴寒，气不宣通，故至数艰缓。迟而时有一止，旋止旋还，并无定数，谓之结脉，乃气血错乱，寒气积聚所致。若止不能还，兼有定数，便是代脉。四动一止，五六日死；两动一止，三四日死也。

数脉为热，其阴必虚，若因风火，则为有余。热甚则疾，一息七至；八九为极，烦冤而死。数而一止，其脉为促，多主肺痈，郁热阳毒。

数脉为热，不外虚实两端。疾则热甚而危，极则必无生理。促乃数而一止，亦无定数，热郁于中，故多肺胃之病。

滑脉主痰，亦主诸气，气盛痰多，往来流利。动脉如豆，多见于关，若在寸尺，阴阳两悭[②]。

滑亦阳脉，痰气盛，故往来流利。动脉多见关部，若在寸为阳动，主亡阳汗多；在尺为阴动，乃阴虚热极。女子见于寸关[③]，即为孕娠。

涩为血少，往来涩滞，血不养气，艰难而至。

血少不润，故往来艰涩，轻刀刮竹，如雨沾沙，俱极形似。

虚脉如何，往来无力，浮中如常，沉候亏缺。濡脉浮小，如水漂棉，轻取无力，重按豁然。微脉更虚，有无之间，气血亏损，病势颠连。散脉无定，涣而不收，元气将败，如水浮沤。弱脉在下，似弦非弦，沉细而软，不宜壮年。细则更沉，如发如丝，行于筋骨，虚寒可知。短脉气病，见于寸尺，不能满部，真阳遏抑。

虚脉往来无力，三候俱有，而沉候实空。濡脉小而且浮，浮中俱有，沉候如无。微则但有浮中，并无沉候。散则涣散无定，气血皆脱之象。弱脉但有中、沉两候，浮候如无。细脉则更沉而且小，如一丝在筋骨之间。短则气弱，真阳不能通

---

① 平：校本作“手”。

② 悭（qiān 千）：欠缺。

③ 见于寸关：校本作“寸关脉动”。

畅。以上各脉，皆由气血虚弱，故汇在虚字门中，不附于浮、沉两部。

实脉之来，三候有力，更大于牢，邪滞郁结。洪脉上涌，与洪水同，泛泛不已，热盛于中。大脉较阔，来刚去柔，正虚邪盛，病进可忧。弦脉劲直，如张弓弦，木旺克土，痰饮连绵。弦而弹转，其脉为紧，为寒为痛，浮沉宜审。寸尺之脉，有时而长，过于本位，玼[①]阴玼阳。

实脉三候有力，更大于牢，为邪滞郁结。洪则如涌如沸，邪热炽盛。大则正虚病进，久病更危。弦为肝之本象，木旺克土，故主气又主痰饮。浮紧为寒，沉紧为痛，并为气病。长过于寸，则玼阳而亡阴；长过于尺，则玼阴而亡阳，又为关格之征。以上各种，皆是实病，故汇入实字门中，不附别部。

惟有缓脉，悠悠扬扬，是为胃气，见之吉祥。别有一种，怠缓近迟，血虚气弱，积湿可知。

缓者从容和缓，所谓胃气也。悠悠扬扬，意思欣欣，此八字最能传缓字之神。病家得此，定可无害。若怠缓无神，乃是湿病，不可不知。

一切病症，不外三因。何症何脉，辨之贵真。不能殚述，自可引伸。神而明之，存乎其人。

察舌要言

一、白为阴、为寒、为湿。

二、黄为胃中有热，深黄为热极胃火，黄厚苔为湿热。

三、赤而带血，为胃火，更必兼阴亏。赤如猪腰子，表面有极薄绉白衣，为肾脏本色上泛，难治。鲜红如血，心胃热炽。满舌光红，心营涸竭。正红色，白净苔，不腻亦不干，是为平人正色舌。

四、黑而多津，为水克火，宜参附、四逆。

五、黄而起刺、黑而起刺，宜三承气急下存阴。红而起刺如杨梅，宜神犀丹。均以脉证合参决之。

六、舌底糙，上面黏着如碎饭粒，玉女煎主之；轻则桂苓甘露饮。虚劳见舌糜，为大忌。

七、不青不紫不黑，亦青亦紫亦黑，名死现舌，主肝胃绝，必败无疑。

四家异同

仲景立方之祖，医中之圣。所著《伤寒》《金匮》诸书，开启屯蒙，学者当奉为金科玉律。后起诸贤，不可相提并论。所谓四大家者，乃张子和、刘河间、李东垣、朱丹溪也。就四家而论，张、刘两家，善攻善散，即邪去则正安之义。但用药太峻，虽有独到处，亦未免有偏胜处。学者用其长而化其偏，斯为得之。李、朱两家，一补阳，一补阴，即正盛则邪退之义，各有灼见，卓然成家。无如后之学者，宗东垣则诋呵丹溪，宗丹溪则诋呵东垣，入主出奴，胶执成见，为可叹也。殊不知相反实以相成，前贤并非翻新立异。即发热一症而论，仲景谓凡热病者，皆伤寒之类也。故有桂枝、麻黄等汤，以治外感之发热，至内伤之症，东垣则以甘温治阳虚之发热，丹溪则以苦寒治阴虚之发热，各出手眼，补前人所未备。本随症治症，未尝混施。乃宗东垣者，虽遇阴虚发热，亦治以甘温，参、芪不已，甚而附、桂；宗丹溪者，虽遇阳虚发热，亦治以苦寒，参麦[②]不已，甚而知柏，此

---

① 玼：损伤。

② 参麦：校本作“地冬”。

尚何异于操刃乎！非东垣、丹溪误人，不善学东垣、丹溪，自误以误人也。吾愿世之学者，于各家之异处，以求其同处，则辨症施治，悉化成心，要归一是矣。

重药轻投辨

无锡顾左，患中脘不舒，饮食减少。予诊其脉，左关甚弦，右部略沉细。此不过肝气太强，脾胃受制耳！乃出其煎服方，则居然承气汤，硝与黄各七八分，朴与实各五六分。方案自载宗仲景法，重药轻投。噫，人之好怪，一至此乎！予为制抑木和中汤，三剂而愈。今特申辨之。盖三承气汤，有轻有重，原为胃实大症而设，故用斩关夺门之法，救人于存亡危急之秋，非可混施于寻常之症也。今以脾胃不和之小恙，而用此重剂，彼盖以大手笔自居，又恐药力太猛，故将重药减轻，用如不用，免得立见败坏，以巧为藏身耳！殊不知重药既可轻投，何不轻药重投，岂不更为妥当乎？揣其意，不过以身负重名，若用寻常方法，不见出色，故小题大做，以自眩其奇。医家敢于以药试人，病家亦甘于以身试药，此风日起，流毒无穷。予故不惮烦言，谆谆辩论，以为厌故喜新者之明戒。

抑木和中汤自制

蒺藜四钱　郁金二钱　青皮一钱　广皮一钱　茅术一钱炒　厚朴一钱　当归二钱　茯苓二钱　白术一钱　木香五分　砂仁一钱　佛手五分　白檀香五分

同病各发

巧不离乎规矩，而实不泥乎规矩。岳忠武不深究阵图，以为阵而后战，本属常法，然运用之妙，在乎一心，尤以临机应变为要，旨哉言乎！吾于古方，亦犹是已。真珠母丸，本许学士治游魂为变，夜寐不安而设。予尝以此方，略为加减，治三种重恙，无不应手而效。盖同病各发，见症虽异，而致病则同，化裁变通，于不执成见中，确有定见，斯头头是道矣。予非教人蔑古荒经，欲人师古人之意，而不泥古人之方，乃为善学古人。且执古方以治今病，往往有冰炭之不入者，尤不可以不审也。

丹徒张姓女，患五心烦扰，自头至腰，时时作颤，坐卧不安。予制驯龙汤，连服数十剂而愈。

驯龙汤自制

龙齿二钱　真珠母八钱　羚羊角一钱五分　杭菊二钱　生地六钱　当归二钱　白芍一钱　薄荷一钱　沉香五分　续断二钱　独活一钱　红枣十枚　钩藤勾四钱后入

常州丁姓女，患惊悸气促，喉舌作痛。予制驯龙驭虎汤，连服数十剂而愈。

驯龙驭虎汤自制

龙齿二钱　琥珀一钱　真珠母八钱　生地六钱　玉竹四钱　瓜蒌皮三钱　石斛三钱　柏子霜二钱　白芍一钱五分　薄荷一钱　莲子二十粒，打碎勿去心　沉香四分，人乳磨冲

无锡孙左，身无他苦，饮食如常，惟彻夜不寐，间日轻重，如发疟然，一载未愈。予诊其脉，左关独见弦数，余部平平。因思不寐之症，共十三条，从无间日重轻之象，惟少阳受病，方有起伏。但少阳为半表半里之经，不进则退，安能久留？此实与厥阴同病，甲乙同源，互相胶结，故有起伏而又延久也。为制甲乙归藏汤，连服数十剂而愈。

甲乙归藏汤自制

真珠母八钱　龙齿二钱　柴胡一钱醋炒　薄荷一钱　生地六钱　归身二钱　白芍一钱五分酒炒　丹参二钱　柏子仁二钱　夜合花二钱

沉香五分　红枣十枚　夜交藤四钱，切

中风

经曰：风者，百病之长也。风性轻而善走，无微不入，其中人也易，其发病也速，故为百病之长。人惟卫能捍外，营能固内，腠理秘密，毛窍不开，斯贼风外邪，无能侵犯。否则正气一虚，外风乘间伺隙，由表入里，而病亦由浅入深矣。卫气不能捍外，则风入于肌肉，故手指麻木，而肌肉不仁，若是者名曰中络。营血不能固内，则风入于经脉，故身体重着，步履艰难，若是者名曰中经。由此而深入，则为中腑。腑者，胃腑也。胃为六腑之长，职司出纳。风入于胃，胃火炽盛，水谷之气不生津液而化痰涎，痰随火升，阻塞灵窍，故昏不知人也。由此而深入，则为中脏。脏者，心脏也。心体纯阳，风性飙举，风火上扰，神明散乱，故舌不能言，而口流涎沫。此偏枯症中由浅入深之次第也。论治者，河间主火，东垣主气，丹溪主痰，是因火召风，因气召风，因痰召风，反以火、气、痰为主，而风往从之，标本倒置，诚如喻嘉言之所讥。盖其人有火、气、痰偏胜之处，因中于风，则有火者为风火，有气者为风气，有痰者为风痰。风为主，而火与气与痰，乃与风合并交作，方为标本分明。惟侯氏黑散，填空窍以堵截外风一节，后人每多误解，以为空窍之处，惟肠与胃，若将肠胃之空窍填塞，则水谷且不得通行，人将何以自立？若有形之水谷，仍能灌输，则无形之邪风，岂反不能直走？蓄此疑者，不知凡几。殊不思邪害空窍，《内经》已明明言之。所谓空窍者，乃指毛窍及腠理言之。故侯氏黑散中，用牡蛎、矾石等收涩之药，欲令腠理秘密，毛窍固闭，正如暴寇当前，加筑城垣以堵截之，使不得入耳！非欲将肠胃之空窍，一并窒塞也。只因误会一填字，遂将空窍二字亦一齐错解，故特为明白剖析，庶几积惑可除。且侯氏黑散中，尚有精义，未经揭出，兹再为表章之。其用牡蛎、矾石，为堵截之计，固也。而其尤要者，则在于收涩敛肝，使在内之肝风不动。则先去其内应而勾结之患除，虽有邪风，孤立无援，亦将自退矣。因思保障灵府[1]之法，无如治脾胃以实中州。脾气旺，则积湿尽去，而痰气不生；胃气和，则津液上行，而虚火自降。治病大法，无过于斯。至仓猝之时，病势危急，则又当逆而折之，虽峻猛之剂，不得不随症而施矣。

中络

中络者，风入肌表，肌肉不仁，或手指、足趾麻木。加味桂枝汤主之。

加味桂枝汤自制

桂枝八分　白芍一钱五分　甘草五分　怀牛膝二钱　川牛膝一钱五分　当归二钱　蚕沙四钱　秦艽一钱　防风一钱　红枣五枚　姜三片

中经

中经者，风入经脉，身体重着，步履艰难。养血祛风汤主之。

养血祛风汤自制

生地五钱　当归二钱　白芍一钱，酒炒　桂枝六分　茯苓三钱　白术一钱　虎胫骨一钱五分炙　续断二钱　独活一钱，酒炒　秦艽一钱　牛膝二钱　木香五分　红枣十枚　姜三片　桑枝一尺

中腑

风火炽盛，胃津不能上行，痰塞灵窍，昏不知人。加味竹沥汤主之。

加味竹沥汤自制

麦冬二钱　石斛三钱　羚羊角一钱五分

---

① 灵府：心。

橘红一钱　胆星五分　僵蚕一钱五分，炒　天麻八分　淡竹沥半杯　姜汁一滴，同冲服

中脏

心为一身之主。风火上犯，则神明散乱，舌不能言，口流涎沫，甚或神昏鼾睡，面色油红。此为难治。姑拟清心饮[①]，以备救急之一法。

清心饮自制

牛黄五分　琥珀一钱五分　黄连五分　丹参三钱　远志五分，甘草水炒　菖蒲八分　橘红一钱　胆星五分　麦冬一钱五分　淡竹叶二十张

中脏虚症，四肢懈散，昏不知人，遗尿，鼾睡，此更难治。姑拟阴阳两救汤，以备一法。

阴阳两救汤自制

熟地八钱　附子三钱　人参二钱　菟丝子八钱，盐水炒　枸杞四钱　茯神二钱　远志一钱，甘草水炒　干河车三钱，切　炮姜炭一钱

煎浓汁，时时饮之。

口眼㖞斜

足阳明之脉，夹口环唇。足太阳之脉，起于目内眦。胃有痰火，又风从太阳而来，兼扰阳明，故筋脉牵掣，而口眼㖞斜也。消风返正汤主之。

消风返正汤自制

羌活一钱　天麻八分　蝎尾五支　僵蚕一钱五分，炒　贝母二钱　羚羊角一钱五分　石斛三钱　花粉二钱　麦冬二钱　黄荆叶五张

半身不遂

气虚者，手足弛纵，食少，神疲，不能步履。黄芪九物汤主之。

黄芪九物汤自制

黄芪二钱　防风一钱　当参五钱　茯苓二钱　白术一钱　鹿胶一钱五分，角霜炒　独活一钱，酒炒　牛膝二钱　甘草五分　大枣二枚　姜三片

血虚者，筋节拘挛，手指屈而不伸，不能步履。舒筋通络汤主之。

舒筋通络汤自制

生地四钱　当归二钱　白芍一钱五分，酒炒　川芎一钱　枸杞三钱　木瓜一钱，酒炒　金毛脊二钱，去毛切片　楮实子二钱　川断二钱　独活一钱酒炒　牛膝二钱　秦艽一钱　红枣十枚　姜三片　桑枝一尺

中风僵卧

气血皆虚，手不能举，足不能行，语言謇涩。补真汤主之。

补真汤自制

紫河车二钱，干切　熟地五钱　附子一钱　山萸肉一钱五分　当归二钱　白芍一钱五分，酒炒　茯神二钱　丹参二钱　远志五分，甘草水炒　麦冬二钱　石斛二钱　独活一钱酒炒　牛膝二钱　红枣十枚　姜三片

附：肝风

头目眩晕，肢节摇颤，如登云雾，如坐舟中。滋生青阳汤主之。

滋生青阳汤自制

生地四钱　白芍一钱　丹皮一钱五分　麦冬一钱五分，青黛拌　石斛二钱　天麻八分　甘菊二钱　石决八钱　柴胡八分，醋炒　桑叶一钱　薄荷一钱　灵磁石五钱，整块同煎

附：肾风

头目眩晕，心中悬悬，惊恐畏人，常欲蒙被而卧。滋肾熄风汤主之。

滋肾熄风汤自制

熟地四钱　当归二钱　枸杞三钱　菟丝四钱　甘菊二钱　巴戟天三钱　豨莶三钱　天麻八分　独活一钱，酒炒　红枣十枚　姜三片

中风门诸方

侯氏黑散

治大风，四肢烦重，心中恶寒不足。

---

① 清心饮：校本作“牛黄清心饮”。

菊花四十分　白术十分　茯苓三分　细辛三分　牡蛎三分　桔梗八分　防风十分　人参三分　矾石三分　黄芩三分　当归三分　干姜三分　川芎三分　桂枝三分

共研为末，酒服一方寸匕，日三服。禁一切辛辣热物，六十日止，则药积腹中不下，热食即下矣。

愈风丹

治诸风症，偏正头痛。

羌活一两　细辛一两　甘菊一两　天麻一两　独活一两　薄荷一两　何首乌一两

共研末，炼蜜丸如弹子大。每服一丸，细嚼茶清下。

胃风汤

治虚风症，能食，手足麻木，牙关急搐，目内蠕瞤润，胃风面肿。

升麻一钱二分　白芷一钱二分　麻黄一钱　葛根一钱　当归一钱　苍术一钱　甘草一钱　柴胡五分　羌活五分　藁本五分　黄柏五分　草蔻五分　蔓荆子五分　姜三片　枣一枚

薏苡仁汤

治中风，手足流注疼痛，麻痹不仁，难以屈伸。

苡仁三钱　当归一钱二分　芍药一钱二分　麻黄五分　官桂五分　苍术一钱二分　甘草八分　生姜三片

排风汤

治风虚冷湿邪气入脏，狂言妄语，精神错乱，及五脏风发等症。

防风一钱　白术一钱　当归一钱　白芍一钱　肉桂一钱　杏仁一钱　川芎一钱　甘草一钱　麻黄一钱　白鲜皮三钱　茯苓三钱　独活三钱　姜三片

人参补气汤

治手指麻木。

人参二钱　黄芪二钱　升麻五分　柴胡五分　白芍五分　生甘草五分　炙甘草五分　五味子五分　不加引。

桂枝汤

治风从外来，久客于络，留而不去，此方主之。

桂枝二钱　白芍三钱　甘草三钱　大枣二枚　姜三片

小续命汤

治中风不省人事，渐觉半身不遂，口眼㖞斜，手足颤掉，语言謇涩，肢体麻痹，精神昏乱，头目眩晕，痰火并多，筋脉拘急，不能屈伸，肢节烦痛，不能转侧。

防风一钱四分　桂枝一钱四分　黄芩一钱四分　白芍一钱四分　杏仁一钱四分　甘草一钱四分　川芎一钱四分　人参一钱四分　防己二钱　麻黄一钱　附子七分　枣二枚　姜三片

附：易老六经加减法

麻黄续命汤，治中风无汗，恶寒。本方中麻黄、杏仁、防风各加一倍。

桂枝续命汤，治中风有汗，恶风。本方中桂枝、白芍、杏仁各加一倍。

白虎续命汤，治中风有汗，身热不恶寒。本方中加知母、石膏各一钱四分，去附子。

葛根续命汤，治中风有汗，身热不恶风。本方中加葛根一钱四分，桂枝、黄芩各加一倍。

附子续命汤，治中风无汗，身凉。本方中加附子一倍，干姜、甘草各加一钱。

桂附续命汤，治中风有汗，无热。本方中桂枝、附子、甘草各加一倍。

防风通圣散

治诸风惊搐，手足瘈疭，小儿急惊风，大便急，邪热暴盛，肌肉蠕动，一切风症。

防风五分　川芎五分　当归五分　白芍五分　大黄五分　芒硝五分　连翘五分　薄荷五分　麻黄五分　山栀五分　石膏五分

黄芩五分 桔梗五分 白术五分 荆芥五分 甘草五分 滑石五分 姜三片

涎嗽加半夏五分；破伤风加羌活、全蝎各五分。

乌药顺气散

治风气攻注四肢，骨节疼痛，遍身痹麻，语言謇涩，手足不遂。先宜多服此药，以疏气逆，然后随症投以风药。

麻黄二两 陈皮二两 乌药二两 川芎一两 僵蚕一两 白芷一两 甘草一两 枳壳一两 桔梗一两 干姜五钱

共研为末，每服三钱，温酒调下。

加味六君子汤

治四肢不举，属于脾土虚衰，须服此专治其本，不加入风药。

人参一钱 茯苓一钱 甘草一钱 广皮一钱 半夏一钱 麦冬三钱 竹沥半杯

口渴去半夏，加玉竹；不热者加附子。

资寿解语汤

治中风脾缓，舌强不语，半身不遂。

防风一钱 附子一钱 天麻一钱 官桂八分 枣仁一钱 羌活五分 甘草五分 羚羊角八分 竹沥两大匙 姜汁两滴，同冲服

天麻丸

治风因热而生，热盛则动，宜以静胜其燥，养血通络，兼去肾风。

天麻四两，酒浸 牛膝四两，酒浸 萆薢四两 元参四两 杜仲七两 附子一两 羌活三两 独活三两 当归十两 生地一斤

共为细末，炼蜜为丸如桐子大。每服五七十丸，空心温酒下。

竹沥汤

治四肢不收，心神恍惚，不知人事，口不能言。

竹沥二升 生葛汁二升 生姜汁二合

上三汁和匀，分三次温服。

千金地黄汤

治热风心烦及脾胃热壅，食不下。

生地汁五升 枸杞子汁五升 真酥一升 荆沥五升 竹沥五升 人参八两 茯苓六两 天冬八两 大黄四两 栀子四两

后五味为细末，纳前汁内调匀，服一方寸匕，日渐加，以利为度。

凉膈散

治心火上盛，膈热有余，目赤头眩，口疮唇裂，吐衄，涎嗽稠黏，二便淋闭，胃热发斑，诸风瘈疭，手足搐搦。

连翘 栀子 薄荷 大黄 芒硝 甘草 黄芩 枣一枚 葱一根

地黄饮子

治舌喑不能言，足废不能用，肾虚弱，其气厥不至舌下。

熟地 巴戟 山茱萸 肉苁蓉 石斛 附子 五味 茯苓 菖蒲 远志甘草水炒 官桂 麦冬各等分 姜三片 枣一枚 薄荷叶六张

黑锡丹

治真元虚惫，阳气不固，阴气逆冲，三焦不和，冷气刺痛，饮食无味，腰背沉重，膀胱久冷，及阴症阴毒，四肢厥冷，不省人事。急用枣汤吞一百粒，即便回阳。

沉香一两 葫芦巴一两，酒炒 阳起石一两，研末水飞 肉桂五分 破故纸一两 白茴香一两 肉豆蔻一两，面煨 木香一两 金铃子一两，蒸去皮核 硫黄二两 黑锡二两，去滓

用铁锅先炒硫黄、黑锡，结成砂子，于地上出火毒，研令极细。余药并细末和匀，自朝至暮，以研至黑光色为度。酒糊丸如梧子大，阴干，入布袋内，擦令光莹。每用四十丸，盐姜汤下。急症，多者用至百丸。

古今录验续命汤

治中风身体不能自收，口不能言，冒昧不知痛处，或拘急不得转侧。

麻黄三两 桂枝三两 当归三两 人参

三两　石膏三两　干姜三两　甘草三两　川芎三两　杏仁四十枚

上九味，以水一斗，煮取四升，温服一升，汗出则愈。

千金三黄汤

治中风手足拘急，百节疼痛，烦热，心乱，恶寒，经日不欲饮食。

麻黄四分　独活四分　细辛二分　黄芪二分　黄芩三分

上五味，以水六升，煮取三升，分三次服。一服小汗，二服大汗。心热加大黄二分，腹满加枳实一枚，气逆加人参三分，悸加牡蛎三分，渴加瓜蒌根三分，先有寒加附子一枚。

近效白术附子汤

治风虚，头重眩苦，食不知味。暖肌，补中，益精气。

白术二两　附子一枚　甘草一两炙

上三味，锉为末，每用五钱；姜五片，枣一枚，煎七分，去渣服。

中寒

一阴一阳之谓道，天地万物，莫之能外。阳主发舒，阴主收敛；阳主生长，阴主肃杀。人受二气之中以生，阴阳调和，康强寿考。次则阳气胜者，虽不无少偏，犹足自立。至阴气一盛，则阳气渐消，疾病夭折，不可究诘矣。寒者，阴气也，即肃杀之气也。寒气中人，为祸最烈。仲景欲利济万世，著伤寒、中寒为二论。《伤寒论》十卷，炳如日星，后世奉为科律。《卒病论》六卷，自晋以来，久已散失，无可稽考。然其分为二门之意，则可揣而知也。伤寒者，传变之症，多由发热而起，经所谓凡热病者，皆伤寒之类也。人之阳气，未至大衰，虽感冒风寒，一时阳为阴掩，究竟真阳尚在，则阳回气复，而病亦旋瘳。自有《伤寒论》以来，后之注释者，若程氏、柯氏、吴氏，代有发明。至喻氏《尚论篇》，更畅其说，学者融会贯通，可以泛应各当，故此编于伤寒门中，概不置喙，非阙也，实亦无庸更赞一词也。今于中寒门分列数条，盖恐人不知传经直中之分，仍以治伤寒之法治中寒，则大不可耳！伤寒者，寒从外来；中寒者，寒从内发。伤寒多发热之候；中寒则但有厥冷，而无发热之候。此必其人之真阳先亏，坎中之火渐为水掩；又必有沉寒痼冷，伏于脏腑，一遇寒气，积病猝发，极为危险。故非气雄力厚之温剂，不能斩关夺门，以回真阳于俄顷，非如伤寒传经之症，可以按部就班也。见症列后。

真心痛

真心痛者，水来克火，寒邪直犯君主，脘痛，呕吐，身冷，手足青至节，甚则旦发夕死。茯神四逆汤主之。

茯神四逆汤自制

茯神二钱　附子三钱　干姜一钱　人参二钱　甘草五分　木香六分　砂仁一钱

水三钟，煎至一钟，微温服。

厥心痛

厥心痛者，中寒发厥而心痛也。虽在包络，然已是心之外府，故手足厥逆，身冷汗出，便溺清利，甚亦朝发夕死。白术四逆汤主之。

白术四逆汤自制

白术三钱　附子三钱　干姜一钱　人参二钱　茯苓二钱　甘草五分　大枣三枚

水三钟，煎一钟，微温服。

直中少阴

肾气厥逆，腹痛下利，手足厥冷，小便清利。茴香四逆汤主之。

茴香四逆汤自制

小茴香二钱　附子三钱　干姜一钱　破故纸二钱　杜仲五钱　茯苓二钱　甘草五分

大枣三枚

水三钟，煎一钟，温服。

直中厥阴

肝气厥逆，胁下及腹中绞痛，下利，手足厥冷，指爪皆青。茱萸附桂汤主之。

茱萸附桂汤自制

吴萸七分 附子二钱 肉桂八分 当归三钱 白芍一钱五分 白术一钱 木香六分 乌药一钱 枣二枚 姜三片

附：中寒门诸方凡涉伤寒门传经者不录

附姜白通汤

治暴卒中寒，厥逆，呕吐泻利，色青气冷，肌肤凛栗，无汗，盛阴没阳之症。

附子五钱 干姜五钱 葱白五茎 猪胆半枚

先将附、姜二味煎好，后入葱汁、胆汁，和匀，温服。

附姜归桂汤

治暴卒中寒，兼伤营血者。

附子二钱五分 干姜二钱五分 当归二钱五分 肉桂二钱五分

水二盏，煎至一盏，入蜜一蛤蜊壳，温服。

附姜归桂参甘汤

治阳气将回，阴寒少杀。

附子一钱五分 干姜一钱五分 当归一钱五分 肉桂一钱五分 人参二钱 甘草二钱 大枣二枚

加蜜三蛤蜊壳，温服。

辛温平补汤

治暴中寒症，服前三方其阳已回，身温色活，手足不冷，吐利渐除。用此平补脏腑，调和营卫，俾不致有药偏之害。

附子五分 干姜五分 当归一钱 肉桂五分 人参一钱 甘草一钱 黄芪一钱 白术一钱，土炒 白芍一钱，酒炒 五味子二十粒 大枣二枚

加蜜五蛤蜊壳，温服。

四逆汤

治三阴经症，四肢厥冷，虚寒下利，急温其脏。

甘草二两 干姜三两 附子一枚

上三味，以水二升，煎一升二合，分温再服。

通脉四逆加减汤

治下利清谷，里寒外热，厥逆恶寒，脉微欲绝之证。即前四逆汤。面赤者，加葱九茎；腹中痛者，去葱，加芍药三两；呕者，加生姜二两；咽痛者，去生姜、芍药，加桔梗一两；利止脉不出者，去桔梗，加人参二两。

桂枝去芍药加麻辛附子汤

治中脘痛，心下坚，大如盘，边如旋杯，水饮所作。

桂枝三两 麻黄二两 细辛二两 甘草二两，炙 附子一枚 生姜三两 大枣十二枚

水七升，煮麻黄，去沫，内诸药，煮取二升，分三服，当汗出如虫行皮中，即愈。

附子粳米汤

治腹中寒气，雷鸣切痛，胸胁逆满，呕吐。

附子一枚 半夏半升 甘草一两 大枣十枚 粳米半升

水八升，煮米熟汤成，去渣，温服一升。

大建中汤

治心胸中大寒痛，呕不能饮食，腹中寒，上冲皮起，出见有头足，上下痛而不可触近者。

蜀椒二合 干姜四两 人参二两

水四升，煮取二升，去渣，入饴糖一升，微火煮取一升半，分温服。

大黄附子汤

治胁下偏痛，发热，其脉紧弦。此寒也，以温药下之。

大黄二两　附子二枚　细辛二两

以水五升，煮取二升，分三服。

理中汤

治自利不渴，寒多而呕，腹痛，脉沉无力，或厥冷拘急，或结胸吐蛔。

白术二两，土炒　人参一两　干姜一两，炮　甘草一两炙

每服四钱。自利，腹痛，加木香；利多者，倍白术；渴者，倍白术；倦卧沉重利不止，加附子；腹满，去甘草；脐下动气，去术，加桂；悸，加茯苓；胸痞，加枳实；吐蛔，加川椒、乌梅。

回阳救急汤

治身不热，头不痛，恶寒战栗，四肢厥冷，腹痛，吐泻，指甲唇青，或无脉，或脉沉迟无力。

附子五分　干姜五分　肉桂五分　人参五分　白术一钱　茯苓一钱　半夏七分　陈皮七分　甘草二分　五味子九粒

无脉加猪胆汁。

暑热湿

四序流行，春生、夏长、秋收、冬藏，故春为风木，秋为燥金，冬为寒水，各司其令。惟夏则暑、热、湿三气迭乘，合操其柄。此盖大化循环之运，不期然而然，而亦不得不然也。所谓不期然而然者，何也？天一生水，贞下起元，由水生木，由木生火，至是而天气下降，地气上腾，大生广生，百物蕃阜[①]，此所谓不期然而然者也。所谓不得不然者，何也？夏为火令，秋为金令，由夏入秋，乃火下起金，不惟不能相生，而反相克，秋令不几于或息乎？全赖地气上腾，长夏土旺，由火生土，藉土生金，此又大化斡旋之妙用，四序方得流行，生克方不颠倒，所谓不得不然者，此也。但暑热之气自上而下，湿气自下而上，人在其中，无时无处不受其熏蒸燔灼，致病已非一端，又况起居不慎，饮食不节，其受病尚可问乎？《金匮》有痉湿暍之训，后贤推而广之，立方愈多，醇驳互见。盖伤寒有痉病，时邪亦有痉病，而时邪之痉，与伤寒之痉，又复不同。三气之痉，只须究其致病之由，或由风热，或由暑热，或由湿热，见症治症，直截了当。若牵涉伤寒之痉，较量比例，虽繁称博引，更令人滋惑矣。且三气为病，非有沉寒痼冷，如冬月伤寒之比，若拘执《太阳篇》中之痉病，动辄麻黄、桂枝，何异抱薪救火乎！兹特举症于前，列方于后，使阅者了然释然。

刚痉

刚痉者，头痛项强，手足搐搦，甚则角弓反张，发热无汗，此风热盛也。热伤荣血，筋脉暴缩，风入经络，肢节拘挛，风热合而为病。赤芍连翘散主之。

赤芍连翘散自制

赤芍一钱五分　连翘二钱　葛根二钱　花粉三钱　豆豉三钱　防风一钱　薄荷一钱　独活一钱　甘草四分　经霜桑叶二十张

柔痉

柔痉者，身体重着，肢节拘挛，有汗而热。暑热为天之气，其来甚速，其去亦甚速。体重筋挛，乃热邪为湿所留，故有汗而热不退也。白术苡仁汤主之。

白术苡仁汤自制

白术一钱　茅术一钱　苡仁八钱　茯苓三钱　当归一钱五分　赤芍一钱　薄荷一钱　连翘一钱五分　花粉三钱　甘草四分　鲜荷叶一角

伤暑

伤暑者，汗多体倦，渴而引饮，心烦脉虚。加味白虎汤主之。

加味白虎汤自制

石膏五钱　知母一钱　人参一钱　茯苓

---

① 蕃阜：丰盛。

二钱　山药三钱　麦冬二钱　石斛三钱　甘草四分

粳米一合，煎汤代水。

中暑

猝然而倒，昏不知人，身热口噤，此热邪内犯君主。黄连涤暑汤主之。

黄连涤暑汤自制

黄连五分　黄芩一钱　栀子一钱五分　连翘一钱五分　葛根二钱　茯苓二钱　半夏一钱　甘草四分

伤热

暑湿气合，郁为大热，五心烦躁，坐卧不安，渴饮胸痞。此三气迭乘，已成燎原之势，宜急下存阴，三焦通治。三解汤主之。

三解汤自制

黄连五分　黄芩一钱　大黄四钱　栀子一钱五分　花粉二钱　连翘一钱五分　半夏一钱　茯苓二钱　木通一钱　泽泻一钱五分　青荷梗一尺

伤湿

伤湿者，四肢倦怠，食少胸痞。加味神术汤主之。

加味神术汤自制

白术一钱　茅术一钱　当归一钱五分　茯苓二钱　苡仁四钱　厚朴一钱　砂仁一钱　半夏曲三钱，炒　佩兰叶一钱　川牛膝一钱五分　荷叶一角　姜两片

呕吐

暑月呕吐，乃饮食不节，外感不正之气也。四正散主之。

四正散自制

藿香一钱五分　茅术一钱　厚朴一钱　砂仁一钱　茯苓二钱　广皮一钱　半夏一钱　神曲三钱　淡竹茹八分　姜汁两小匙冲服

泄泻

暑月泄泻，乃贪凉受寒，过食生冷，肠胃受伤所致。和中化浊汤主之。

和中化浊汤自制

茅术一钱　厚朴一钱　茯苓二钱　枳壳一钱　青皮一钱　砂仁一钱　木香五分　乌药一钱　炭楂三钱　神曲三钱　车前二钱　荷叶一角　煨姜三片

霍乱转筋

暑月受邪，郁于中焦，上吐下泻，手足厥冷，筋脉抽掣。化逆汤主之。

化逆汤自制

黄连六分　吴萸三分　厚朴一钱　青皮一钱　藿香一钱五分　木瓜一钱　木香五分　白蔻六分　独活一钱　乌药一钱　蒺藜四钱　茯苓二钱

阴阳水[①]煎服。

发黄

脾经受湿，胃经受热，郁蒸发黄。加味茵陈汤主之。

加味茵陈汤自制

茵陈二钱　木通一钱五分　赤苓三钱　泽泻一钱五分　苡仁一两　茅术一钱　厚朴一钱　薄荷一钱　青皮一钱　车前二钱　青荷梗一尺

淋浊

湿热内蕴，移于下焦，小溲混浊作痛。牡丹皮汤主之。

牡丹皮汤自制

丹皮二钱　赤芍一钱　木通一钱　萆薢二钱　花粉二钱　瞿麦二钱　泽泻一钱五分　车前二钱　甘草四分

苡仁二两，煎汤代水。

虚体夹湿，淋浊不痛。加味三才汤主之。

加味三才汤自制

天冬二钱　生地四钱　沙参四钱　丹参二钱　柏仁二钱　萆薢二钱　泽泻一钱五分　车前二钱　甘草四分

藕三两，苡仁一两，同煎汤代水。

---

① 阴阳水：校本作“各半水”。

附：三气门诸方凡涉伤寒门痉病者不录

海藏神术汤

治内伤冷饮，外感寒邪而无汗者。

苍术二两　防风二两　甘草一两

葱白、生姜同煎服。

白术汤

治内伤冷物，外感风寒有汗者。

白术三两　防风二两　甘草一两

每服三钱、姜三片，煎服。

人参泻肺汤

治肺经积热，上喘咳嗽，胸膈胀满，痰多，大便涩。

人参　黄芩　栀子　枳壳　薄荷　甘草　连翘　杏仁　大黄　桑皮　桔梗各等分

每服七钱，水二盏，煎八分服。

天门冬散

治肺壅脑热，鼻干，大便秘涩。

天冬八分　桑皮八分　升麻八分　大黄八分　枳壳八分　甘草八分　荆芥一钱

水二盏，煎八分，食后服。

赤茯苓汤

治膀胱湿热，小便不通，口苦舌干，咽喉不利。

赤苓　猪苓　葵子　枳实　瞿麦　木通　黄芩　车前　滑石　甘草各等分

姜三片，煎八分服。

龙脑鸡苏丸

除烦热郁热，肺热咳嗽，吐血鼻衄，消渴惊悸，膈热口疮，清心明目。

薄荷一两六钱　生地六钱　麦冬四钱　蒲黄二钱　阿胶二钱　黄芪一钱　人参二钱　木通二钱　甘草一钱　银柴胡一钱

共研末，蜜丸如梧子大，每服二十丸。

利膈散

治脾肺大热，虚烦，上壅咽喉生疮。

薄荷　荆芥　防风　桔梗　人参　牛蒡子　甘草各一两

共为末，每服二钱，不拘时，沸汤点服。

地黄煎

治热积。

地黄一斤　茯神四两　知母四两　玉竹四两　花粉四两　麦冬四两　人参二两　石膏八两　地骨皮四两

共研末，加白蜜、竹沥、姜汁为丸，如梧子大，每服三十丸。

碧雪

治一切积热，咽喉口舌生疮，心中烦躁，及天行时热，发强昏愦。

芒硝　朴硝　硝石　马牙硝　青黛　石膏　寒水石水飞　甘草各等分

先将甘草煎汤二分，去渣，入诸药，再煎，用柳木棍不住手搅，令消溶得所，再入青黛，和匀，倾入砂盆内，候冷，凝结成霜，研为细末，每用少许，含化津咽，不拘时候。如咽喉壅闭，以小竹筒吹药入喉中，即愈。

麻黄杏子薏苡甘草汤

治一身尽痛，日晡发热。此伤于汗出当风，风湿为病也。

麻黄四两　甘草一两　苡仁半斤　杏仁七十粒

每服四钱，煎八分，有微汗，避风。

防己黄芪汤

治风湿相乘，身重，汗出恶风。

防己一两　甘草五钱　白术七钱　黄芪一两二钱

共剉细，每用五钱，大枣一枚，姜三片，水煎八分服。服后当如虫行皮中，从腰下如水，暖坐被上，又以一被绕腰以下，令微汗。

和剂五积散

治感冒寒邪，头疼身痛，项背拘急，恶寒呕吐，内伤生冷及寒湿客于经络。

白芷三两　茯苓三两　半夏三两　当归三两　川芎三两　甘草三两　肉桂三两　白芍三两　枳壳六两　麻黄六两　陈皮六两　桔梗十二两　厚朴四两　干姜四两　苍术四两

每服四钱，姜三片，葱白三根，煎七分，热服。

活人败毒散

治瘟疫风湿风痰，头痛目眩，憎寒恶热，山岚瘴气。

羌活一两　独活一两　前胡一两　柴胡一两　茯苓一两　枳壳一两　桔梗一两　人参一两　甘草五钱

共为末，每服二钱，水二盏，姜三片，煎七分，温服。

清热渗湿汤

治热湿郁蒸，烦热，食少，神倦。

黄柏二钱，盐水炒　黄连五分　茯苓二钱五分　泽泻二钱　苍术二钱五分　白术一钱五分　甘草五分

水二钟，煎八分服。

二术四苓汤

治诸湿肿满，一身尽痛，发热烦闷，二便不利。

白术　苍术　茯苓　猪苓　泽泻　黄芩　羌活　芍药　栀子　甘草各等分

姜三片，灯芯一撮，煎服。

羌活胜湿汤

治脊痛项强，腰如折，项如拔，上冲头痛。

羌活一钱　独活一钱　藁本一钱五分　防风一钱五分　蔓荆子一钱　川芎八分　甘草四分

水煎八分，温服。

除湿汤

治寒湿所伤，身体重着，腰脚酸疼，大便溏泄，小便或涩或利。

半夏曲二钱　厚朴二钱　苍术二钱　藿香叶一两　陈皮一两　甘草七钱　白术一两　茯苓一两

每服四钱，枣二枚，姜三片煎。

人参白虎汤

治伤暑，汗多而渴。

知母六钱　石膏一斤　甘草二两　粳米一合　人参三两

水一斗，煮米熟汤成，去渣，温服一升。

清暑益气汤

治伤暑，四肢倦怠，胸满气促，肢节疼，或气高而喘，身热而烦，心下痞胀，小便黄数，大便溏泄，口渴，不思饮食，自汗，体重。

人参一钱　黄芪一钱　升麻一钱　苍术一钱　白术五分　神曲五分　陈皮三分　炙草三分　黄柏三分　麦冬三分　当归三分　干葛三分　泽泻三分　青皮三分　五味子三分

水煎服。

生脉散

治热伤元气，肢体倦怠，气短懒言，口干作渴，汗出不止。

人参　麦冬　五味子各等分

水煎服。

竹叶石膏汤

治暑热烦躁。

石膏一两　半夏二钱　人参三钱　麦冬三钱　甘草二钱　竹叶二十张　姜三片

水煎服。

香薷饮

治一切暑热腹痛，或霍乱吐泻、烦心等症。

香薷一斤　厚朴八两　白扁豆八两

水煎服。加茯苓、甘草，名五物香薷饮；去扁豆，加黄连，名黄连香薷饮。

十味香薷饮

治伏暑，身体倦怠，神昏，头重，吐利。

香薷 人参 陈皮 白术 茯苓 黄芪 木瓜 厚朴 扁豆 甘草各五钱

每用一两，水煎服。

桂苓甘露饮

治伏暑发渴，脉虚，水逆。

茯苓一两 泽泻一两 白术一两 石膏一两 滑石四两 寒水石一两 猪苓五钱 人参一两 甘草一两 干葛一两 木香一两 藿香一两 肉桂五钱

共为末，每服三钱，温汤调下。

五苓散

治暑湿为病，发热头疼，烦躁而渴。

白术一两五钱 茯苓一两五钱 猪苓一两五钱 泽泻二两五钱 桂枝一两

共为末，每服二三钱，热汤调下。

三黄石膏汤

治湿火炽盛。

黄连五分 黄芩一钱 黄柏一钱 石膏三钱 元参一钱 山栀一钱 知母一钱五分 甘草七分

水煎服。

苍术白虎汤

治烦渴汗多，舌胎白腻。

苍术二钱 石膏五钱 知母一钱五分 甘草五分 粳米一撮

水煎服。

六和汤

治心脾不调，气不升降，霍乱吐泻，寒热交作，冒暑伏热，烦闷成痢。

香薷三钱 砂仁五分 半夏五分 杏仁五分 人参五分 甘草五分 赤苓二钱 藿香一钱 扁豆二钱 厚朴一钱 木瓜一钱 红枣五枚 姜三片

清暑丸

治伏暑引饮，脾胃不利。

半夏一斤 甘草八两 茯苓八两

姜汤糊为丸，如梧子大，每服五十丸。

地榆散

治中暑，昏迷不省人事欲死者；并治烦躁，口苦舌干，头痛恶心，不思饮食及血痢。

地榆 赤芍 黄连 青皮各等分

每服三钱，水煎服。

大顺散

治冒暑伏热①，引饮过多，脾胃受湿，水谷不分，清浊相干，阴阳气逆，霍乱呕吐。

甘草 干姜 杏仁 桂枝各等分

共为末，每服二三钱，汤点服。

① 伏热：校本作“伏寒”。

卷 二

秋 燥

燥为六淫之一。《内经》于此条并未大畅其说。至西昌喻氏，著《秋燥论》一篇，谓世俗相沿，误以湿病为燥病，解者亦竟以燥病为湿病，而于《内经》所谓“秋伤于燥，上逆而咳，发为痿厥”数语，全然误会，可谓独具只眼，大声喝破矣。惟篇中谓秋不遽燥，大热之后，继以凉生，凉生而热解，渐至大凉，而燥令乃行焉。此则“燥”字之义，乃作大凉解，而燥中全无热气矣。独不思“秋阳以暴之”一语，朱子注中，谓秋日燥烈，言暴之干也。可见秋阳甚于夏日，燥非全主乎凉。乃篇中又申其说，以为天道春不分不温，夏不至不热，则秋不分不燥之意，隐然言下矣。信斯言也，则必秋分以后，方得谓之秋燥。是燥病亦只主得半季，而秋分以前之四十五日，全不关秋燥矣。由斯以推，则冬至以后方是伤寒，春分以后方是春温，夏至以后方是三气；而于冬至以前、春分以前、夏至以前、秋分以前之四十五日内，所感者为何气，所得者谓之何病乎？愚谓燥者干也，对湿言之也。立秋以后，湿气去而燥气来。初秋尚热，则燥而热；深秋既凉，则燥而凉。以燥为全体，而以热与凉为之用，兼此二义，方见燥字圆相。若专主一边，遗漏一边，恐非确论。窃附管见，或亦愚者千虑之一云。

肺燥

肺受燥热，发热咳嗽，甚则喘而失血。清金保肺汤主之。

清金保肺汤自制

天冬一钱五分　麦冬一钱五分　南沙参三钱　北沙参三钱　石斛二钱　玉竹三钱　贝母二钱　茜根二钱　杏仁三钱　蒌皮三钱　茯苓二钱　蛤粉三钱　梨三片　藕五片

肺受燥凉，咳而微喘，气郁不下。润肺降气汤主之。

润肺降气汤自制

沙参四钱　蒌仁四钱　桑皮二钱　苏子二钱　杏仁三钱　旋覆花一钱，绢包　橘红一钱　郁金二钱　合欢花二钱　鲜姜皮五分

心燥

心受燥热，渴而烦冤。养心润燥汤主之。

养心润燥汤自制

松子仁二钱　柏子仁二钱　天冬二钱　丹参二钱　当归二钱　犀角五分　生地五钱　人参一钱　茯神二钱　甘草四分　藕汁半杯，冲服

心受燥凉，心烦而膈上喘满。清燥解郁汤主之。

清燥解郁汤自制

人参一钱　丹参三钱　茯神二钱　半夏一钱　柏仁二钱　当归二钱　郁金二钱　广皮一钱[1]　沉香四分，人乳磨冲

肝燥

肝受燥热，则血分枯槁，筋缩爪干。涵木养荣汤主之。

涵木养荣汤自制

生地三钱　熟地三钱　当归二钱　白芍

---

① 一钱：校本作“二钱”。

一钱 枣仁一钱五分炒研 木瓜五分 红枣十枚 桑枝一尺

肝受燥凉，血涩不行，筋短胁痛。当归润燥汤主之。

当归润燥汤自制

归身二钱 白芍一钱五分 红花五分 木瓜一钱 秦艽一钱 丹参二钱 牛膝二钱 川断二钱 独活一钱 橘饼四钱 红枣十枚

脾燥

脾本喜燥，但燥热太过，则为焦土，而生机将息，令人体疲便硬，反不思食。此正如亢旱之时，赤地千里，禾稼不生也。泽下汤主之。

泽下汤自制

人参一钱 当归二钱 白芍一钱 生地六钱 白苏子三钱 大麻仁三钱 石斛三钱 山药三钱 料豆三钱 红枣十枚

肾燥

肾受燥热，淋浊溺痛，腰脚无力，久为下消。女贞汤主之。

女贞汤自制

女贞子四钱 生地六钱 龟板六钱 当归二钱 茯苓二钱 石斛二钱 花粉二钱 萆薢二钱 牛膝二钱 车前子二钱 大淡菜三枚

肾受燥凉，腰痛足弱，溲便短涩。苁蓉汤主之。

苁蓉汤自制

肉苁蓉三钱，漂淡 枸杞三钱 菟丝子四钱 当归二钱 杜仲三钱 料豆三钱 茯苓二钱 牛膝二钱 甘草四分 红枣十枚 姜两片

胃燥

胃受燥热，津液干枯，渴饮杀谷。玉石清胃汤主之。

玉石清胃汤自制

玉竹三钱 石膏四钱 花粉二钱 石斛三钱 生地五钱 人参一钱 麦冬二钱 蛤粉四钱 山药三钱 茯苓二钱 甘蔗汁半杯，冲服

小肠燥

小肠受燥热，水谷之精不能灌输，溲溺涩痛。滋阴润燥汤主之。

滋阴润燥汤自制

天冬一钱五分 麦冬一钱五分 琥珀一钱 丹参二钱 元参一钱五分 生地五钱 阿胶一钱五分，蛤粉炒 丹皮一钱五分 泽泻一钱五分 牛膝一钱五分 灯芯三尺

大肠燥

大肠受燥热，则脏阴枯槁，肠胃不通，大便秘结。清燥润肠汤主之。

清燥润肠汤自制

生地三钱 熟地三钱 当归二钱 麻仁三钱 蒌仁四钱 郁李仁二钱 石斛三钱 枳壳一钱，蜜水炒 青皮一钱五分，蜜水炒 金橘饼一枚

附：秋燥门诸方

滋燥养荣汤

治皮肤皴揭，筋燥爪干。

当归二钱 生地一钱五分 熟地一钱五分 白芍一钱五分 秦艽一钱五分 黄芩一钱五分 防风一钱 甘草五分

水煎服。

大补地黄丸

治精血枯涸燥热。

黄柏四两 熟地四两 当归三两 山药三两 知母四两 枸杞三两 萸肉二两 白芍二两 生地二两五钱 肉苁蓉一两五钱 元参一两五钱

研细末，蜜为丸，如梧子大，每服七八十丸。

润肠丸

治脾胃中伏火，大便秘涩，或干结不通，全不思食。

麻仁五钱 桃仁五钱 羌活五钱 归尾五钱 大黄五钱 皂角仁五钱 秦艽五钱

研细末，蜜为丸，如梧子大，每服三五十丸。

导滞通幽汤

治大便难，幽门不通，上冲吸门不开，噎塞不便，燥秘气不得下。

当归一钱 升麻一钱 桃仁一钱 生地五分 熟地五分 红花三分 甘草三分

水煎，调槟榔末五分服。

清凉饮子

治上焦积热，口舌咽鼻干燥。

黄芩二钱 黄连五分 薄荷一钱五分 元参一钱五分 当归一钱五分 白芍一钱五分 甘草一钱

水煎服。

元戎四物汤

治脏结秘涩者。

当归 熟地 川芎 白芍 大黄 桃仁各等分

水煎服。

大补丸

降阴火，补肾水，治阴虚燥热。

黄柏四两 知母四两 地黄六两 龟板六两

共研末，加猪脊髓和炼蜜丸，每服七十丸。

清燥救肺汤

治诸气膹郁，诸痿喘呕。

桑叶二钱 石膏二钱 甘草一钱 人参七分 麻仁一钱 阿胶八分 麦冬一钱二分 杏仁七分 枇杷叶一片

水煎服。痰多，加贝母、瓜蒌；血枯，加生地；热甚，加羚羊角。

琼玉膏

治肺燥，咽干而咳。

地黄四斤 茯苓十二两 人参六两 白蜜二斤

先将地黄熬汁去渣，入蜜炼稠，再将参、苓为末，和入磁罐，隔汤煮一炷香，白汤化服。又方加琥珀、沉香各五钱。

麦门冬汤

治火逆上气，咽喉不利。

麦冬七升 半夏一升 人参三两 甘草二两 粳米三合 大枣十二枚

水煎，米熟汤成，温服一升。

活血润燥生津汤

治内燥津液枯少。

当归二钱 白芍一钱 熟地四钱 天冬一钱五分 麦冬一钱五分 栝蒌三钱 桃仁八分 红花五分

水煎服。

黄芪汤

治心中烦热，不生津液，不思饮食。

黄芪三两 熟地三两 白芍三两 天冬三两 麦冬三两 茯苓一两 人参三钱 五味子三钱 甘草三钱

共研末，每服三钱，加乌梅、姜、枣煎。

火

外因之病，风为最多；内因之病，火为最烈。风者，天之气；火者，人之气也。火之为物，本无形质，不能孤立，必与一物相为附丽，而始得常存。故方其静也，金中有火，而金不销也；木中有火，而木不焚也；水中有火，而水不沸也；土中有火，而土不焦也。但见有金、有木、有水、有土，而不见火也。五行各有其用，五行惟火无体，火之体，即以金、木、水、土之体为之体也。及其发而莫可遏也，销金烁石，焚岗燎原，而炎威乃不可向迩[①]矣。人身之火，何独不然？方其静也，肺气肃而大肠润，金不销也；肝气平而胆气清，木不焚也；肾气充而膀胱通，水不沸也；

① 向迩：接近。

脾气健而胃气和，土不焦也。一经激发，则金销、水涸、木毁、土焦，而百病丛生矣。其因于风者为风火，因于湿者为湿火，因于痰者为痰火；阳亢者为实火，劳伤者为虚火；血虚者为燥火，遏抑者为郁火，酒色受伤者为邪火，疮疡蕴结者为毒火。又有一种无名之火，不归经络，不主病症，暴猝举发，莫能自制，则气血偏胜所致也。种种火症，或由本经自发，或由他经侵克，或有数经合病，必察其所以致病之由，方能对病施治。业医者尚慎旃[1]哉！

肺火

肺火自本经而发者，缘燥气相逼，清肃之令不能下行，故肺气焦满，微喘而咳，烦渴欲饮，鼻端微红，肌肤作痒。润燥泻肺汤主之。

润燥泻肺汤自制

玉竹四钱　蒌皮三钱　桑皮三钱　沙参四钱　麦冬二钱　黄芩一钱　贝母二钱　杏仁三钱　苡仁四钱　梨汁半杯，冲服

心火

心火炽盛，五中烦躁，面红目赤，口燥唇裂，甚则衄血吐血。加味泻心汤主之。

加味泻心汤自制

黄连五分　犀角五分　蒲黄一钱　天冬二钱　丹参二钱　元参一钱五分　连翘二钱　茯苓二钱　甘草五分　淡竹叶二十张　灯芯三尺

心血大亏，心阳鼓动，舌绛无津，烦躁不寐。加味养心汤主之。

加味养心汤自制

天冬一钱五分　麦冬一钱五分　生地五钱　人参一钱　丹参二钱　龟板五钱　当归一钱五分　茯神二钱　柏仁二钱　枣仁一钱五分　远志五分　甘草四分　淡竹叶二十张

胆肝火

肝胆火盛，胁痛耳聋，口苦筋痿，阴痛，或淋浊溺血。加味丹栀汤主之。

加味丹栀汤自制

丹皮二钱　山栀一钱五分　赤芍一钱　龙胆草一钱　夏枯草一钱五分　当归一钱五分　生地四钱　柴胡一钱　木通一钱　车前二钱　灯芯三尺

脾火

脾有伏火，口燥唇干，烦渴易饥，热在肌肉。加味泻黄散主之。

加味泻黄散自制

防风一钱　葛根二钱　石膏四钱　石斛三钱　山栀一钱五分　茯苓三钱　甘草四分

荷叶一角、粳米一撮，煎汤代水。

肾火

肾火者，龙火也，龙不蛰藏，飞腾于上，口燥咽干，面红目赤，耳流脓血，不闻人声。加味肾热汤主之。

加味肾热汤自制

磁石四钱　牡蛎四钱　生地四钱　白术一钱　白芍一钱　人参一钱　元参二钱　甘草五分

猪肾二枚，煎汤代水。

阳火可泻，阴火不可泻，况龙性难驯，逆而折之，反肆冲激。故丹溪滋肾丸，于滋阴药中加肉桂一味，导龙归海，从治之法，最为精当。兹更推广其意，制潜龙汤主之。

潜龙汤自制

龙齿二钱　龟板八钱　生地五钱　龙骨二钱　知母一钱　黄柏一钱　人参一钱　元参二钱　蛤粉四钱　肉桂四分

鲍鱼一两切片，煎汤代水。

胃火

胃火炽盛，烦渴引饮，牙龈腐烂，或牙宣出血，面赤发热。玉液煎主之。

---

① 旃（zhān 沾）：文言助词，相当于“之”。

玉液煎自制

石膏五钱 生地五钱 石斛三钱 麦冬二钱 玉竹四钱 葛根二钱 桔梗一钱 薄荷一钱 白茅根八钱 甘蔗汁半杯，冲服

小肠火

心经之火，移于小肠，溲溺淋浊，或涩或痛。琥珀导赤汤主之。

琥珀导赤汤自制

琥珀一钱 天冬一钱五分 麦冬一钱五分 生地五钱 丹参二钱 丹皮二钱 赤芍一钱 木通一钱 甘草梢五分 淡竹叶十张 灯芯三尺

大肠火

肺经之火，移于大肠，大便硬秘，或肛门肿痛。槐子汤主之。

槐子汤自制

槐米三钱 蒌仁三钱 枳壳一钱，蜜水炒 天冬一钱五分 麦冬一钱五分 玉竹三钱 麻仁三钱 苏子三钱 杏仁三钱 甘草四分 金橘饼一枚 白芝麻三钱

风火

风助火势，其性上升，面红目赤，口燥咽疼。法当清润上焦，使阳邪不能侵犯，兼用轻扬解散之品，俾上升者一举而熄。消风散火汤主之。

消风散火汤自制

天冬一钱五分 麦冬一钱五分 元参二钱 茯苓二钱 桔梗一钱 柴胡一钱 薄荷一钱 蝉衣一钱 桑叶一钱 连翘一钱五分 牛蒡子三钱 蒌皮二钱 竹叶十张 黑芝麻三钱

湿火

重阴生阳，积湿化热，湿火相乘，渴饮舌白。胜湿清火汤主之。

胜湿清火汤自制

茅术一钱五分 白术一钱五分 茯苓二钱 苡仁八钱 石斛三钱 石膏五钱 知母一钱 猪苓一钱 泽泻一钱五分 荷叶一角

痰火

痰为顽浊之物，一得火势，其性愈劣，甚则阳狂烦躁，语言错乱。清火涤痰汤主之。

清火涤痰汤自制

丹参二钱 麦冬二钱 茯神二钱 柏仁二钱 贝母二钱 化红一钱 胆星五分 僵蚕一钱五分，炒 菊花二钱 杏仁三钱，淡竹沥半杯 姜汁一滴，冲服

实火

气分偏胜，壮火升腾，发热错语，口燥咽干，阳狂烦躁。加味三黄汤主之。

加味三黄汤自制

黄连五分 黄芩一钱 黄柏一钱 连翘一钱五分 丹皮二钱 山栀一钱五分 赤芍一钱 薄荷一钱

水三钟，煎一钟，热服。

虚火

虚火者，饥饱劳役，正气受伤，阳陷入阴，发热神疲，饮食减少。东垣于此等症用补中益气汤，以升、柴升举阳气，又为之补脾和胃。此正有得于《内经》虚者温其气之旨，故甘温能除大热，开治阳虚一大法门。无如世之学东垣者，不辨阴阳虚实，虽阴虚发热及上实下虚者，动辄升、柴，祸不旋踵矣。因自制和中养胃汤，以明宗东垣者，当师其意云。

和中养胃汤自制

黄芪二钱 人参一钱 茯苓二钱 白术一钱 甘草四分 当归二钱 料豆四钱 柴胡一钱 薄荷一钱 广皮一钱 砂仁一钱 苡仁四钱 枣二枚 姜三片

燥火

燥火者，血虚之所致也。血能养气，则气不妄动，而阴阳得其平。营血一亏，则内失所养，而脏腑皆燥，火亦随生，令人毛发衰脱，肌肤枯槁，身热咽干。雪乳汤主之。

雪乳汤自制

生地三钱 熟地三钱 天冬一钱五分 麦冬一钱五分 玉竹四钱 五味子五分 当归一钱五分 白芍一钱 山药三钱 人乳一大

杯 藕汁一大杯

水二钟，煎服。

郁火

所欲不遂，郁极火生，心烦意乱，身热而躁。解郁合欢汤主之。

解欲合欢汤自制

合欢花二钱 郁金二钱 沉香五分 当归二钱 白芍一钱 丹参二钱 柏仁二钱 山栀一钱五分 柴胡一钱 薄荷一钱 茯神二钱 红枣五枚 橘饼四钱

邪火

酒色太过，下元伤损，腰膝无力，身热心烦，甚则强阳不痿。加味三才汤主之。

加味三才汤自制

天冬二钱 生地五钱 人参二钱 龟板八钱 女贞子二钱 旱莲二钱 茯苓二钱 丹皮二钱 泽泻一钱五分 黄柏一钱 杜仲二钱 牛膝一钱五分 红枣五枚

毒火

痈疡初起，肿痛大热，烦渴引饮。黄金化毒汤主之。

黄金化毒汤自制

黄连五分 金银花二钱 赤芍一钱 丹皮二钱 连翘一钱五分 大贝二钱 花粉二钱 菊花二钱 薄荷一钱 甘草五分 淡竹叶二十张

附：火症门诸方

黄连解毒汤

治一切火热，表里俱盛，狂躁烦心，口燥咽干，错语不眠，吐血衄血，热甚发斑。

黄连 黄芩 黄柏 栀子各等分

水煎服。

升阳散火汤

治表里俱热，扪之烙手，及胃虚过食冷物。抑遏阳气于脾土，并宜服此。

柴胡八钱 防风二钱五分 葛根五钱 升麻五钱 羌活五钱 独活五钱 人参五钱 白芍五钱 炙甘草三钱 生甘草三钱

共为末，每用五钱，姜、枣煎汤服。

凉膈散

治心火上盛，中焦燥实，烦躁口渴，目赤头眩，口疮唇裂，吐血衄血，大小便秘。

连翘四两 大黄二两 芒硝二两 甘草二两 栀子一两 黄芩一两 薄荷一两

共为末，每服三钱，加竹叶、生蜜煎。

当归龙荟丸

治一切肝胆之火，神志不宁，躁扰狂越，头晕目眩，耳鸣耳聋，胸膈痞塞，咽嗌不利。

当归一两 龙胆草一两 栀子一两 黄连一两 黄柏一两 黄芩一两 大黄五钱，酒浸 青黛五钱，水飞 芦荟五钱 木香二钱 麝香五分

蜜为丸，姜汤下。

龙胆泻肝汤

治肝胆经实火，胁痛，耳聋，胆溢口苦，阴肿阴痛，白浊溲血。

龙胆草一钱 黄芩一钱 栀子一钱五分 泽泻一钱五分 木通一钱五分 车前二钱 当归二钱 生地三钱 柴胡一钱 甘草五分

水煎服。

泻青丸

治肝火郁热，不能安卧，多惊多怒，筋痿不起，目赤肿痛。

龙胆草 山栀 大黄 川芎 当归 羌活 防风各等分

蜜为丸，竹叶汤下。

泻黄散

治脾胃伏火，口燥唇干，口疮，烦渴，易饥，热在肌肉。

防风四两 藿香七钱 山栀一两 石膏五两 甘草二钱

共研末，每用三钱，蜜、酒调服。

清胃散

治胃有积热，上下牙痛，牵引头脑，满面发热，或牙室出血，唇口肿痛。

生地四钱 丹皮二钱 黄连五分 当归一钱五分 升麻五分 石膏四钱

水煎服。

甘露饮

治胃中湿热，口舌生疮，吐衄齿血。

生地 熟地 天冬 麦冬 石斛 茵陈 黄芩 枳壳 甘草 枇杷叶等分

每服五钱。一方加桂、苓，名桂苓甘露饮。又《本事方》加犀角。

泻白散

治肺火，皮肤蒸热，洒淅寒热，喘咳气急。

桑白皮二钱 地骨皮二钱 甘草五分 粳米一撮

水煎服。易老加黄连。

导赤散

治小肠有火，便赤淋痛，面赤狂躁，口糜舌疮，作渴。

生地 木通 甘草梢 淡竹叶等分

水煎服。

莲子清心饮

治忧思抑郁，发热烦躁，火盛克金，口苦咽干，渐成消渴，遗精淋浊，五心烦热。

石莲肉 人参 黄芪 茯苓 柴胡 黄芩 地骨皮 麦冬 车前 甘草

水煎服。

导赤各半汤

治伤寒后，心下不硬，腹中不满，二便如常，身无寒热，渐变神昏不语，或睡中独语，目赤口干，不饮水，与粥则咽，不与勿思，形如醉人。

黄连五分 黄芩一钱 犀角五分 知母一钱 山栀一钱五分 滑石三钱 麦冬一钱五分 人参一钱 甘草五分 茯神二钱

加灯芯、姜、枣煎。

普济消毒饮

治大头时瘟，头面肿盛，目不能开，咽喉不利，口渴舌燥。

黄芩一钱 黄连五分 广皮一钱 甘草五分 元参一钱 连翘一钱五分 马勃五分 薄荷一钱 板蓝根三钱 牛蒡子二钱 僵蚕一钱五分 升麻五分 柴胡一钱 桔梗一钱

水煎服。便秘加大黄。

紫雪

治内外烦热，狂易叫走，发斑发黄，口疮，脚气，热毒菌毒。

寒水石八两 石膏八两 滑石八两 磁石八两 升麻四两 元参四两 甘草四两 犀角二两 金箔一两 羚羊角三两 沉香二两 木香二两 丁香二两 朴硝一斤 硝石一斤 辰砂三两 麝香一两二钱

前药共研细末，先将朴、硝二石两味熬化，再入前药，微火煎，将柳木棍搅透，候汁将凝，加入辰砂、麝香。

人参清肌散

治午前发热，气虚无汗。

人参一钱 茯苓二钱 白术一钱 炙草四分 半夏曲二钱 当归一钱五分 赤芍一钱 柴胡一钱 葛根二钱

加姜、枣煎。

白术除湿汤

治午后发热，背恶风，四肢沉困，小便色黄，又治汗后发热。

人参五钱 赤苓五钱 炙草五钱 柴胡五钱 白术一两 生地七钱 地骨皮七钱 知母七钱 泽泻七钱

共研末，每服五钱，如有刺痛，加当归七钱。

清骨散

治骨蒸劳热。

银柴胡一钱五分 胡黄连一钱 秦艽一

钱　鳖甲二钱　地骨皮二钱　青蒿二钱　知母二钱　炙草五分

水煎服。

二母散

治肺劳有热，不能服补气之剂者。

知母　贝母等分

研末，姜汤服三钱。

元参升麻汤

治发斑咽痛。

元参　升麻　甘草等分

水煎服。

消斑青黛饮

治热邪传里，里实表虚，阳毒发斑。

青黛五分　黄连五分　犀角五分　石膏四钱　知母一钱　元参一钱五分　栀子一钱五分　生地四钱　柴胡一钱　人参一钱　甘草五分

姜、枣煎，加醋一匙，和服。大便实者，去人参，加大黄。

玉屑无忧散

治喉风、喉痹，咽物有碍，或风痰壅塞，口舌生疮。

元参五钱　黄连五钱　荆芥五钱　贯众五钱　山豆根五钱　茯苓五钱　甘草五钱　砂仁五钱　滑石五钱　硼砂三钱　寒水石三钱

共研末，每用二钱，清水化服。能除三尸①，去八邪②，辟瘟疗渴。

劳伤

劳者，五脏积劳也。伤者，七情受伤也。百忧感其心，万事劳其形，有限之气血，消磨殆尽矣。思虑太过则心劳，言语太多则肺劳，怒郁日久则肝劳，饥饱行役则脾劳，酒色无度则肾劳。方其初起，气血尚盛，虽日日劳之，而殊不自知；迨至愈劳愈虚，胃中水谷之气，一日所生之精血，不足以供一日之用，于是荣血渐耗，真气日亏，头眩耳鸣，心烦神倦，口燥咽干，食少气短，腰脚作痛，种种俱见。甚者咳嗽咽疼，吐血衄血，而疾不可为矣。秦越人谓虚劳则必有所损，精确不磨。其曰虚而感寒，则损其阳，阳虚则阴盛，损则自上而下。一损损于肺，皮聚而毛落；二损损于心，血脉不能荣养脏腑；三损损于胃，饮食不为肌肉。虚而感热，则损其阴，阴虚则阳盛，损则自下而上。一损损于肾，骨痿不起于床；二损损于肝，筋缓不能自收持；三损损于脾，饮食不能消化。自上而下者，过于胃则不可治；自下而上者，过于脾则不可治。盖深知人身之气血，全赖水谷之气以生之，其急急于脾胃之旨可见。即因劳致虚，因虚致损之故，亦昭然若发蒙矣。至其论治法，谓损其肺者益其气，损其心者调其荣卫，损其脾者调其饮食适其寒温，损其肝者缓其中，损其肾者益其精。语语精当，度尽金针，后人恪遵成法，可以不惑于歧途矣。七伤者，《金匮》谓食伤、忧伤、饮食伤、房室伤、饥伤、劳伤、经络荣卫气伤。是言此七者，皆是内伤，所以成虚劳之故。后人妄谓阴寒、阴痿、里急、精速、精少等为七伤，则专主肾脏而言。岂有五脏之劳，专归一脏之理？盖七伤者，七情偏胜之伤也。夫喜、怒、忧、思、悲、恐、惊，人人共有之境，若当喜而喜，当怒而怒，当忧而忧，是即喜怒哀乐发而皆中节也。此天下之至和，尚何伤之与有？惟未事而先意将迎，既去而尚多留恋，则无时不在喜怒忧思之境中，而此心无复有坦荡之日，虽欲不伤，庸可得乎？然七情之伤，虽分五脏，而必归本于心。

① 三尸：指各种致病因素。

② 八邪：指风、寒、暑、湿、饥、饱、劳、逸。

喜则伤心，此为本脏之病。过喜则阳气太浮，而百脉开解，故心脏受伤也。至于怒伤肝，肝初不知怒也，心知其当怒，而怒之太过，肝伤则心亦伤也。忧伤肺，肺初不知忧也，心知其可忧，而忧之太过，肺伤则心亦伤也。思伤脾，脾初不知思也，心与为思维，而思之太过，脾伤则心亦伤也。推之悲也、恐也、惊也，统之于心，何独不然？故治七伤者，虽为肝、脾、肺、肾之病，必兼心脏施治，始为得之。

心劳

心劳者，营血日亏，心烦神倦，口燥咽干。宜调补营卫，安养心神，宅中汤主之。

宅中汤自制

天冬二钱　紫河车二钱，切　人参二钱　茯神二钱　黄芪二钱　当归二钱　白芍一钱　丹参二钱　柏仁二钱　远志五分，甘草水炒　莲子二十粒，去心

肺劳

肺劳者，肺气大虚，身热气短，口燥咽干，甚则咳嗽吐血。益气补肺汤主之。

益气补肺汤自制

阿胶二钱，蛤粉炒　五味子五分　地骨皮二钱　天冬二钱　麦冬二钱　人参二钱　百合三钱　贝母二钱　茯苓二钱　苡仁四钱

糯米一撮，煎汤代水。

肝劳

肝劳者，阳气拂逆，阴气亏损，身热胁痛，头眩耳鸣，筋节弛纵。加味扶桑饮主之。

加味扶桑饮自制

熟地五钱　当归二钱　白芍一钱五分　川芎八分　木瓜一钱，酒炒　枣仁二钱，炒研　牡蛎四钱，煅研　茯苓二钱　广皮一钱　甘草五分　金毛脊二钱，去毛切片　续断二钱

嫩桑枝二两，煎汤代水。

脾劳

脾劳者，或饮食不调，或行役劳倦，积久脾败，四肢倦怠，食少身热。行健汤主之。

行健汤自制

黄芪二钱　人参二钱　茯苓二钱　白术一钱　甘草五分　当归二钱　白芍一钱，酒炒　青蒿梗一钱五分　广皮一钱　砂仁一钱　料豆三钱　木香五分　大枣二枚　姜三片

肾劳

肾劳者，真阴久亏，或房室太过，水竭于下，火炎于上，身热腰疼，咽干口燥，甚则咳嗽吐血，来苏汤主之。

来苏汤自制

天冬二钱　麦冬二钱　生地三钱　熟地三钱　南沙参三钱　北沙参三钱　白芍一钱　赤芍一钱　沙苑三钱　贝母二钱　磁石四钱　杜仲三钱　茜草根二钱　牛膝二钱　杏仁三钱　莲子十粒，去心

虚劳最重脾肾论

五脏六腑，化生气血；气血旺盛，营养脏腑。虚劳内伤，不出气血两途。治气血者，莫重于脾肾。水为天一之元，气之根在肾；土为万物之母，血之统在脾。气血旺盛，二脏健康，他脏纵有不足，气血足供挹注，全体相生，诸病自已。人苟劳心纵欲，初起殊不自知，迨至愈劳愈虚，胃中水谷所入，一日所生之精血，不足以供一日之用，于是营血渐耗，真气日亏，头眩耳鸣，心烦神倦，口燥咽干，食少短气，腰酸足软，种种俱见；甚则咳呛失音，吐血，盗汗，而生命危矣。孙思邈云“补脾不如补肾”，许叔微谓“补肾不如补脾”，盖两先哲深知两脏为人生之根本，有相资之功能。其说似相反，其旨实相成也。救肾者必本于阴血，血主濡之，主下降，虚则上升，当敛而降之；救脾者必本于阳气，气主呴之，主上升，虚则下

陷，当举而升之。近人治虚劳，不是以四物汤加知母、黄柏，就是以大造丸用龟板、黄柏，一派阴寒腥浊性味，将置脾胃生长之气于何地？不是在补养气血，而是在败坏气血。因立两法以救其弊。

阴虚火动，皮寒骨蒸，食少痰多，咳嗽短气，倦怠焦烦。新定拯阴理劳汤主之。

人参一钱　甘草五分　麦冬二钱　五味三分　当归二钱　白芍一钱　生地二钱　丹皮二钱　苡仁三钱　橘红一钱　莲子十粒

阳虚气耗，倦怠懒言，行动喘急，表热自汗，心中烦躁，偏身作痛。新定拯阳理劳汤主之。

人参一钱　黄芪二钱　白术二钱　甘草一钱　肉桂七分　当归一钱五分　五味四分　陈皮一钱　生姜二片　红枣二枚

喜伤

过喜则心气大开，阳浮于外，经脉弛纵。建极汤主之。

建极汤自制

天冬二钱　琥珀一钱　辰砂五分　五味五分　枣仁二钱，炒研　黄芪二钱　人参二钱　当归二钱　白芍一钱五分，酒炒　丹参二钱　柏仁二钱　红枣十枚　姜三片

怒伤

怒甚则胁痛，郁极则火生，心烦意躁，筋节不利，入夜不寐。冲和汤主之。

冲和汤自制

山萸肉二钱　枣仁二钱，炒研　当归二钱　白芍一钱五分，酒炒　人参二钱　茯神二钱　甘草五分　沙苑三钱　蒺藜三钱　红枣五枚　橘饼四钱

忧伤

忧愁太过，忽忽不乐，洒淅寒热，痰气不清。萱草忘忧汤主之。

萱草忘忧汤自制

桂枝五分　白芍一钱五分　甘草五分　郁金二钱　合欢花二钱　广皮一钱　半夏一钱　贝母二钱　茯神二钱　柏仁二钱

金针菜一两，煎汤代水。

思伤

思虑太过，心烦意乱，食少神疲，四肢倦怠。一志汤主之。

一志汤自制

人参二钱　茯神二钱　白术一钱五分　甘草五分　黄芪二钱　益智一钱五分　远志五分　柏仁二钱　广皮一钱　木香五分　大枣二枚　姜三片

悲伤

悲则气逆，膹郁不舒，积久伤肺，清肃之令不能下行。加味参苏饮主之。

加味参苏饮自制

人参二钱　苏子二钱　沉香五分　桑皮三钱　蒌皮三钱　橘红一钱　半夏一钱　丹参二钱　柏子仁二钱　苡仁五钱　姜两片

恐伤

恐则气馁，骨节无力，神情不安。补骨脂汤主之。

补骨脂汤自制

补骨脂二钱，核桃肉炒　益智一钱五分　苁蓉四钱　熟地五钱　当归二钱　人参二钱　茯苓二钱　远志五分，甘草水炒　白芍一钱　丹参二钱　牛膝二钱　大枣二枚　姜三片

惊伤

惊则气浮，真阳外越，真阴不守，心悸筋惕。大安汤主之。

大安汤自制

白芍一钱五分，酒炒　五味子五分　牡蛎四钱，煅研　龙齿二钱　木瓜一钱，酒炒　枣仁二钱，炒研　地黄五钱　人参五钱　茯苓二钱　柏仁二钱

金器一具，同煎。

附：虚劳门诸方

桂枝龙骨牡蛎汤

治失精亡血，目眩发落，女子梦交。

桂枝五分　白芍一钱五分　甘草五分　龙骨二钱　牡蛎四钱　枣二枚　姜三片

水煎服。

天雄散

治阳虚亡血失精。

天雄三两　白术八两　桂枝六两　龙骨四两

共为末，每服五分，日三服。

黄芪建中汤

治气血虚弱，四肢倦怠，气短懒言。

黄芪二两　白芍六两　桂枝三两　甘草三两　姜二两　大枣十二枚

饴糖一升、水三升，煮七升，分服。

乐令建中汤

治脏腑虚损，身体消瘦，潮热，自汗，将成痨瘵。

前胡一两　细辛五钱　黄芪一两　人参一两　桂心五钱　橘皮一两　当归一两　白芍一两　茯苓一两　麦冬一两　甘草一两　半夏七钱五分

共研末，每服二钱。

十四味建中汤

治营卫不调，积劳虚损，形体瘦弱，短气嗜卧。

当归　白芍　白术　麦冬　甘草　苁蓉　人参　川芎　肉桂　附子　黄芪　半夏　熟地　茯苓各等分

每用三钱，枣二枚，姜三片，水煎服。

薯蓣丸

治虚劳不足，风气百病。

薯蓣三十分　当归十分　桂枝十分　地黄十分　神曲十分　豆卷十分　甘草二十八分　川芎六分　麦冬六分　白芍六分　白术六分　杏仁六分　人参七分　柴胡五分　桔梗五分　茯苓五分　阿胶七分　干姜二分　白蔹二分　防风六分　大枣百枚

共研末，蜜为丸如弹子大，空心酒服一丸。

酸枣仁汤

治虚劳虚烦，夜不得眠。

枣仁二升　甘草一两　知母二两　茯苓二两　川芎二两

水六升，煮三升，分温服。

炙甘草汤

治诸虚劳不足，汗出而闷。

甘草四两　桂枝三两　生姜三两　麦冬半升　麻仁半升　人参二两　阿胶三两　大枣三十枚　生地一斤

酒七升，水八升，煮取三升，分温服。

十全大补汤

治男子妇人诸虚不足，五劳七伤，不进饮食，久病虚损，时发潮热，气攻骨脊，拘急疼痛，夜梦遗精，面色痿夭，脚膝无力。

人参　茯苓　白术　甘草　生地　当归　白芍　川芎　黄芪　肉桂各等分

共为末，每服五六钱，姜、枣煎服。

圣愈汤

治一切失血，或血虚烦热躁渴，睡卧不安，或疮疡脓血出多，五心烦热。

熟地三钱　生地三钱　当归二钱　人参二钱　黄芪二钱　川芎一钱

水煎服。

还少丹

大补心肾脾胃，一切虚损，神志俱耗，筋力顿衰，腰脚沉重，肢体倦怠，小便浑浊。

山萸肉一两　山药一两　远志一两　牛膝一两　五味子一两　茯苓一两　巴戟一两　肉苁蓉一两　熟地二两　菖蒲一两　茴香一两　杜仲一两　楮实子一两　枸杞子二两

共研细末，炼蜜为丸如梧子大，每服三十丸。

人参养荣汤

治脾肺俱虚，发热恶寒，肢体疲倦，

食少作泻。

白芍一钱五分　人参一钱　陈皮一钱　黄芪二钱　桂心四分　当归二钱　白术一钱　甘草四分　熟地三钱　五味五分　茯苓二钱　远志五分　大枣二枚　姜三片

参术膏

治虚弱受风，诸药不应，元气日伤，虚症蜂起。但用此药，补其中气，诸症自愈。

人参　白术等分

水煎稠汤化服之。

人参散

治邪热客经络，痰嗽烦热，头目昏痛，盗汗倦怠，一切血热虚劳。

黄芩五钱　人参一两　白术一两　茯苓一两　赤芍一两　半夏一两　柴胡一两　甘草一两　当归一两　葛根一两

共研末，每服三钱，大枣二枚、姜三片，同煎。

保真汤

治虚劳骨蒸。

当归五分　生地五分　熟地五分　黄芪五分　人参五分　白术五分　茯苓五分　甘草五分　天冬一钱　麦冬一钱　白芍一钱　黄柏一钱　知母一钱　五味一钱　柴胡一钱　地骨皮一钱　陈皮一钱　莲子一钱　枣二枚　姜三片

水煎服。

三才封髓丹

治诸虚发热，心肾不交，遗精梦泄。

天冬一两　熟地一两　人参一两　黄柏三两　砂仁一两　甘草七钱

研末，曲糊丸如桐子大，每服五十丸。

天真丸

治一切亡血过多，形体消瘦，饮食不进，肠胃滑泄，津液枯竭。

精羊肉七斤，去筋膜脂皮　肉苁蓉十两　当归十二两　山药十两　天冬一斤

以上四味为末，安羊肉内，用陈酒四瓶，煨令酒尽，加水二升，煨候肉糜烂，再入黄芪末五两、人参末二两、白术末二两，糯米饭为丸如梧子大。每早、晚各服一百丸。

补阴丸

治阴虚发热，脚膝无力。

黄柏八两　知母三两　熟地三两　龟板四两　当归一两五钱　白芍二两　牛膝二两　陈皮二两　锁阳一两五钱　虎骨一两，酥炙

共研末，酒煮羊肉，丸如桐子大，每服五六十丸。

大造丸

治虚损劳伤，咳嗽潮热。

紫河车一具　龟板二两　黄柏一两五钱　杜仲一两五钱　牛膝一两　天冬一两　麦冬一两　人参一两　地黄二两，茯苓、砂仁六钱同煮去之

研末，酒米糊丸，每服四钱，盐汤下。妇人去龟板，加当归。

人参固本丸

治肺肾劳热。

人参二两　天冬四两　麦冬四两　生地四两　熟地四两

蜜丸如桐子大，每服七十丸。

天王补心丹

治心血不足，形体虚弱，怔忡健忘，心口多汗，口舌生疮。

生地四两　人参一两　元参一两　丹参一两　茯苓一两　桔梗一两　远志五钱　枣仁一两　柏仁一两　天冬一两　麦冬一两　当归一两　五味五钱

蜜丸如弹子大，朱砂为衣，灯芯汤下一丸。

龟鹿二仙胶

治虚弱少气，梦遗泄精，目视不明。

鹿角十斤　龟板五斤　人参一斤　枸杞

二斤

桑柴火熬膏，每用三钱，温酒服。

六味地黄丸

治五劳七伤，精血枯竭，自汗盗汗，头晕目眩，遗精失血，消渴淋浊，舌燥咽疼。

地黄八两　萸肉四两　山药四两　丹皮三两　茯苓三两　泽泻三两

蜜丸，盐汤下四五钱。

归脾汤

治思虑太过，劳伤心脾，怔忡健忘，惊悸盗汗，发热体倦，食少不眠。

人参一钱五分　茯神一钱五分　白术一钱五分　黄芪一钱五分　枣仁一钱五分　当归一钱五分　远志五分　木香五分　甘草五分　龙眼肉十枚　大枣二枚　姜三片

水煎服。

当归补血汤

治伤于劳役，肌热面赤，烦渴引饮，脉大而虚。

黄芪一两　当归二钱

水煎服。

脑　漏

脑漏者，鼻如渊泉，涓涓流涕。致病有三：曰风也、火也、寒也。鼻为肺窍，司呼吸以通阳，贼风侵人，随吸入之气上彻于脑，以致鼻窍不通，时流清涕，此风伤之脑漏也。阳邪外烁，肝火内燔，鼻窍半通，时流黄水，此火伤之脑漏也。冬月祁寒[①]，感冒重阴，寒气侵脑，鼻窍不通，时流浊涕，此寒伤之脑漏也。致病不同，施治各异，宜随症辨之。

风伤脑，桑菊愈风汤主之。

桑菊愈风汤自制

桑叶三钱　杭菊三钱　蔓荆子一钱五分　当归一钱五分　桔梗一钱　枳壳一钱　川贝二钱　杏仁三钱　川芎八分　黑芝麻一撮

火伤脑，清肝透顶汤主之。

清肝透顶汤自制

羚羊角一钱五分　夏枯草二钱　石决八钱　丹皮一钱五分　元参一钱　桔梗一钱　蝉衣一钱五分　桑叶二钱　薄荷一钱　陈橄榄二枚

寒伤脑，通阳圣化汤主之。

通阳圣化汤自制

当归二钱　川芎一钱　香附二钱　白术一钱五分　羌活一钱　白芷五分，酒蒸　辛荑一钱切　天麻六分　红枣五枚　姜三片

鼻　衄

鼻衄一症，与吐血不同。吐血者，阴分久亏，龙雷之火犯肺，日受熏灼，金气大伤，其来也由渐，其病也最深，故血从口出，而不从鼻出。鼻衄之症，其平日肺气未伤，只因一时肝火蕴结，骤犯肺穴，火性炎上，逼血上行，故血从鼻出，而不从口出。每见近来医家，因方书犀角地黄汤条下，有统治吐血、衄血之语，一遇鼻衄，即以犀角地黄汤治之，究竟百无一效。此其弊在拘执古方，不明经络。盖犀角地黄多心肾之药，用以治肝肺，宜其格不相入矣。予自制豢龙汤一方，专治鼻衄，无不应手而效。此实数十年历历有验者，可知医道当自出手眼，辨症察经，不可徒执古方，拘而不化也。

豢龙汤自制

羚羊角一钱五分　牡蛎四钱　石斛三钱　麦冬一钱五分，青黛少许拌　南沙参四钱　川贝二钱，去心研　夏枯草一钱五分　丹皮一钱五分　黑荆芥一钱　薄荷炭一钱　茜草根二钱　牛膝二钱　茅根五钱　藕五大片

---

① 祁寒：严寒。

齿牙出血

经曰：中焦受气取汁，变化而赤，谓之血。此知血生于中焦，而主于心，故五脏各有守经之血，而六腑则无之。其散于脉内者，随冲、任、督三经，遍行经络；其散在脉外者，周流于肌腠皮毛之间。凡吐血、衄血、牙龈齿缝出血，皆散在经络之血，涌而上决者也。近人谓巨口吐红及牙龈齿缝出血者，谓之胃血。此说大谬。盖胃为外腑，职司出纳，为水谷蓄泄之要区，其中并无一丝一点之血。即牙宣出血一症，不过胃火炽盛，肉不附骨，故血热而上涌。其牙不宣而出血者，乃阴虚阳亢，龙雷之火冲激胃经所致。湖州钱左，患齿缝出血，牙并不宣，多则血流盈盏，昼夜十余次，面红目赤，烦扰不安。为制苍玉潜龙汤，连服十余剂而愈。

苍玉潜龙汤自制

生地四钱　龟板六钱　石膏三钱　龙齿二钱　石斛三钱　花粉二钱　丹皮一钱五分　羚羊角一钱五分　沙参四钱　白芍一钱五分

藕三两、茅根五钱，同煎汤代水。

关　格

关格一症，所系最大。《灵》《素》诸书及秦越人、张长沙，俱皆论列，而未有成方；后起诸贤，又绝无论及此症者。迨云岐子[①]谓阴阳易位，病名关格。所传九方，动辄脑、麝、硝、黄、皂角，非开透，即劫夺，奄奄将毙之人，其能堪此乎！是有方不如无方，医学中反添一重魔劫矣。《素问》谓：人迎一盛，病在少阳；二盛在太阳；三盛在阳明；四盛以上为格阳。寸口一盛，病在厥阴；二盛在少阴；三盛在太阴；四盛以上为关阴。经络分明，言言典要，而惜乎治法不传也。秦越人发为阴乘阳乘之论，乃合寸尺之脉并言之。寸上过位，入鱼际为溢；尺下过位，入尺泽为覆。此阴阳之偏，各造其极，最为精当，而惜乎治法不传也。张长沙谓寸口脉浮而大，浮为虚，大为实，在尺为关，在寸为格。又曰：心脉洪大而长，则关格不通。又谓趺阳脉伏而涩，伏则吐逆，水谷不化；涩则食不得入，名曰关格。凡三言之，其曰在寸为格，在尺为关者，乃言阴阳不相荣也。其曰心脉洪大而长，则关格不通者，言五志不安，营卫亏损，孤阳独发，故上下不通也。曰趺阳脉伏而涩者，乃胃气败坏之明征也。察脉论症，更为详尽，而惜乎治法不传也。至西江喻氏，力讲调和营卫，不偏阴，不偏阳，听胃气之自为敷布，不问其关于何而开，格于何而通，一惟求之于中，握枢而运，以渐透于上下，营气通则加意于营，卫气通则加意于卫，因立进退黄连汤一方，又立资液救焚汤一方，以为标准。此与云岐子之九方，霄壤悬殊矣。而愚则以为所重者尤在于上。苟在上之格者能通，则在下之关者亦无不通。尝见患此症者，多起于忧愁怒郁，即富贵之家，亦多有隐痛难言之处，可见病实由于中上焦，而非起于下焦也。始则气机不利，喉下作梗；继则胃气反逆，食入作吐；后乃食少吐多，痰涎上涌，日渐便溺艰难。此缘心肝两经之火煎熬太过，营血消耗，郁蒸为痰；饮食入胃，以类相从，谷海变为痰薮，而又孤阳独发，气火升痰，宜其格而不入也。格与关皆为逆象，惟治之以至和，导之以大顺，使在上者能顺流而下，则在下者亦迎刃而解矣。故于调养营卫之中，平肝理气，此一法也。于调养营卫之

① 云岐子：金代医家。

中，和胃化痰，亦一法也。于调养营卫之中，兼清君相之火，又一法也。关格既成，本难施治，但仁人孝子必不忍坐视危亡，欲于死中求活，非精心研究不可。续制四方，以备参酌。

肝气犯胃，食入作吐，宜解郁和中，归桂化逆汤主之。

归桂化逆汤自制

当归二钱　白芍一钱五分，酒炒　肉桂五分　青皮一钱　茯苓二钱　蒺藜四钱　郁金二钱　合欢花二钱　木香五分　牛膝二钱　玫瑰花五分　红枣五枚　降香五分

痰气上逆，食入呕吐，人参半夏汤主之。

人参半夏汤自制

人参二钱　半夏三钱　广皮一钱　茯苓二钱　当归二钱　沉香五分　郁金二钱　砂仁一钱　佩兰一钱　苡仁四钱　牛膝二钱　佛手五分　白檀香五分

孤阳独发，阻格饮食，甚则作呃，和中大顺汤主之。

和中大顺汤自制

人参二钱　麦冬二钱　丹参三钱　柏仁二钱　丹皮二钱　生地四钱　白赤芍各一钱　白潼蒺藜各三钱　赭石三钱煅研　合欢花二钱

竹沥两大匙，姜汁两滴，同冲服。

二气双调饮，通治关格。

二气双调饮自制

人参二钱　茯苓二钱　山药三钱　归身二钱　枸杞三钱　干苁蓉三钱　牛膝二钱　广皮一钱　半夏一钱五分　砂仁一钱　青皮一钱五分，蜜水炒　沉香五分，人乳磨冲

附：关格门诸方

喻氏进退黄连汤

平调荣卫，不偏阴，不偏阳，所谓运中枢以听其进退也。

黄连八分，姜汁炒　炮姜八分　人参一钱五分，人乳拌蒸　桂枝一钱　半夏一钱五分，姜制　大枣二枚

进法：本方诸药俱不制，水三钟，煎一半，温服。

退法：不用桂枝，黄连减半，或加肉桂五分，如上逐味制熟，煎服法同。每早加服附桂八味丸三钱。

资液救焚汤

治五志厥阳之火。

生地二钱，取汁　麦冬二钱，取汁　人参一钱五分，人乳拌蒸　炙甘草一钱　阿胶一钱　胡麻仁一钱炒研　柏子仁七分　五味子四分　紫石英一钱　寒水石一钱　生犀汁磨，二分　滑石一钱二分，敲碎不为末　生姜汁二茶匙

除四汁及阿胶共八味，用名山泉水四钟，缓火煎至一杯半，去渣，入四汁及阿胶，再缓火略煎，至胶烊化斟出，调牛黄末五厘，日中分二三次热服。空朝先服附桂八味丸三钱。

附：云岐子九方此等方法断不可用，录之以为鉴戒

柏子仁方

人参　半夏　茯苓　陈皮　柏仁　甘草　麝香　郁李仁　姜三斤

人参散

人参　麝香　冰片

既济丸

附子　人参　麝香

槟榔益气汤

槟榔　人参　白术　当归　黄芪　陈皮　升麻　甘草　柴胡　枳壳

生姜煎服。

木通二陈汤

木通　陈皮　半夏　茯苓　甘草　枳壳　生姜

煎服。

导气清利汤

猪苓　泽泻　白术　人参　甘草　木通　栀子　茯苓　槟榔　枳壳　大黄　厚

朴 麝香 黑牵牛 广皮 半夏 藿香 柏仁 生姜

煎服。

加味麻仁丸

大黄 白芍 厚朴 当归 杏仁 麻仁 槟榔 木香 枳壳。

蜜为丸

皂角散

大皂角。

烧存性，研细末，以猪脂一两调服。又服八正散，加槟榔、枳壳、朴硝、桃仁、灯芯，茶服。

大承气汤

大黄 芒硝 枳实 厚朴

以上九方，只图取快目前，不顾消伐元气。然此等药入口，轻者增剧，剧者立毙，究竟目前亦不快也。

卷 三

咳 嗽

经曰：五脏皆令人咳，非独肺也。可知心、肝、脾、肾四经，各有咳嗽之症，不过假途于肺耳！只此二语，度尽金针。后人不明此义，一遇咳嗽，不辨其所以致咳之由，便从肺治，又安怪其效者少而不效者多耶？兹将肺脏之咳，详列于前；心、肝、脾、肾之咳，条载于后。庶几辨症则了然无疑，施治则知所措手矣。

肺热而咳，上焦微喘，肌表漫热，口燥咽干者，玉环煎主之。

玉环煎自制

玉竹四钱 羚羊角一钱五分 沙参四钱 麦冬二钱 石斛三钱 贝母二钱 蒌皮三钱 蛤粉四钱 梨汁半杯，冲服

肺寒而咳，乃水邪射肺，水冷金寒，咳吐痰沫，胸脘作懑，肌肤凛冽者，姜桂二陈汤主之。

姜桂二陈汤自制

炮姜五分 桂枝五分 橘红一钱 半夏一钱 葶苈子二钱 当归一钱五分 茯苓二钱 白术一钱 苏子一钱五分 杏仁三钱

苡仁一两，煎汤代水。

肺虚而咳，肌表微热，神倦气短，不时火升，失血咽痛者，保肺济生丹主之。

保肺济生丹自制

天冬一钱五分 麦冬一钱五分 人参一钱 沙参四钱 五味五分 玉竹三钱 女贞子二钱 茯苓二钱 山药三钱 贝母二钱 茜草根二钱 杏仁三钱

藕三两，切片，煎汤代水。

虚之甚者，火升体羸，咳嗽失血，咽破失音。此为碎金不鸣，症极危险。金水济生丹主之。

金水济生丹自制

天冬一钱五分 麦冬一钱五分 生地五钱切 人参一钱 沙参四钱 龟板八钱 玉竹三钱 石斛三钱 茜草根二钱 蒌皮三钱 山药三钱 贝母二钱 杏仁三钱

淡竹叶十张、鸡子清一个、藕三两，煎汤代水。

肺实而咳，胸脘喘满，时吐稠痰，降气和中汤主之。

降气和中汤自制

苏子一钱五分 沉香五分 海石三钱 蒌仁四钱 莱菔二钱 芥子一钱 橘红一钱 半夏一钱 桑皮二钱 贝母二钱 杏仁三钱

姜汁两小匙，冲服。

实之甚者，痰气闭结，语音不出。此为塞金不鸣。金牛汤主之。

金牛汤自制

郁金二钱 牛蒡子三钱，砂研 陈麻黄四分，蜜水炙 瓜蒌皮三钱 苏子一钱五分 芥子一钱 沉香五分 贝母二钱 杏仁三钱 橘红一钱 半夏一钱 桑皮二钱 枇杷叶两张，刷毛蜜炙

嗜饮太过，伤肺而咳者，加减葛花汤主之。

加减葛花汤自制

葛花二钱 鸡椇子三钱 花粉二钱 石斛三钱 沙参四钱 麦冬一钱五分 茯苓二钱

苡仁四钱　橘红一钱　陈贝母二钱　杏仁三钱①　橄榄二枚，打碎者亦可用

风痰入肺，久经吼咳者，鹅梨汤主之。

鹅梨汤自制

鹅管石五分煅研　陈麻黄五分，蜜炙　当归一钱五分　茯苓二钱　蒌仁四钱　苏子一钱五分　桑叶一钱　橘红一钱　半夏一钱　贝母二钱　杏仁三钱

梨汁两大匙，姜汁两小匙，同冲服。

肺气壅塞，致成肺痈，咳吐脓痰，气甚腥秽者，石花汤主之。

石花汤自制

白石英三钱，煅研　合欢花二钱　鲜百部四钱　沙参四钱　麦冬一钱五分　贝母二钱　桑皮二钱　苏子一钱五分　杏仁三钱　茯苓二钱　苡仁四钱　淡竹叶十张　金丝荷叶两张，去背上白皮

肺叶痿败，喘咳夹红者，白胶汤主之。

白胶汤自制

嫩白及四钱，研末　陈阿胶二钱

冲汤调服。

心经之咳，痰少心烦，夜不成寐，玄妙散主之。

玄妙散自制

玄参一钱五分　丹参三钱　沙参四钱　茯神二钱　柏仁二钱　麦冬一钱五分，朱砂拌　桔梗一钱　贝母二钱　杏仁三钱　夜合花二钱　淡竹叶十张　灯芯三尺

肝经之咳，痰少胁痛，易怒头眩，丹青饮主之。

丹青饮自制

赭石三钱　麦冬一钱五分，青黛拌　杭菊二钱　石斛三钱　潼蒺藜三钱　白蒺藜三钱　沙参四钱　桑叶一钱　橘红一钱　贝母二钱　杏仁三钱　旋覆花一钱细绢包扎好

脾经之咳，胸懑痰稠，食少体倦，术米汤主之。

术米汤自制

当归一钱五分　茯苓三钱　白术一钱五分　苡米八钱　橘红一钱　半夏一钱五分　莱菔二钱　杏仁三钱　海石三钱　蒌仁四钱

姜汁两小匙，冲服。

肾经之咳，或呛或喘，痰味咸而有黑花者，山虎汤主之。

山虎汤自制

蛤蚧尾一对，酒洗　生地四钱，切片蛤粉炒　沉香五分　破故纸一钱五分，核桃肉拌炒　人参二钱　沙参四钱　茯苓二钱　山药三钱　贝母二钱　杏仁三钱　麦冬一钱五分

人乳半杯，姜汁两滴，同冲服。

五脏传腑之咳附后

经曰：五脏咳久，传于六腑。脾咳不已，则胃受之。胃咳之状，咳而呕，呕甚则长虫出。胃乃脾之妻，故脾咳必传于胃。胃受邪则水谷不安，故发呕。长虫处胃中，以助运化，呕甚则胃气逆而不降，故长虫亦随气而出也。加味二陈汤主之。

加味二陈汤自制

橘红一钱　半夏一钱五分　茯苓二钱　白术一钱　苡仁四钱　枳壳一钱　砂仁一钱　苏梗一钱　花椒子二十四粒　姜三片

肝咳不已，则胆受之。胆咳之状，咳呕胆汁。胆为清净之府，肝邪中之，则胆不安而汁内沸，故所呕皆苦水。西清汤主之。

西清汤自制

桂枝五分　栀子一钱五分，姜汁炒　苏子一钱五分　桑皮二钱　杏仁三钱　橘红一钱　半夏一钱　茯苓二钱　蒺藜三钱　郁金二钱　姜三片

肺咳不已，则大肠受之。大肠咳状，咳而遗矢。肺与大肠，庚辛金也。风阳外

---

①　三钱：校本作“二钱”。

烁，肺热移于大肠，更兼风入空窍，宜其咳而遗矢矣。当培土化热，兼以熄风，回风养脏汤主之。

回风养脏汤自制

沙参四钱　苏子一钱五分　枳壳一钱　前胡一钱　桑叶一钱　茯苓二钱　白术一钱　苡仁四钱　橘红一钱　贝母二钱　荷叶蒂一枚

心咳不已，则小肠受之。小肠咳状，咳而失气，气与咳俱失。小肠下口，接大肠之上口，小肠化则大肠通，小肠咳则气达于大肠，故下焦之浊气不时宣泄也。洁宫汤主之。

洁宫汤自制

沙参四钱　茯神二钱　远志五分，甘草水炒　归身二钱　麦冬二钱　贝母二钱　橘红一钱　半夏一钱　白术一钱　砂仁一钱　姜三片

肾咳不已，则膀胱受之。膀胱咳状，咳而遗溺。膀胱为津液之府，咳则气不能禁而遗溺也。加味茯菟汤主之。

加味茯菟汤自制

茯苓三钱　菟丝四钱　杜仲三钱　破故纸一钱五分　当归二钱　贝母二钱　橘红一钱　半夏一钱　杏仁三钱　白术一钱　核桃肉二枚，过口

久咳不已，则三焦受之。三焦咳状，咳而腹满，不欲饮食。此皆聚于胃，关于肺，使人多涕吐，而面浮肿气逆也。久咳则三焦俱病。聚于胃者，胃为五脏六腑之本也。关于肺者，咳必动肺，面浮、气逆，皆肺病也。通理汤主之。

通理汤自制

当归二钱　茯苓二钱　白术一钱　苡仁四钱　枳壳一钱　橘红一钱　半夏一钱　厚朴一钱　苏子一钱五分　桑皮二钱　砂仁一钱　青皮一钱　姜三片

附：咳嗽门诸方

补肺汤

治肺虚咳嗽。

人参一钱　黄芪二钱　五味五分　紫菀一钱　桑皮二钱　熟地三钱

入蜜少许和服。

补肺阿胶散

治肺虚有火，咳无津液而气哽者。

阿胶一两五钱　马兜铃一两　甘草一两　牛蒡子一两　杏仁七钱　糯米一两

水煎，分温服。

百合固金汤

治肺伤咽痛，喘嗽痰血。

生地一钱　熟地三钱　麦冬一钱五分　百合三钱　当归一钱五分　白芍一钱　贝母一钱五分　甘草五分　元参一钱　桔梗一钱

水煎服。

紫菀汤

治肺伤气极，劳热久嗽，吐痰吐血。

紫菀二钱　阿胶二钱，蛤粉拌炒　知母一钱　贝母二钱　桔梗一钱　人参一钱　茯苓二钱　甘草五分　五味子十二粒　莲子十粒，去心

秦艽扶羸汤

治肺痿骨蒸，或寒或热，成劳咳嗽，声嗄[①]不出。

柴胡一钱　秦艽一钱　人参一钱　当归一钱五分　鳖甲一钱五分，炙　地骨皮一钱五分　紫菀一钱　半夏一钱　甘草五分

水煎服。

黄芪鳖甲散

治男女虚劳客热，五心烦热，四肢倦怠，咳嗽咽干，自汗，食少，日晡发热。

黄芪五钱　鳖甲五钱　天冬五钱　秦艽五钱　柴胡三钱　地骨皮三钱　茯苓三钱　桑皮三钱五分　紫菀三钱五分　半夏三钱五分　白芍三钱五分　生地三钱五分　知母三钱五分　甘草三钱五分　人参一钱五分　桔梗一钱五分　肉桂一钱五分

每用一两，水煎服。一方加姜三片。

---

① 嗄：嘶哑。

秦艽鳖甲散

治风劳骨蒸，午后壮热，咳嗽肌瘦，颊赤，盗汗，脉来细数。

鳖甲三钱 秦艽一钱五分 知母一钱五分 当归一钱五分 柴胡一钱 地骨皮二钱 乌梅一个 青蒿五叶

水煎服。汗多加黄芪二钱。

苏子降气汤

治虚阳上攻，气不升降，上盛下虚，痰涎壅盛，喘嗽，呕血，或大便不利。

苏子一钱五分 半夏一钱 前胡一钱 厚朴一钱 橘红一钱 当归二钱 甘草五分 沉香五分

水煎服。

定喘汤

治肺虚感寒，气逆膈热，而作哮喘。

白果二十一粒 麻黄四分 半夏一钱 款冬花一钱 桑皮二钱 苏子一钱五分 杏仁二钱 黄芩一钱 甘草五分

水煎服。

咳血方

治咳嗽痰血。

青黛 蒌仁 海石 山栀 诃子肉 杏仁各等分

蜜为丸，噙化。

独圣散

治多年咳嗽，肺痿咯血。

白及。研细末，每服二钱，临卧时糯米汤下。

清咽太平丸

治膈上有火，早间咯血，两颊常赤，咽喉作痛不清。

薄荷十两 川芎二两 防风二两 犀角二两 柿霜二两 甘草二两 桔梗三钱

蜜为丸，如梧子大，每服五十丸。

犀角地黄汤

治肝胃火盛，吐血，衄血，咳血，便血，及阳毒发斑。

生地一两五钱 犀角一钱 白芍[1]一两 丹皮二钱

每服五钱。

桑皮等汁十味煎

治咳嗽经久，将成肺痿，乍寒乍热，唾涕稠黏，喘息气上，唇干吐血。

桑皮汁一升 地骨皮汁三升 生地汁五升 麦冬汁二升 生葛汁三升 淡竹沥三升 生姜汁一升 白蜜一升 枣膏一升 牛酥三合

共熬成膏，每服五钱。

二陈汤

治一切痰饮为病，咳嗽胀满，呕吐恶心，头眩，心悸。

半夏二钱 陈广一钱 茯苓一钱 甘草五分 姜三片

水煎服。

清肺饮

治痰湿久留，咳嗽气逆。

杏仁二钱 贝母二钱 茯苓二钱 桔梗一钱 甘草五分 橘红一钱 五味子五分 姜三片

金沸草散

治肺经伤风，头目错痛，咳嗽痰多。

金沸草一钱绢包 前胡一钱 细辛三分 荆芥一钱 茯苓二钱 半夏一钱 甘草五分 枣二枚 姜三片

百花膏

治喘咳不已，或痰中有血。

川百合 款冬花等分

蜜丸如弹子大，噙化。

痰 饮

痰饮者，先生痰而后停饮，积水为病也。人非水谷不能生活，然水气太盛，不

---

[1] 白芍：校本作“赤芍”。

能流行，则病亦丛生。论者谓人生所贵者水也。天一生水，乃至充周流灌，无处不到。一有瘀蓄，即如江河回薄之处，秽莝积聚，水道日隘，横流旁溢。必顺其性、因其势而利导之，庶得免乎泛滥。此说是矣。然谓为天一之水，充周流灌，以至于瘀蓄，则窃以为不然。夫天一之水，精也、血也、津液也。此人身之圣水，惟患其少，不患其多，安有变为痰饮之理？且停饮之人，往往呕吐，所吐之水，或清或黄，或酸或腐，动辄盈盆，天一之水，顾若此之贱且多乎？盖水谷入胃，除散精之外，其势下趋，由小肠而膀胱，乃气化而出，无所为饮也。惟脾有积湿，胃有蕴热，湿与热交蒸，脾胃中先有顽痰，胶黏不解，然后入胃之水遇痰而停，不能疾趋于下，日积月累，饮乃由是而成。又况嗜茶太过者，湿伤脾；嗜酒太过者，热伤胃；过嗜生冷者，寒伤脾胃，各各不同。而于是痰饮、悬饮、溢饮、支饮、留饮、伏饮，遂由浅入深，而酿成痼疾矣。见症与治法，均列于后。

痰饮

痰饮者，水从胃出，下走肠间，辘辘有声，胸中微痞，头目作眩。桂术二陈汤主之。

桂术二陈汤自制

桂枝八分　白术一钱五分　广皮一钱　半夏一钱五分　茯苓三钱　枳实一钱　泽泻一钱五分　牛膝一钱五分　车前二钱　姜三片

悬饮

悬饮者，水流胁下，咳吐[1]引痛。胁乃肝胆之位，水气在胁，则肝气拂逆，而肺金清肃之令不能下行，故咳而引痛也。椒目瓜蒌汤主之。

椒目瓜蒌汤自制

椒目五十粒　瓜蒌果五钱，切　桑皮二钱　葶苈子二钱　橘红一钱　半夏一钱五分　茯苓二钱　苏子一钱五分　蒺藜三钱　姜三片

溢饮

溢饮者，水气旁流于四肢也。脾受水邪，溢入四末，故肢节作肿，身重无力。桂苓神术汤主之。

桂苓神术汤自制

桂枝八分　茯苓三钱　白术一钱　茅术一钱　苡仁八钱　广皮一钱　半夏一钱五分　厚朴一钱　砂仁一钱　姜三片

支饮

支饮者，水停心下，入于胸膈，咳逆倚息短气，其形如肿。桑苏桂苓汤主之。

桑苏桂苓汤自制

桑皮三钱　苏子二钱　桂枝八分　茯苓三钱　泽泻一钱五分　大腹皮一钱五分　橘红一钱　半夏一钱五分　杏仁三钱　猪苓一钱　姜三片

留饮

留饮者，留而不去也，心下痞满，作哕，头眩。芎归桂朴汤主之。

芎归桂朴汤自制

川芎八分　当归二钱　桂枝八分　厚朴一钱　枳实一钱　广皮一钱　半夏一钱五分　茯苓三钱　天麻六分　菊花二钱　姜三片

伏饮

伏饮者，伏而不出也。痰满喘咳吐，发则寒热，背腰痛，其人振振身瞤剧。此乃三阳之气为阴邪遏抑，郁而不舒。桂枝半夏汤主之。

桂枝半夏汤自制

桂枝八分　半夏一钱五分　茯苓三钱　广皮一钱　白术二钱　芥子一钱　厚朴一钱　紫苏一钱　贝母二钱　甘草四分　姜三片

附：痰饮门诸方

苓桂术甘汤

治胸胁支满，头目作眩。

---

① 吐：校本作“唾”。

茯苓四两 桂枝三两 白术三两 甘草二两

水六升，煎三升，分温服。

甘遂半夏汤

治留饮结于肠胃。

甘遂大者三枚 半夏十二枚 白芍五枚 甘草如指大一枚

上四味，以水二升，煮取半升，去渣，加蜜半升，和药汁煎取八合，温服。

小青龙汤

治水饮溢出于表，营卫不利，宜发汗以散其水。

麻黄三两 白芍三两 五味半升 干姜三两 甘草三两 细辛三两 桂枝三两 半夏半升

水一斗，煮取三升，分温服。

木防己汤

治支饮上入膈中。

防己三两 人参四两 桂枝二两 石膏八两

水六升，煎取二升，分温服。

防己加茯苓芒硝汤

治支饮胸膈痞满。

防己二两 桂枝二两 人参四两 茯苓四两 芒硝三合

水六升，煎取二升，分温服。

泽泻汤

治支饮之在心下者。

泽泻五两 白术二两

水二升，煎取一升，分温服。

厚朴大黄汤

治支饮胸膈痞满。

厚朴一尺 大黄六两 枳实五枚

水五升，煮取二升，分温服。

椒目葶苈大黄丸

治腹满，口舌干燥，肠间有水气者。

防己一两 椒目五钱 葶苈一两 大黄一两

研末，蜜丸如梧子大，每服十丸，日三服。

小半夏加茯苓汤

治湿痰悬饮。

半夏一升 茯苓四两 生姜八两

水七升，煮取一升五合，分温服。

茯苓饮

治痰饮胸痞。

茯苓三两 人参三两 白术三两 枳实二两 陈皮三两 生姜四两

水六升，煮取二升，分温服。

二贤汤

治一切痰饮。

橘皮一斤 甘草四两 食盐四两①

水四升，煎取一升，分温服。

豁痰汤

治一切痰疾。

柴胡一钱 半夏一钱 枯芩五分 人参五分 甘草五分 紫苏五分 陈皮一钱 厚朴五分 南星五分 薄荷五分 枳壳五分 羌活五分 姜三片

老痰丸

润燥开郁，降火消痰，治老痰凝滞喉间，吐咯难出。

天冬一两 黄芩一两 海粉一两 橘红一两 连翘五钱 桔梗五钱 青黛一钱 香附五钱 芒硝二钱 蒌仁五钱

研末，炼蜜加姜汁和丸，如梧子大，每服五十丸。

御爱紫宸汤

解宿酒呕哕，恶心痰唾，不进饮食。

木香五分 砂仁一钱 白芍一钱 檀香一钱 茯苓二钱 官桂五分 藿香一钱 陈皮一钱 葛根二钱 良姜五分 丁香五分 甘草三分

水煎服。

---

① 食盐四两：校本无。

四七汤

治七情郁结，痰涎如败絮，或如梅核，咽之不下，吐之不出。

半夏二钱　茯苓二钱五分　厚朴一钱二分　紫苏一钱二分　枣一枚　姜三片

大川芎丸

消风壅，化痰涎，利咽膈，清头目。

川芎二两　薄荷四两　桔梗三两　甘草二两　防风二两　细辛五钱

研末，蜜丸如梧子大，每服五十丸。

小川芎丸

治膈上痰。

川芎二两　大黄二两

研末，皂角水为丸，如梧子大，每服三十丸。

神芎导水丸

治一切热痰郁结。

黄芩一两　黄连五钱　川芎五钱　薄荷五钱　大黄一两　滑石四两　黑丑二两

研末，蜜丸如梧子大，每服三十丸。

二陈汤

治一切痰饮为病，咳嗽胀满，恶心头眩。

陈皮一钱　半夏二钱　茯苓二钱　甘草五分　姜三片

清气化痰丸

治热痰。

半夏　胆星　橘红　枳实　杏仁　蒌仁　黄芩　茯苓等分

淡姜汁和丸，每服三钱。

半夏天麻白术汤

治痰厥头痛，四肢厥冷。

半夏一钱　麦芽三钱　神曲三钱　白术一钱　苍术一钱　人参一钱　黄芪二钱　陈皮一钱　茯苓二钱　泽泻一钱五分　天麻六分　干姜三分　黄柏五分

研末，每服五钱。

茯苓丸

治痰停中脘，两臂疼痛。

半夏一两　茯苓一两　枳壳五钱　风化硝二钱五分

淡姜汁和丸，每服二钱。

结　胸

结胸有五：一为邪气结胸，一为痰气结胸，一为滞气结胸，一为水气结胸，其一则误下之结胸也。虽同一中脘痞懑，而受病不同，施治各异，倘一混投，为祸最烈。学者当明辨之。

邪气结胸，不外因寒、因热。寒气遏抑，则胃阳不通，故中脘痞懑，四肢倦怠，祛寒平胃散主之。风热内郁，则胸脘烦闷，心神焦躁，栀子解郁汤主之。

祛寒平胃散自制

炮姜五分　广皮一钱　茅术一钱　厚朴一钱　佩兰一钱　归身一钱五分　茯苓二钱　木香五分　砂仁一钱　郁金二钱　佛手柑五分

栀子解郁汤自制

黑山栀二钱　瓜蒌果一个切　连翘二钱　薄荷二钱　葛根二钱　苏梗一钱五分　豆豉三钱　郁金二钱　淡竹叶二十张　白茅根五钱

痰气结胸，当分燥湿。痰随火升，壅于中脘，竹沥涤痰汤主之。湿痰上泛，窒滞中郁，香苏二陈汤主之。

竹沥涤痰汤自制

川贝二钱　天竺黄六分　羚羊角一钱五分　桑皮二钱　瓜蒌仁四钱　石决明八钱　杏仁三钱　旋覆花一钱，绢包

淡竹沥半杯、姜汁两滴，同冲服。

香苏二陈汤自制

沉香六分　苏子二钱　橘红一钱　半夏一钱五分　茯苓二钱　枳壳一钱　厚朴一钱　杏仁三钱　郁金二钱　苡仁四钱，炒

姜汁两小匙，冲服。

滞气结胸，症有缓急，治分轻重，古人成法具在，按症用药，尤宜谨慎。

壮热，神昏谵语，胸满拒按，舌焦黑起刺，脉实有力。此为大结胸，大承气汤主之。

大承气汤

大黄五钱，酒洗　芒硝五钱　枳实一钱五分　厚朴一钱五分

先将枳实、厚朴煎好，后入大黄，再后入芒硝，煎数沸。

发热，谵语，便硬，胸痞拒按，舌焦黄，脉实有力。此为小结胸，小承气汤主之。

小承气汤

大黄五钱，酒洗　厚朴一钱五分　枳实一钱五分

先将厚朴、枳实煎好，后入大黄，约百沸。

结胸痞满，按之则痛，脉来浮滑者，小陷胸汤主之。

小陷胸汤

黄连五分　蒌仁五钱　半夏一钱五分

水煎服。

结胸失下，以致胸中大实，元气大亏，不下则胀满而死，下之则元气随脱，所谓下亦死，不下亦死也。然于死中求活，须一面攻下，一面保真。如黄龙汤一法，人参、大黄并用，用意虽佳，然究竟互相牵制，补者不补，而攻者不攻，不若先服攻下之剂，俟药力已达病所，随后即服保纳元气之剂以收摄之。因自制承气保真汤，十中可救三四。此所谓天命难知，人事当尽，有一线生路，必须竭力挽回也。

承气汤

即大黄、芒硝、枳实、厚朴四味，先煎服，俟滞气将动，随服保真汤。

保真汤自制

人参三钱　附子二钱　干河车四钱　当归三钱　五味一钱五分　菟丝子八钱　大枣三枚　姜三片

水结胸，心下至少腹鞕痛满，不可近，或潮热，或无大热，但头微汗出，脉沉，名水结胸。大陷胸汤主之。

大陷胸汤

大黄五钱，先煎去渣，入芒硝五钱，煎数沸，再入甘遂末一钱，温服。

按：此药过于峻猛，万不可轻投。予自制决壅顺流汤，颇能于平稳中取效。

决壅顺流汤自制

大黄三钱　木通三钱　瓜蒌实一个　厚朴一钱　青皮一钱　枳实一钱　瞿麦二钱　车前子二钱

水煎服。

误下之结胸，因邪未入阳明，下之太早，徒伤元气，邪反乘虚而入，居于心胸之间，内既不能从肠胃而下，外又不能从肌表而出，逗留蕴结，胸脘痞满，按之不痛。盖无形之邪，非有形之滞，邪在心胸，而不在胃也。诸泻心汤主之。其药味分两，当随症随时，谨慎加减。

误下之结胸，心不痞，而复恶寒汗出者，附子泻心汤主之。

附子泻心汤

附子　大黄　黄连　黄芩

误下结胸，痞满不痛，身寒而呕，饮食不下者，半夏泻心汤主之。

半夏泻心汤

半夏　黄连　黄芩　甘草　人参　干姜　大枣

误下结胸，下利谷不化，腹中雷鸣，心下痞满，干呕心烦者，甘草泻心汤主之。

甘草泻心汤

甘草倍用　半夏　黄连　干姜　大枣

痎 疟

经曰：痎疟皆生于风，其畜作有时者何也？岐伯之对，极为详明。后之论者，乃谓疟病皆起于少阳。缘少阳为半表半里之经，进而与阴争则寒，退而与阳争则热。此解相沿已数百年，初阅之似亦近理，细思之颇为不然。盖疟有一日一作者，有间日一作者，有三日一作者，轻重悬殊，岂得谓之皆在少阳乎？且进而与阴争，退而与阳争，谁进之而谁退之？岂病之自为进退乎？当其寒也，鼓颔战栗，固属病进；及其热也，谵语神昏，岂得谓之病退乎？细绎经文，乃恍然大悟。经曰：此皆得之夏，伤于暑热，因得秋气，汗出遇风，及得之以浴，水气舍于皮肤之间，邪气与卫气并居。此明明说暑热之气先入于内，后受风寒，包裹热邪，是热邪在里，寒邪在外也。及其与卫气同发，先发在外之寒邪，故先寒；次发在内之热邪，故后热；至得汗之后，风热渐解，故寒热俱平。则有寒有热，乃邪之循序而发，而非进与阴争，退与阳争，断断然矣。其一日一作者何也？邪在卫也。经曰：卫气者，昼日行于阳，夜行于阴，内外相薄，是以日作。此言卫气行于人身，一日一周，邪气与卫气同行，故疟亦一日一作也。其间日一作者何也？邪在营也。经曰：邪藏于皮肤之内，肠胃之外，此营气之所舍也。邪气在于营分，则虽卫气独发，而邪气在内，不与之并行，更历一周，而邪气始与卫气相遇，故疟亦间日一作也。其三日一作者何也？邪在腑也。经曰：邪气与卫气客于六腑，有时相失，不能相得，故休数日乃作也。可知人之一身，由卫而营，由营而腑，自表及里，自有一定次第。邪气在腑，已入第三层，故疟亦三日一作也。治之之法，当先投辛温，解其外裹之寒；更进辛凉，清其内蕴之热。俾得邪从汗出，而病可霍然。至于在营、在腑，按经投剂，方有端绪。雄于前贤，无能为役，何敢自矜独得，妄议古人，然释经辨症，不得不细细推敲。谁谓医为小道，《内经》易读乎哉？

初发寒邪，宜辛温解散，辟寒散主之。

辟寒散自制

川芎八分　防风一钱　白芷五分　广皮一钱　半夏一钱五分　羌活一钱　秦艽一钱　枳壳一钱　苏梗一钱　姜三大片

次发热邪，宜辛凉解散，清暑散主之。

清暑散自制

薄荷叶二钱　青蒿梗一钱五分　石斛三钱　贝母二钱　葛根二钱　连翘一钱五分　豆豉三钱　杏仁三钱　淡竹叶二十张

寒热俱重，体盛脉实者，交加散主之。虚人禁用。

交加散自制

附子七分　石膏五钱①　羌活一钱　防风一钱　广皮一钱　连翘一钱五分　葛根二钱　豆豉三钱　薄荷一钱　藿香一钱　姜皮八分　荷叶一角

疟邪在营，间日一作者，和营双解散主之。

和营双解散自制

当归二钱　柴胡一钱　葛根二钱　广皮一钱　半夏一钱五分　贝母二钱　茯苓二钱　防风一钱　薄荷一钱　苏梗一钱　姜皮八分

河、井水煎服。

大疟在腑，三日一作者，返正汤主之。

返正汤自制

当归二钱　茯苓二钱　白术一钱　炮姜

---

① 五钱：校本作“五分”。

五分　葛根二钱　广皮一钱　半夏一钱五分　贝母二钱　砂仁一钱　青皮一钱

大疟日久，正气虚而邪未解者，斑龙托里汤主之。

斑龙托里汤自制

陈鹿胶一钱五分，角霜炒　制首乌二钱　当归二钱　茯苓二钱　白术一钱　广皮一钱　半夏一钱五分　贝母二钱　砂仁一钱　党参四钱　苏梗一钱五分　大枣二枚　姜三片

冬令受寒，伏藏于肾，春夏举发，寒变为热，先热后寒，名曰温疟。清正散主之。

清正散自制

青蒿梗一钱五分　薄荷一钱　广皮一钱　贝母二钱　葛根二钱　山栀一钱五分　连翘一钱五分　豆豉三钱　杏仁三钱　茅根五钱

肺素有热，阳气盛而不衰，故但热而不寒，令人消烁脱肉，名曰瘅疟。玉露散主之。

玉露散自制

玉竹四钱　花粉二钱　沙参四钱　麦冬二钱　石斛三钱　贝母二钱　杏仁三钱　茯苓二钱　山药三钱　梨三大片

附：疟症门诸方

白虎加桂枝汤

治疟①身热不寒，骨节烦疼，渴而作呕。

知母六两　甘草二两　石膏一斤　粳米二合　桂枝三两

每用五钱，水煎服。

蜀漆散

治疟之寒多热少者。

蜀漆烧去腥　云母烧二日夜　龙骨等分

研为末，未发前浆水服半钱。

牡蛎汤

治牝疟。

牡蛎四两　麻黄四两　甘草二两　蜀漆二两

水八升，先煮蜀漆、麻黄，去上沫，内诸药，煎取二升，分温服。

柴胡去半夏加瓜蒌根汤

治疟发渴者，亦治劳疟。

柴胡八两　人参三两　黄芩三两　甘草三两　瓜蒌根四两　大枣十二枚　生姜二两

水一斗二升，煎六升，分温服。

柴胡桂姜汤

治疟②寒多微热，或但寒不热。

柴胡八两　桂枝三两　干姜二两　黄芩三两　花粉四两　牡蛎二两　甘草二钱

水一斗二升，前六升，分温服。

鳖甲煎丸

治久疟结为癥瘕，名曰疟母。

鳖甲十二分　射干三分　黄芩三分　柴胡六分　鼠妇三分　干姜三分　大黄三分　白芍五分　桂枝三分　葶苈三分　石韦三分去毛　厚朴三分　丹皮五分　瞿麦二分　紫葳三分　半夏二分　人参一分　虻虫五分　阿胶三分，炙　蜂房四分，炙　赤硝十二分　蜣螂六分　桃仁二分

共研末，先用灶下灰一斗，清酒一斛五升浸灰，候酒尽一半，滤去灰，纳鳖甲于中，先煮极烂，取汁和药末，为丸如梧子大，空心服七丸，日三服。

桂枝黄芩汤

和法中兼解表热。

柴胡一两二钱　黄芩四钱五分　人参四钱五分　甘草四钱五分　半夏四钱　石膏五钱　知母五钱　桂枝一钱

水煎，分温服。

人参柴胡引子

和法中略施攻里。

人参　柴胡　黄芩　甘草　大黄　当归　白芍各等分

---

① 疟：原脱，据校本补。
② 疟：原脱，据校本补。

每用三钱，加生姜一片，煎服。

柴朴汤

治疟起于暑湿，兼有食滞者。

柴胡一钱 独活一钱 前胡一钱 黄芩一钱 苍术一钱 厚朴一钱 陈皮一钱 半夏一钱 茯苓一钱 藿香一钱 甘草三分 姜三片

祛疟散

治疟[1]表里之邪已透，而中气虚弱者。

黄芪一钱六分 人参一钱 茯苓二钱 白术一钱 砂仁一钱 草果五分 陈皮一钱 五味五分 甘草五分 乌梅二枚 枣二枚 姜三片

二术柴胡汤

统治诸疟，视其表里寒热之轻重，酌量加减。

白术一钱 苍术一钱 柴胡一钱 葛根二钱 广皮一钱 甘草五分 枣二枚 姜三片

小柴胡汤

治少阳疟，量病加减。

柴胡一钱 半夏一钱 人参一钱 甘草五分 桂枝五分[2] 枣二枚 姜三片

半夏散

治痰疟，热多寒少，头痛作吐，面色带赤者。

半夏一分 藿香一分 羌活一分 川芎一分 牵牛半分

研细末，每用三钱，食后白汤调下。

四兽饮

治久疟脾胃虚弱，痰气不清。

党参三钱 茯苓二钱 白术一钱 甘草五分 广皮一钱 半夏一钱 草果五分 乌梅二枚 枣二枚 姜三片

常山饮

疟久不已者，用此截之。疟本不可截止，姑录三方，不过明古有是法耳。

常山二钱酒炒 草果一钱煨 槟榔一钱 知母一钱 贝母一钱 乌梅一个

酒、水各半煎，露一宿，日未出，面东空心温服。

截疟七宝饮

治实疟久发不止。

常山 草果 槟榔 青皮 厚朴 陈皮 甘草各等分

酒、水各半煎，露一宿，于当发之早，面东空心温服。

二十四味断疟饮

治久疟。

常山 草果 槟榔 知母 陈皮 青皮 川芎 枳壳 柴胡 黄芩 荆芥 白芷 人参 紫苏 苍术 白术 半夏 良姜 茯苓 桂枝 葛根 甘草 杏仁 乌梅各等分

每用一两，枣二枚、姜三片，发日早服。

黄 瘴

经曰：面目发黄，小溲赤涩，安静嗜卧者，黄瘴也。此系脾有积湿，故倦怠嗜卧；胃有积热，故发黄溺赤。但湿自内生，热有外感，故《内经》有开鬼门、洁净府之法。开鬼门者，开其腠理，使热邪从肌表出也；洁净府者，泻其膀胱，使湿邪从小便出也。然外感之热，可从汗解，若阳明内蕴之热，发汗则劫阴，而内热更甚，只宜清胃热，利脾湿，而汗、吐、下之法，均不可用矣。至于阳黄、阴黄、谷瘴、酒瘴、女劳瘴，种种不同，见症、治法，条列于后。

阳黄

面目发黄，口燥而渴，小溲赤涩，胃火炽盛，湿热熏蒸，是为阳黄。导黄汤主之。

---

① 疟：原脱，据校本补。
② 桂枝五分：校本作“黄芩一钱”。

导黄汤自制

葛根二钱 花粉二钱 山栀一钱五分 连翘一钱五分 木通二钱 茵陈三钱 萆薢二钱 茯苓二钱 泽泻一钱五分 车前二钱

苡仁一两，煎汤代水。

阴黄

面目发黄，身冷不渴，小便微黄而利，此为阴黄。茵陈术附汤主之。

茵陈术附汤自制

茵陈三钱 白术二钱 附子一钱 茯苓二钱 当归二钱 广皮一钱 半夏一钱 砂仁一钱 苡仁八钱 姜皮八分

谷瘅

谷瘅者，脾胃不和，食谷则眩，谷气不消，胃中浊气下流，小便不通，湿热入于膀胱，身体尽黄，名曰谷瘅。和中茵陈汤主之。

和中茵陈汤自制

当归二钱 茯苓二钱 白术一钱 广皮一钱 厚朴一钱 木香五分 砂仁一钱 茅术一钱 山栀一钱五分 茵陈三钱 萆薢二钱 车前二钱

生熟谷芽各二钱，生熟苡仁各五钱，煎汤代水。

酒瘅

酒瘅者，平日嗜饮，湿火熏蒸，面目发黄，黄甚则黑，心中嘈杂，虽食甘芳，如啖酸辣，小便赤涩。茵陈玉露饮主之。

茵陈玉露饮自制

茵陈三钱 玉竹三钱 石斛三钱 花粉二钱 葛根二钱 山栀一钱五分 广皮一钱 半夏一钱 茯苓二钱 萆薢二钱

苡仁一两，煎汤代水。

女劳瘅

女劳瘅者，膀胱急，小腹满，身尽黄，额上黑，足下热，大便黑而时溏。此因血瘀不行，积于膀胱少腹，故仲景用硝石矾石散，峻攻其瘀，自极精当。但今人之体质，远不逮古人，若复峻攻，更伤元气。拟通利下焦，兼去瘀之法，桃花化浊汤主之。

桃花化浊汤自制

桃仁二钱 红花五分 牛膝二钱 延胡索一钱 归尾一钱五分 赤芍一钱 丹参二钱 茵陈三钱 泽泻一钱五分 车前二钱 降香五分 血余灰一撮

附：黄瘅门诸方

大黄栀子汤

治黄瘅热甚脉实者。

栀子十四枚 大黄一两 枳实五枚 豆豉一升

水六升，煎至二升，分温服。

茵陈蒿汤

治黄瘅湿热俱盛者。

茵陈蒿六两 栀子十四枚 大黄二两

水六升，煎至二升，分温服。

茵陈四逆汤

治阴黄肢体逆冷，腰以上自汗。

茵陈二两 干姜一两五钱 附子一枚，切 甘草一两，炙

水煎，分温服。

小茵陈汤

治发黄，脉沉细迟，四肢及遍身冷。

茵陈二两 附子一枚 甘草一两，炙

水煎，分温服。

茵陈附子汤

治服四逆汤，身冷汗不止者。

茵陈一两五钱 附子一枚，切 干姜二两五钱

水煎，分温服。

茵陈茱萸汤

治服茵陈附子汤，症未退及脉伏者。

茵陈一两五钱 吴萸一两 当归一两 附子一枚 木通一两 干姜一两

水煎，分温服。

茵陈橘皮汤

治身黄，脉沉细数，身热而手足寒，

呕喘烦躁不渴者。

茵陈一两　橘皮一两　生姜一两　白术一两　半夏五钱　茯苓五钱

水四升，煮二升，分温服。

茵陈茯苓汤

治发黄，脉沉细数，四肢冷，小便涩，烦躁而渴。

茵陈一两　茯苓一两　桂枝一两　猪苓一两　滑石一两五钱

研末，每服五钱。如脉未出，加当归。

栀子大黄汤

治酒瘅，心中懊侬，或热痛。

山栀十四枚　大黄一两　枳实五枚　豆豉一升

水六升，煮二升，分温服。

白术汤

治酒瘅，因下后变为黑瘅，目青面黑，心中如啖蒜韭，大便黑，皮肤不仁，脉微而数。

白术一钱　桂心五分　枳实一钱　豆豉三钱　葛根二钱　杏仁二钱　甘草五分炙

水煎服。

加味四君子汤

治色瘅。

人参一钱　茯苓二钱　白术一钱　甘草五分　黄芪二钱　白芍一钱　扁豆三钱　红枣二枚　姜五片

小菟丝子丸

治女劳瘅。

石莲肉二两　茯神一两　菟丝子五两　山药三两

共为末，山药打糊为丸，每服五十丸。

茯苓渗湿汤

治黄瘅，寒热呕吐，渴欲饮水，身体面目俱黄，小便不利。

茵陈二钱　茯苓二钱　猪苓一钱　泽泻一钱五分　白术一钱　陈皮一钱　苍术一钱　黄连五分　山栀一钱　秦艽一钱　防己一钱　葛根二钱

水煎服。

参术健脾汤

治发黄日久，脾胃虚弱，饮食不思。

人参一钱　茯苓二钱　白术一钱　陈皮一钱　当归一钱五分　白芍一钱　甘草五分　枣二枚　姜三片

当归秦艽散

治五瘅，口淡咽干，倦怠，发热微冷。

白术一钱　茯苓二钱　秦艽一钱　当归一钱五分　川芎一钱　白芍一钱　熟地三钱　陈皮一钱　半夏曲三钱，炒　甘草五分　姜三片

茵陈附子干姜汤

治寒凉药服多，变阴黄者。

附子一钱　干姜一钱　茵陈二钱　草蔻一钱　白术一钱　枳实一钱　半夏一钱　泽泻一钱五分　茯苓二钱　广皮一钱　姜五片

一清饮

治瘅症发热。

柴胡一钱　赤苓二钱　桑皮二钱　川芎一钱　甘草五分　红枣二枚　姜三片

青龙散

治风气传化，气不得泄，郁热烦渴，面目发黄，引饮。

地黄二钱　仙灵脾二钱　防风二钱　荆芥一两　何首乌三钱

研末，每服三钱。

小柴胡加栀子汤

治邪热留于半表半里而发黄者，仍以和其表里为法。

柴胡一钱　黄芩一钱　人参一钱　甘草五分　半夏一钱　栀子一钱五分　大枣二枚　生姜三片

水煎服。

三 消

上消者，肺病也。肺气焦满，水源已竭，咽燥烦渴，引饮不休，肺火炽盛，阴液消亡，当于大队清润中，佐以渗湿化痰之品。盖火盛则痰燥，其消烁之力，皆痰为之助虐也。逢原饮主之。

逢原饮自制

天冬一钱五分 麦冬一钱五分 南沙参四钱 北沙参三钱 胡黄连五分 石斛三钱 玉竹三钱 蛤粉四钱 贝母二钱 茯苓三钱 广皮一钱 半夏一钱五分

梨汁半杯，冲服。

中消者，胃病也。胃为谷海，又属燥土。痰入胃中，与火相乘，为力更猛，食入即腐，易于消烁。经所谓除中，言常虚而不能满也。宜清阳明之热，润燥化痰，祛烦养胃汤主之。

祛烦养胃汤自制

鲜石斛五钱 石膏四钱 天花粉三钱 南沙参四钱 麦冬二钱 玉竹四钱 山药三钱 茯苓三钱 广皮一钱 半夏一钱五分

甘蔗三两，煎汤代水。

下消者，肾病也。坎之为象，一阳居于二阴之中。肾阴久亏，孤阳无依，不安其宅，于是饮一溲一，或饮一溲二，夹有浊淋，腿股枯瘦，而病益深矣。急宜培养真阴，少参以清利，乌龙汤主之。

乌龙汤自制

元武板八钱 生地六钱 天冬二钱 南沙参四钱 蛤粉四钱 女贞二钱 料豆三钱 山药三钱 茯苓二钱 泽泻一钱五分，盐水炒 车前二钱

藕三两，煎汤代水。

附：消渴门诸方

金匮肾气丸

治男子消渴，小便反多，饮一溲一。

地黄八两 萸肉四两 山药四两 丹皮三两 云茯三两 泽泻三两 肉桂一两 附子一两 牛膝三两 车前三两

每用五钱，水煎服。

文蛤散

治渴欲饮水不止者。

文蛤五两

研为末，以沸汤五合，和服一方寸匙。

竹叶黄芪汤

治消渴症，气血虚，胃火盛而作渴。

生地三钱 黄芪二钱 麦冬一钱 当归一钱 川芎一钱 黄芩一钱 甘草一钱 白芍一钱 人参一钱 石膏三钱 半夏一钱 竹叶一钱

净水煎服。

地黄饮子

治消渴，咽干，面赤，烦躁。

生地 熟地 人参 黄芪 天冬 麦冬 枳壳 石斛 泽泻 甘草 枇杷叶各等分

每服五钱，食远服。

白术散

治虚热而渴。

人参一两 白术一两 茯苓一两 甘草一两 五味三钱 柴胡三钱 葛根二两 藿香一两 木香一两

研末，每服五钱，水煎服。

宣明黄芪汤

治心移热于肺，为肺消，饮少溲多。

黄芪三两 五味二两 人参二两 麦冬二两 桑皮二两 熟地一两五钱 枸杞一两五钱

研末，每服五钱，水煎服。

宣明麦门冬饮子

治心热移于肺，传为膈消，胸满心烦，精神短少。

人参 茯神 麦冬 五味 生地 炙

草 知母 葛根 花粉各等分

每服五钱，加竹叶十四片，水煎服。

易老麦门冬饮子

人参 杞子 茯苓 甘草 五味 麦冬各等分

姜、水煎服。

猪肚丸

治强中消渴。

黄连四两 粟米四两 花粉四两 茯神四两 知母二两 麦冬二两 地黄四两 葛根二两

研细末，将大猪肚一个洗净，入末药于内，以麻线缝好，煮极烂，取出药，别研，以猪肚为膏，加炼蜜捣为丸，如梧子大，每服五十丸。

天门冬丸

治初得消中，食已如饥，手足烦热，背膊疼闷，小便白浊。

天冬一两五钱 土瓜根一两五钱 瓜蒌根一两五钱 熟地一两五钱 知母一两五钱 苁蓉一两五钱 五味一两 鹿茸一架 泽泻一两五钱 鸡内金三具 牡蛎二两 苦参一两 桑螵蛸十枚

蜜丸如梧子大，每服五十丸。

猪肾荠苨汤

治消中，小便数。

猪肾二枚 荠苨三两 黑大豆二斤 石膏三两 人参二两 茯苓二两 知母二两 葛根二两 黄芩二两 磁石二两 花粉二两 甘草二两

水一斗五升，先煮猪肾、黑豆，取一斗，下药，煮至五升，分温服。

肾沥散

治肾消发渴，小便数，腰疼痛。

人参一两 远志一两 黄芪一两 内金五钱 桑螵蛸一两 泽泻一两 桂心五钱 熟地一两 茯苓一两 龙骨一两 当归一两 麦冬一两 川芎一两 五味五钱 炙草五钱 元参五钱 磁石五钱

研末，用羊肾一对先煎，次入药五钱，姜五分，煎服。

卷　四

痿

经曰：诸痿皆起于肺。说者谓肺气空虚，金不伐木，肝火郁结，大筋短缩，小筋弛长，故成痿症。此特可为筋痿言之耳！至于脉痿、肉痿、骨痿，岂得谓之金不伐火、金不伐土、金不伐水乎？是必不然矣。解经者不必过事高深，但求谛当。经又曰：治痿独取阳明。只此一节，便可知肺胃相关，诸痿起于肺，治痿重阳明之故。盖胃为水谷之腑，一身之精神气血，从此而生。其糟粕则下归小肠，其精华则上输于肺，肺受精气，然后泽沛诸脏。兹以所求不得，躁急热中，肺受熏蒸，叶焦成痿，不能散精于他脏，故痿起于肺也。其独取阳明者，因胃为五脏六腑之海，所以滋养一身，又主润宗筋，宗筋主束骨而利关节也。从此悟彻，则五脏之痿，可以次第区别矣。

经曰：肺热叶焦，则皮毛虚弱急薄，著则生痿躄也。其下又曰：所求不得，则发肺鸣，鸣则肺热叶焦。则此症全因肺阴耗散，肺气空虚所致。盖肺为主气之脏，肺伤则元气薄弱而不能下行，故足膝无力而不能任地，是肺痿即气痿也。玉华煎主之。

玉华煎自制

玉竹四钱　五味一钱　麦冬三钱　沙参四钱　党参四钱　茯苓二钱　白术一钱　山药三钱　川断二钱　牛膝二钱

元米[①]一撮，煎汤代水。

经曰：心气热，则下脉厥而上，上则下脉虚，虚则生脉痿，枢折挈，胫纵而不任地也。百脉皆朝于心，心阳上亢，则在下之脉亦厥逆而上，上愈实则下愈虚，故为脉痿。关节之处，如枢纽之折而不可提挈，足胫纵缓，则脉不通而懈弛也。调荣通脉汤主之。

调荣通脉汤自制

天冬二钱　生地五钱　丹参二钱　柏仁二钱　党参四钱　茯神二钱　白术一钱　黄连四分，酒炒　当归二钱　川断二钱　牛膝二钱　红枣十枚　桑枝一尺

经曰：肝气热，则胆泄口苦，筋膜干；筋膜干，则筋急而挛，发为筋痿。肝胆相连，肝热则胆亦热，胆汁内沸，故发为口苦；血为火劫，不能养筋，筋急而挛，故为筋痿也。水木华滋汤主之。

水木华滋汤自制

生地五钱　当归二钱　白芍一钱五分　丹皮二钱　山栀一钱五分　羚羊角一钱五分　木瓜一钱酒炒　党参四钱　茯苓二钱　白术一钱　川断二钱　牛膝二钱　人乳一杯　桑枝一尺

经曰：脾气热，则胃干而渴，肌肉不仁，发为肉痿。脾与胃皆属土，而分燥湿，湿土既热，则燥土更烈，故胃干而渴；热郁于内，则脾阴耗损，故肉不仁而为痿也。坤顺汤主之。

坤顺汤自制

党参四钱　茯苓二钱　白术一钱　甘草

---

① 元米：糯米。

四分 山药三钱 花粉三钱 石斛三钱 料豆三钱 川断二钱 牛膝二钱 红枣五枚 莲子十粒，去心

经曰：肾气热，则腰脊不举，骨枯而髓减，发为骨痿。又曰：有所远行劳倦，逢大热而渴，渴则阳气内伐，内伐则热舍于肾。肾者，水脏也，今水不胜火，则骨枯而髓虚，故足不任身，发为骨痿。腰者肾之府，脊者肾之所贯，肾伤，故腰脊不举。远行劳倦则伤骨。逢大热而渴者，或外感之热，或内蕴之热，皆消阴耗髓，故骨枯而痿也。滋阴补髓汤主之。

滋阴补髓汤自制

生地五钱 龟板八钱 黄柏一钱，盐水炒 知母一钱，盐水炒 虎胫骨一钱五分，炙 枸杞三钱 当归二钱 党参四钱 茯苓二钱 白术一钱 金毛脊一钱五分 川断二钱 牛膝二钱

猪脊髓一条同煎。

痹

经曰：风、寒、湿三气杂至，合而为痹也。夫六淫之邪，暑、燥、火为阳，风、寒、湿为阴。阴气迭乘，营卫不通，经脉阻滞，筋、骨、肉三部俱病，而三痹之症作矣。其风气胜者为行痹。风为阴中之阳，中人最速，其性善走，窜入经络，故历节作痛而为行痹。寒气胜者为痛痹。寒为阴中之阴，乘于肌肉筋骨之间，营卫闭塞，筋骨拘挛，不通则痛，故为痛痹。湿气胜者为着痹。着者，重着难移，湿从土化，病在肌肉，不在筋骨，所谓腰间如带五千钱者是也。古有三痹汤，今复自制三方，以附于后。

风痹者，血不荣筋，风入节络。当以养血为第一，通络次之，去风又次之。若不补血而先事搜风，木①愈燥而筋益拘挛，殊非治法。先用大剂补血去风，后即加入参、苓、白术，以补气分，营卫平调，方无偏胜之患，温经养荣汤主之。

温经养荣汤自制

生地三钱，切片红花炒 熟地三钱，切片砂仁炒 枸杞三钱 当归二钱 白芍一钱五分，酒炒 鹿筋五钱，切片 木瓜一钱，酒炒 川断二钱 独活一钱，酒炒 桂枝五分 秦艽一钱 甜瓜子三钱，炒研 木香五分 红枣十枚 姜三片 桑枝一尺

痛痹者，营卫受寒，不通而痛。宜调养气血，温通经络，龙火汤主之。

龙火汤自制

苁蓉三钱 肉桂五分 党参四钱 茯苓二钱 白术一钱 归身二钱，酒炒 白芍一钱，酒炒 木香五分 川断二钱 独活一钱，酒炒 角霜四钱 蚕沙三钱 红枣十枚 姜三片

着痹者，病在肌肉。当补土燥湿，立极汤主之。

立极汤自制

党参四钱 附子六分 当归二钱 茯苓三钱 白术一钱 茅术一钱 破故纸一钱五分 杜仲二钱 川断二钱 独活一钱 牛膝二钱 红枣五枚 姜三片

苡仁一两，煎汤代水。

三痹之外，又有脏腑之痹，症治详后。

肺痹者，烦满喘而呕。此一条明是肺胃同病。肺居至高，脉循胃口。肺气受邪，从胃而上，清肃之令不能下行，故烦满而喘。其作呕，则胃亦受邪，水谷之气不安也。桑朴汤主之。

桑朴汤自制

桑皮二钱 厚朴一钱 橘红一钱 半夏一钱 茯苓二钱 沉香五分 苏子一钱五分 杏仁三钱 蒌皮二钱 贝母二钱 郁金二钱

① 木：校本作“营”。

佛手五分 姜三片

心痹者，脉不通，烦则心下鼓，暴上气而喘，嗌干善噫，厥气上则恐。此一条乃心经主病而兼肾病也。心为生血之脏，百脉皆朝于心。心脉支者挟咽，直者上肺。心营不足，故脉不通。心气不舒，故心下鼓，暴上气而喘。嗌干善噫，则支脉与直脉俱病也。厥气，乃肾之邪，水来克火，神衰而恐。恐属于肾，肾病应于心，故为兼病也。宜养心营，通心气；火能生土，则可以制水矣。通阳抑阴煎主之。

通阳抑阴煎自制

当归二钱 琥珀一钱 辰砂五分 丹参三钱 远志五分，甘草水炒 沉香五分 破故纸一钱五分 益智仁一钱 茯神二钱 白术一钱 枣二枚 姜三片

肝痹者，夜卧则惊，多饮，数小便，上为引如怀。此一条乃肝经主病，而波及脾胃者也。肝为多血之脏，而主藏魂。肝受邪则魂不安，而夜卧惊悸。木郁生火，积而成热，故多饮而小便数也。上为引者，渴而引饮也。如怀者，腹大如怀物也。此由肝火上升犯胃，故胃热而渴；肝气下行克脾，故脾弱而胀也。宜养血疏肝，兼调脾胃，三灵汤主之。

三灵汤自制

当归二钱 白芍一钱 羚羊角一钱五分 龙齿二钱 石决六钱 半夏曲三钱 柴胡一钱 葛根二钱 茯神二钱 白术一钱 青皮一钱

冬瓜子三钱，煎汤代水。

肾痹者，善胀，尻以代踵，脊以代头。旧解谓肾为脾胃之关，肾痹则邪及脾胃，故腹善胀。尻以代踵者，足挛不能伸；脊以代头者，身偻不能直。此说近似而未畅。盖善胀者，乃肾中真阳不运，重阴凝结所致。尻以代踵者，缘少阴之脉斜走足心，出于然谷之下，循内踝之后，别入跟中，肾痹则两足废而不能行也。脊以代头者，乃精气耗散，天柱不振也。当发肾中之阳，使重阴解散，精气来复，庶几首与足渐有起色。消阴来复汤主之。

消阴来复汤自制

鹿茸一钱 附子八分 枸杞三钱 菟丝四钱 当归二钱 破故纸一钱五分 益智一钱 小茴香一钱 金毛脊二钱，去毛切片 木香五分 独活一钱，酒炒 牛膝二钱 枣二枚 姜三片

脾痹者，四肢懈惰，发咳呕汁，上为大塞。此一条乃脾病而兼肺胃病也。脾主四肢，脾病故四肢懈惰。土败则金衰，故发咳。脾病则胃亦病，故呕汁。地气上升，天气不降，乾金之令不行，故上为大塞也。安贞汤主之。

安贞汤自制

党参四钱 炮姜六分 当归二钱 半夏一钱 茯苓三钱 白术一钱 厚朴一钱 砂仁一钱 桑皮二钱 杏仁三钱 苏子一钱五分 陈香橼皮六分

肠痹者，数饮而出不得，中气喘争，时发飧泄。小肠上通胃口，下接大肠。病在小肠，郁而成热，故渴而数饮。下焦之气闭塞不通，故小溲不得出。气化不及膀胱，水不下行，逆而犯肺，故中气喘争。小水不入州都，而并入大肠，故时发飧泄也。加味木通汤主之。

加味木通汤自制

木通二钱 橘红一钱 半夏一钱五分 赤苓二钱 贝母二钱 桑皮二钱 杏仁三钱 瞿麦二钱 牛膝二钱 车前二钱 灯芯三尺

胞痹者，少腹膀胱按之内痛，若沃以汤，涩于小便，上为清涕。膀胱气闭，水液满而不出，故按之内痛。气有余则生火，内有热，故如汤之沃也。足太阳之脉起于目内眦，上额交巅，其直者从巅入络脑。膀胱气闭，故小便下涩，清涕上流

也。利济汤主之。

利济汤自制

泽泻一钱五分 沉香五分 枳壳一钱 青皮一钱 赤苓二钱 当归二钱 赤芍一钱 广皮一钱 牛膝二钱 车前二钱 小蓟根五钱

附：痹症门诸方

三痹汤

治手足拘挛，风寒湿三痹。

人参 黄芪 当归 川芎 白芍 生地 杜仲 川断 防风 桂心 细辛 茯苓 秦艽 川膝 独活 甘草 枣一枚 姜三片

桂枝五物汤

治痹在上。

黄芪三两 桂枝三两 白芍三两 生姜六两 大枣十二枚

水煎，分温服。

十味剉散

治痛连筋骨，肩臂难支。

附子一钱 黄芪二钱 当归二钱 川芎一钱 白芍一钱五分 防风一钱 白术一钱 茯苓二钱 肉桂五分 熟地四钱 枣二枚 姜三片

薏苡仁汤

治痹在手足，麻木不能屈伸。

苡仁四钱 当归二钱 白芍一钱五分 肉桂五分 麻黄五分 甘草五分 苍术一钱 枣二枚 姜三片

通痹散

治痹在身半以下，两足至脐冷如冰，不能自举者。

天麻 独活 当归 川芎 白术 藁本等分

研末，每用三钱，酒调服。

人参丸

治痹在脉。

人参一两 麦冬一两 茯神一两 石脂一两 龙齿一两 远志一两 菖蒲一两 黄芪一两 熟地二两

蜜为丸，如梧子大，每服三五十丸。

瓜蒌薤白汤

治胸痹不得卧，心痛彻背。

瓜蒌实一枚 薤白三两 半夏三两

白酒四升，同煮取一升半，分温服。

肾沥汤

治胞痹，小腹急痛，小便赤涩。

麦冬一钱 五加皮一钱 犀角一钱 杜仲二钱五分 桔梗二钱五分 赤芍二钱五分 木通二钱五分 桑螵蛸一两

加羊肾一枚，竹沥少许，同煎，分温服。

吴茱萸散

治肠痹，腹痛气急，大便飧泄。

吴萸五钱 干姜五钱 甘草五钱 砂仁一两 神曲一两炒 肉蔻五钱 白术一两 厚朴一两 陈皮一两 良姜五钱

研末，每服一钱，食前米饮下。

羚羊角散

治筋痹，肢节束痛。

羚羊角 薄荷 附子 独活 白芍 防风 川芎等分 姜三片

羌活汤

治皮痹，皮中状如虫行，腹胁胀满，大肠不利，语不出声。

羌活 细辛 附子 沙参 羚羊角 白术 五加皮 生地 官桂 枳壳 麻黄 白蒺藜 杏仁 丹参 萆薢 五味 郁李仁 菖蒲 木通 槟榔 赤苓各等分 姜五片

水煎，分温服。

升麻汤

治热痹，肌肉极热，体上如鼠走，唇口反缩，皮毛变红黑。

升麻一钱 人参一钱 茯神二钱 犀角一钱 羚羊角一钱 官桂三分 防风五分

羌活五分　姜三片　竹沥半杯

巴戟汤

治冷痹，脚膝疼痛，行步艰难。

巴戟天二钱　附子五分　五加皮二钱　川牛膝一钱五分　石斛二钱　甘草五分　萆薢一钱　茯苓二钱　防风一钱　防己一钱　姜三片

犀角散

治心痹，神情恍惚，恐畏闷乱，不得睡，及语言错乱。

犀角一钱　羚羊角一钱　人参二钱　沙参三钱　防风一钱　天麻一钱　天竺黄一钱　茯神二钱　升麻一钱　独活一钱　远志一钱　麦冬一钱三分　甘草一钱　龙齿一钱　丹参一钱　牛黄一分　麝香一分　冰片一分

研末，每服一钱五分，麦冬汤调服。

人参散

治肝痹，气逆，胸膈引痛，睡卧多惊，筋脉拘急。

人参一两　黄芪一两　杜仲一两　枣仁一两　茯神一两　五味一两　细辛一两　熟地一两　秦艽一两　羌活一两　丹砂五钱

每服一钱，不拘时调服。

温中法曲丸

治脾痹，发咳呕涎。

法曲一两　麦芽一两　茯苓一两　陈皮一两　厚朴一两　枳实一两　人参五钱　附子五钱　干姜五钱　当归一两　甘草五钱　细辛五钱　桔梗五钱　吴萸三钱

研末，蜜丸如梧子大，每服七十丸。

紫苏汤

治肺痹，上气不下。

紫苏一钱　半夏一钱　陈皮一钱　桂心五分　人参五分　白术一钱　甘草三分　枣二枚　姜三片

牛膝酒

治肾痹，复感寒湿。

牛膝一两　秦艽一两　川芎一两　防己一两　茯苓一两　官桂一两　独活一两　丹参一两　麦冬一两　五加皮四两　石斛一两　杜仲一两　附子五钱　干姜五钱　苡仁一两　地骨皮五钱　火麻仁一两

好酒一斗，浸三五日，每服半杯。

胀

经曰：厥气在下，营卫留止，寒气逆上，真邪相攻，两气相搏，乃合为胀。一则曰厥气，再则曰寒气，可知各种胀症，皆由浊阴上干清道所致。卫气遇寒则滞，营血遇寒则凝，营卫不调，不能捍卫，阴邪乃得乘虚而入，何脏虚即入何脏，何腑虚即入何腑，真气与邪气相搏，而五脏六腑遂各有胀病矣。兹将见症及治法，详列于后。

经曰：心胀者，烦心，短气，卧不安。心本纯阳，寒邪来犯，阴阳相战，故烦满短气，而卧不安也。治之之法，但须发其神明，摧荡邪气，使浮云不能蔽日，自然离照当空，太阳之火，不烦补助也。离照汤主之。

离照汤自制

琥珀一钱　丹参三钱　朱砂五钱　茯神三钱　柏仁二钱　沉香五分　广皮一钱　青皮一钱　郁金二钱　灯芯三尺　姜皮五分

肺胀者，虚满而喘咳，肺为主气之脏，居于至高。寒气逆上，肺气壅塞，清肃之令不能下行，故虚满而喘咳。当温肺降气，以解寒邪，温肺桂枝汤主之。

温肺桂枝汤自制

桂枝五分　当归二钱　茯苓二钱　沉香五分　苏子一钱五分　橘红一钱　半夏一钱二分　瓜蒌实四钱　桑皮二钱

姜汁两小匙，冲服。

肝胀者，胁下满而痛引小腹。肝为将军之官，气血皆盛。但木喜条达，寒气上逆，则两气相积，而肝木怒张。胁下乃肝之本位，痛引小腹，则壅极而决矣。当疏肝化浊，青阳汤主之。

青阳汤自制

青皮一钱五分，醋炒　柴胡一钱，醋炒　蒺藜四钱　乌药一钱　炮姜五分　广皮一钱　延胡一钱，酒炒　木香五分　郁金二钱　花椒子二十四粒，打碎

脾胀者，善哕[1]，四肢烦悗，体重不能胜衣，卧不安。脾为湿土，而主四肢。寒气乘之，则土德衰而真阳不运，故善哕而肢体疲重，夜卧不安也。当扶土渗湿，兼解寒邪，姜术二仁汤主之。

姜术二仁汤自制

炮姜五分　白术二钱　茯苓三钱　半夏一钱　当归二钱　苡仁八钱炒　砂仁一钱　厚朴一钱　木香五分　广皮一钱

生熟谷芽各四钱，煎汤代水。

肾胀者，腹满引背，央央然腰髀痛。肾本属水，寒气乘之，水寒则成冰，气益坚凝，坎中之真阳不能外达，故腹满引背，时形困苦。腰髀痛则下元虚寒，营血不能流灌也。当温肾祛寒，温泉汤主之。

温泉汤自制

当归二钱　附子八分　小茴香一钱　破故纸一钱五分，核桃肉拌炒　乌药一钱　杜仲三钱　牛膝二钱　木香五分　广皮一钱　青皮一钱　姜三片

胃胀者，腹满，胃脘痛，鼻闻焦臭，妨于食，大便难。胃为水谷之府，职司出纳，阴寒之气上逆，水谷不能运行，故腹满而胃痛。水谷之气腐于胃中，故鼻闻焦臭，而妨食便难也。当平胃祛寒，温中平胃散主之。

温中平胃散自制

炮姜五分　砂仁一钱　木香五分　谷芽三钱，炒　神曲三钱，炒　广皮一钱　茅术一钱　厚朴一钱　枳壳一钱　青皮一钱　陈香橼皮八分

大肠胀者。肠鸣而痛濯濯，冬日重感于寒，则飧泄不化。大肠为传道之官，居小肠之下，司变化而出糟粕。寒气上逆，变化失度，故肠鸣腹痛而有水声。重感于寒，故完谷不化也。当温通肠胃，上下兼顾。但治大肠，犹为无济。顾母理脏汤主之。

顾母理脏汤自制

枳壳一钱五分，麸炒　青皮一钱五分　厚朴一钱　干姜五分　谷芽二钱炒　当归二钱　茯苓二钱　白术一钱　木香五分　白蔻六分　橘饼三钱切片

小肠胀者，小腹䐜胀，引腰而痛。小肠为受盛之官，居胃之下，受盛水谷而分清浊，水液渗于前，糟粕归于后。寒气上逆，则化物不出，故小腹䐜胀引腰而痛也。当分理水谷[2]，俾二便通行，则胀满自解，通幽化浊汤主之。

通幽化浊汤自制

枳壳一钱五分　青皮一钱五分　木通一钱五分，酒炒　车前二钱　赤苓二钱　蒌仁三钱　厚朴一钱　木香五分　乌药一钱　谷芽三钱，炒　姜三大片

膀胱胀者，少腹满而气癃。膀胱主藏津液，气化则出。盖水气循下焦而渗入膀胱，膀胱有下窍而无上窍，津液之藏，皆由气化渗入，然后能出。寒气上逆，则水气窒塞不通，故少腹满而小便癃也。当理气行水，俾寒水得真阳而通利，既济汤主之。

既济汤自制

当归二钱　肉桂五分　沉香五分　广皮一钱　泽泻一钱五分　牛膝二钱　瞿麦二钱　车前二钱　苡仁四钱　葵花子四钱，炒研同煎

三焦胀者，气满于皮肤中，轻轻然而

---

① 哕：校本作“哕”。
② 谷：校本作“道”。

不坚。上焦如雾，中焦如沤，下焦如渎。此状其气与水之流行，而究无实在形质。受寒气逆，故气满于皮肤之中，因无形质，故虽胀而轻轻然不坚也。当调和气血，疏通行水，通皮饮主之。

通皮饮自制

广皮一钱　青皮一钱　冬瓜皮二钱　茯苓皮四钱　当归二钱　厚朴一钱　枳壳一钱　砂仁一钱　泽泻一钱五分　车前子二钱　鲜姜皮一钱

胆胀者，胁下痛胀，口中苦，善太息。胆为中正之官，决断出焉。肝虽强，非胆不能断。但胆气血皆少，为清静之府，寒气干之，故胁痛口苦；气郁不舒，故善太息也。当轻扬和解，后辛汤主之。

后辛汤自制

柴胡一钱　郁金二钱　广皮一钱　当归二钱　茯苓二钱　栀子皮一钱，姜汁炒　蒺藜四钱　枳壳一钱　合欢花二钱　佛手五分

水胀

经曰：目窠上微肿，如新卧起之状，其颈脉动，时咳，阴股间寒，足胫肿，腹乃大，其水已成。以手按其腹，随手而起，如裹水之状，此其候也。盖上既目肿，下又胫肿，中则腹大，水气已遍行周身。此必中州脾胃先败，土不胜水，日积日甚，泛滥不收。其颈脉动而时咳，乃横流溢出，犯胃射肺。病势至此，危急之至，原非寻常之剂可以取效，但舟车、疏凿等法，又过于峻猛，诚恐水气虽去，元气随亡，仍归于败耳！消阴利导煎主之。

消阴利导煎自制

当归二钱　茯苓三钱　白术一钱五分　广皮一钱　厚朴一钱　肉桂五分　附子八分　木通一钱五分　大腹皮一钱五分　牛膝一钱五分　泽泻一钱五分　车前二钱　鲜姜皮一钱

苡仁一两，煎汤代水。

肤胀

肤胀者，寒气客于皮肤之间，鼕鼕然不坚，腹大，身尽肿，皮厚，按其腹窅[①]而不起，腹色不变，此其候也。此症由于内则宗气失守，虚气无归，外则寒气客于皮肤，遍身流窜，故腹大身肿而皮厚。但气为无形之邪，虽肿而不坚，按之则气散而不能骤起。当扶正祛寒，理气化浊，祛寒建中汤主之。

祛寒建中汤自制

当归二钱　白芍一钱酒炒　茯苓二钱　白术一钱　附子八分　广皮一钱　厚朴一钱　枳壳一钱，麸炒　白蔻六分　木香五分　枣二枚　姜三片

鼓胀

鼓胀者，腹胀，身皆大，大与肤胀等，色苍黄，腹筋起，此其候也。此症外象虽与肤胀略同，然色苍黄，腹筋起两端，便与前症迥别。盖黄为脾之本色，苍则木气胜而见于脾，腹起青筋，则肝邪炽盛，而脾土败坏，症势甚危。当扶土抑木，兼化阴邪，扶抑归化汤主之。

扶抑归化汤自制

党参三钱　茯苓三钱　白术一钱五分　当归二钱　附子八分　木瓜一钱，酒炒　青皮一钱　蒺藜三钱　广皮一钱　厚朴一钱　木香五分　砂仁一钱　牛膝二钱　车前二钱　姜三大片

附：肿胀门诸方

金匮防己黄芪汤

治水肿。

防己一两　黄芪一两　白术三两　甘草五钱

枣一枚，姜七片，水煎，分温服。

防己茯苓汤

治水肿。

防己三两　黄芪一两　桂枝三两　茯苓

---

① 窅（yǎo 咬）：深陷；凹陷。

六两 甘草二两

水煎，分温服。

枳术汤

治水肿。

枳实七枚 白术二两

水煎，分温服。

实脾散

治阴水发肿，用此先实脾土。

厚朴一两 白术一两 木瓜一两 大腹皮一两 附子一两 木香一两 草果一两 茯苓一两 干姜一两 甘草五钱

每用四钱，水煎服。

复元丹

治脾肾俱虚，发为水肿，四肢虚浮，心腹坚胀，小便不通，两目下肿。

附子二两 木香一两 茴香一两 川椒一两 厚朴一两 独活一两 白术一两 陈皮一两 吴萸一两 桂心一两 泽泻一两五钱 肉蔻五钱 槟榔五钱

研末，糊丸如梧子大，每服五十丸。

导滞通幽汤

治脾湿有馀，气不宣通，面目手足浮肿。

木香五钱 白术五钱 桑皮五钱 陈皮五钱 茯苓一两

水煎，分温服。

胃苓汤

治水肿。

陈皮一钱五分 苍术一钱五分 厚朴一钱五分 甘草六分 白术一钱五分 茯苓一钱五分 泽泻一钱 猪苓一钱 官桂三分

水煎服。

驱风败毒散

治风水皮水，凡在表宜从汗解者。

人参一钱 独活一钱 桔梗一钱 柴胡一钱 枳壳一钱 羌活一钱 茯苓一钱 川芎一钱 前胡一钱 甘草一钱 荆芥一钱 防风一钱 姜三片

调荣散

治瘀血留滞，血化为水，四肢浮肿，皮肉赤纹，名为血分。

蓬术 川芎 当归 延胡索 白芷 槟榔 陈皮 赤芍 桑皮 大腹皮 赤苓 葶苈 瞿麦各一钱，大黄一钱五分，细辛 官桂 甘草各五分 红枣二枚 姜三片

防己散

治皮水，肿如裹水在皮肤中，四肢习习然动。

防己一两 桑皮一两 黄芪一两 桂心五钱 赤苓二两 甘草五钱

每用五钱，水煎服。

导水茯苓汤

治头面遍身肿如烂瓜，手按之塌陷，手起则随手而起，喘满倚息，小便涩少。

赤苓 麦冬 泽泻 白术各三两 桑皮 紫苏 槟榔 木瓜各一两 大腹皮 陈皮 砂仁 木香各七钱五分

每用五钱，灯草二十五根；如病重者，可用药五两，再加麦冬一两，灯草五钱。水一斗，于砂锅内熬至一大盏，温服。

人参芎归汤

治烦躁喘急，虚汗厥逆，小便赤，大便黑，名血胀。

人参二钱五分 肉桂二钱五分 五灵脂二钱五分 乌药五钱 蓬术五钱 木香五钱 砂仁五钱 炙草五钱 川芎七钱 当归七钱 半夏七钱

每用一两，红枣二枚，姜五片，煎服。

化滞调中汤

治脾弱气胀。

白术一钱五分 人参一钱 茯苓一钱 陈皮一钱 厚朴一钱 山楂一钱 半夏一钱 神曲八分炒 麦芽八分 砂仁七分 姜三片

人参丸

治经脉不利，血化为水，流走四肢，

悉皆肿满，名曰血分。其候与水相类，若作水治，非也，宜服此。

人参　当归　大黄　肉桂　瞿麦　赤芍　茯苓各五钱　葶苈一钱

蜜丸如梧子大，先服十五丸，加至三十丸。

见睍丸

治寒气客于下焦，血气闭塞，而成瘕聚，腹中坚大，久不消者。

附子四钱　鬼箭羽三钱　紫石英三钱　泽泻二钱　肉桂二钱　延胡索二钱　木香二钱　槟榔二钱　血竭一钱五分　水蛭一钱　三棱五钱　桃仁三十粒　大黄二钱

酒糊丸如梧子大，每服三十丸。

温胃汤

治忧思结聚，阳不能通，大肠与胃气不和，胀满上冲。

附子　厚朴　当归　白芍　人参　甘草　陈皮各一钱五分　干姜一钱　川椒三分

水煎服。

强中汤

治寒伤脾胃，致成胀满，甚则腹痛。

人参二钱　青皮二钱　广皮二钱　丁香二钱　白术一钱五分　附子一钱　草果一钱　干姜一钱　厚朴一钱　甘草五分

水煎服。

五皮饮

治水病肿满，上气喘急。

陈皮一钱　青皮一钱　茯苓皮五钱　大腹皮一钱五分　鲜姜皮一钱

水煎服。

中满分消丸

治中满鼓胀、气胀、热胀。

厚朴一两　枳实五钱　黄连五钱　黄芩五钱　半夏五钱　陈皮四钱　知母四钱　泽泻三钱　茯苓二钱　砂仁二钱　干姜二钱　姜黄一钱　人参一钱　白术一钱　甘草一钱　猪苓一钱

蒸饼丸如梧子大，每服五六十丸。

中满分消汤

治中满寒胀，二便不通，四肢厥逆。

川乌一钱　干姜一钱　毕澄茄一钱　生姜一钱　黄连五分　人参一钱　当归一钱五分　泽泻一钱五分　青皮一钱　麻黄五分　柴胡一钱　吴萸五分　草蔻五分　厚朴一钱　黄芪一钱　黄柏五分　益智三分　木香三分　半夏三分　茯苓一钱五分　升麻三分

水煎服。

舟车丸

治水肿水胀，形气俱实。

黑牵牛四两　大黄二两酒浸　甘遂一两面煨　大戟一两　芫花一两　青皮一两　橘红一两　木香五钱　轻粉一钱

水泛丸，每服三十粒。

疏凿饮子

治遍身水肿，喘呼口渴，大小便秘。

羌活　秦艽　槟榔　大腹皮　茯苓皮　椒目　木通　泽泻　商陆　赤小豆各等分，鲜姜皮一钱

下　利

下利一症，《内经》谓之肠澼，后来论症者，不下数十家。其专主肠胃而言者，固属挂漏；其主湿热及招凉食冷者，亦不过时痢一门。至分别内伤外感，三阴三阳，虚实寒热，则颇为详明周至矣。但虚者补之，实者泻之，寒者温之，热者清之，本属定法，岂独痢症为然？愚意尚有吃紧两条，试申言之。外感各有主病，内伤各有主经，从此分别，更易下手。外感之邪，不外风、寒、暑、湿、燥、火。风入肠胃，故为飧泄，内犯于肝；寒气中人，腹痛下利，内犯于肾；暑湿郁蒸，腹痛下利，兼有赤白，内犯于脾；燥气中人，口渴心烦，下利白滞，内犯于肺；火

邪炽盛，渴饮不止，下利脓血，频数不休，内犯于心。此外感六淫与五脏相应者也。至内伤之症，伤于肝者，胁痛，腹痛，作哕，下利；伤于肾者，腹痛，腰痛，身冷，下利；伤于脾者，胸懑，身重，哕恶，食少，下利；伤于肺者，口燥，咽干，微咳，下利；伤于心者，烦躁，渴饮，下利不休。此内伤之所致也。感于风者表解之，感于寒者温通之，感湿热者清利之，感于燥者清润之，感于火者涤荡之，当各随所主之病以施治。伤肝者解其郁，伤肾者保其阳，伤于脾者运其中，伤于肺者存其津，伤于心者泄其亢，当各随所主之经以施治。此特就内伤、外感两义，缕析言之。其他各症，《痢症汇参》所已载者，概不复赘。

感风下利，身热脉微弦者，回风外解汤主之。

回风外解汤自制

柴胡一钱　薄荷一钱　前胡一钱　桔梗一钱　枳壳一钱　葛根二钱　豆豉三钱　广皮一钱　茯苓二钱　白术一钱　姜皮六分　荷叶一角

感寒下利，腹痛，手足冷，舌白，口不渴，脉沉细者，温中化浊汤主之。甚者加附子。

温中化浊汤自制

炮姜五分　小茴香一钱　乌药一钱　木香五分　广皮一钱　厚朴一钱　当归一钱五分　茯苓二钱　白术一钱　佛手柑五分

感暑湿者，烦渴，腹痛，下利脓血，粉米汤主之。

粉米汤自制

花粉三钱　苡米一两　藿香一钱　薄荷一钱　黄连五分，酒炒　黄芩一钱，酒炒　木香五分　木通一钱，酒炒　当归一钱五分　赤芍一钱，酒炒　荷叶一角　绿豆一撮

感燥下利，咽干作渴，腹痛，下利白滞。金玉保和汤主之。

金玉保和汤自制

金石斛四钱　玉竹三钱　蒌皮三钱　黄芩一钱，酒炒　当归一钱五分　茯苓二钱　山药三钱　广皮一钱　枳壳一钱　苡仁四钱　荷叶一角

陈粳米一撮，煎汤代水。

火盛下利，昼夜不休，作渴，腹痛，时下脓血。消炎化毒汤主之。

消炎化毒汤自制

黄连六分　黄芩一钱　大黄四钱　银花二钱　甘草五分　花粉二钱　木通一钱　青皮一钱　当归一钱五分　赤芍一钱　淡竹叶二十张

肝郁下利，胁痛腹痛，噫气食少。大顺汤主之。

大顺汤自制

蒺藜四钱　郁金二钱　乌药一钱　木香五分　广皮一钱　厚朴一钱　枳壳一钱　青皮一钱　茯苓二钱　白术一钱　橘饼四钱　煨姜三片

肾气虚寒，腹痛下利，完谷不化，手足俱冷者，立命开阳汤主之。

立命开阳汤自制

干河车二钱切　破故纸一钱五分，核桃肉拌炒　益智仁一钱五分　附子片八分　当归一钱五分　茯苓二钱　白术一钱　小茴香一钱　木香六分　乌药一钱　煨姜三片

脾虚下利，食少神疲，胸腹时痛者，大中汤主之。

大中汤自制

党参四钱　附子七分　茯苓三钱　白术一钱五分　当归二钱　广皮一钱　厚朴一钱　枳壳一钱　乌药一钱　木香五分　大枣二枚　姜三片

肺热移于大肠，口燥微咳，下利白滞者，育金煎主之。

育金煎自制

沙参三钱　石斛三钱　茯苓三钱　白术

一钱五分　山药三钱　料豆三钱　当归二钱　橘红一钱　莲子二十粒，打碎去心

心火下陷，烦扰不安，下利脓血者，蒲虎汤主之。

蒲虎汤自制

生熟蒲黄各六分　琥珀一钱　丹参三钱　茯神二钱　当归二钱　赤芍一钱　黄连六分　木香五分　灯芯三尺

附：下利门诸方录其醇粹少疵者以备参用

芍药汤

行血则便脓[①]愈，调气则后重除。

芍药一两　当归五钱　黄连五钱　黄芩五钱　大黄三钱　肉桂二钱五分　甘草二钱　槟榔二钱　木香一钱

每用五钱，水煎服。

白术黄芩汤

服前药痢疾虽除，更宜调和。

白术二两　黄芩七钱　甘草三钱

水煎，分三服。

黄连阿胶丸

治冷热不调，下利赤白，里急后重，脐腹疼痛，口燥烦渴，小便不利。

黄连三两　茯苓二两　阿胶一两

以连、苓为细末，水熬阿胶为丸，如梧子大，每服三十丸，空心米汤下。

白头翁汤

治热痢下重，欲饮水者。

白头翁二两　黄连三两　黄柏三两　秦皮三两

水七升，煮三升，分温服。

加减平胃散

治肠红血痢

白术一两　厚朴一两　陈皮一两　木香三钱　槟榔三钱　甘草七钱　桃仁五钱　人参五钱　黄连五钱　阿胶五钱炒　茯苓五钱

每服五钱，枣二枚、姜三片，水煎服。

苍术地榆汤

治脾经受湿血痢。

苍术三两　地榆一两

每服一两，水煎服。

槐花散

治肠风血痢。

槐花　青皮　荆芥穗等分

研末，每用五钱，水煎服。

犀角散

治热痢下赤黄脓血，心腹困闷。

犀角屑一两　黄连二两　地榆一两　黄芪一两　当归五钱　木香二钱五分

研末，每服三钱，水煎服。

羚羊角丸

治一切热痢及休息痢，日夜频数；并治下血，黑如鸡肝色。

羚羊角一两五钱　黄连二两五钱　黄柏一两五钱　赤苓五钱

研末，蜜和丸如桐子大，每服二十丸，姜、蜜汤下。暑月下利，用之尤验。

生地黄汤

治热痢不止。

生地五钱　地榆七钱五分　甘草二钱五分

水煎服。

郁金散

治一切热毒痢，下血不止。

川郁金五钱　槐花五钱　甘草二钱五分

研末，每服一二钱，食前用豆豉汤调下。

茜根散

治血痢，心神烦热，腹中痛，不纳饮食。

茜根一两　地榆一两　生地一两　当归一两　犀角一两　黄芩一两　栀子五钱　黄连二两

每服四钱，水二钟，入豆豉五十粒、薤白七寸，煎六分，温服。

---

① 脓：校本作“自”。

十宝汤

治冷痢如鱼脑者。

黄芪四两　熟地一两　人参一两　茯苓一两　当归一两　白术一两　半夏一两　白芍一两　五味一两　官桂一两　甘草五钱

研末，每服二钱，水二钟，加姜三片。乌梅一个，煎六分，食前温服。

芍药黄芩汤

治泄利腹痛，或后重身热，及下脓血稠黏。

黄芩一两　芍药一两　甘草五钱

每服一两，水二钟，煎六分，温服。如痛，加桂少许。

香连丸

治下利赤白，里急后重。

黄连二十两，吴萸十两炒赤去之　木香四两八钱八分

研末，醋糊丸如梧子大，每服三十丸。

地榆芍药汤

治泻痢脓血，脱肛。

苍术八两　地榆三两　黄柏三两　芍药三两

参苓白术散

治久泻及痢后调理者尤宜。

人参一斤半　山药一斤半　莲子一斤半　白术二斤　砂仁一斤　桔梗一斤　扁豆一斤半　茯苓一斤　苡仁一斤　甘草一斤

研末，每服三钱，米汤调下，或加姜、枣煎服。

仓廪汤

治噤口痢有热，及毒气冲心，食入即吐。

人参　茯苓　甘草　前胡　川芎　羌活　桔梗　独活　柴胡　枳壳　陈仓米各等分

每服五钱，姜三片，水煎服。

诸痛

人之一身，自顶至踵，俱有痛病。其始也，或因于风，或因于寒，或因于火，或因于气，病各不同，而其为气凝血滞则一也。气能捍卫，则外感何由而入？营能流灌，则内病何自而生？不通则痛，理固宜然。兹将痛病略举其凡。其咽痛、疝痛、肢节痛，见于肺病、疝病、痹病中者，不复赘。

头痛

头痛有因于风者，肌表不固，太阳受风，巅顶作痛，鼻窍微塞，时流清涕，香芷汤主之。

香芷汤自制

香附二钱　白芷六分　当归一钱五分　川芎八分　防风一钱　桑叶一钱　菊花二钱　蝉衣一钱　蔓荆子一钱五分　桔梗一钱　黑芝麻三钱

有因于火者，肝阳上升，头痛如劈，筋脉掣起，痛连目珠。当壮水柔肝，以息风火，不可过用风药。盖风能助火，风药多则火势更烈也。羚羊角汤主之。

羚羊角汤自制

羚羊角二钱　龟板八钱　生地六钱　白芍一钱　丹皮一钱五分　柴胡一钱　薄荷一钱　菊花二钱　夏枯草一钱五分　蝉衣一钱　红枣十枚　生石决八钱，打碎

有血虚头痛者，自觉头脑俱空，目眊①而眩。养血胜风汤主之。

养血胜风汤自制

生地六钱　当归二钱　白芍一钱五分　川芎一钱　枸杞三钱　五味五分　枣仁一钱五分　柏仁二钱　杭菊二钱　桑叶一钱　红枣十枚　黑芝麻三钱

---

① 眊（mào 冒）：视物不清。

眼痛

眼目之疾，本有专科，致病多端，非可枚举。兹因痛病，姑拈虚实两条，以发其凡。目睛红肿，眵泪多而目中如有沙子者，风火盛也。黄连清火汤主之。

黄连清火汤自制

黄连五分　元参一钱五分　归尾一钱五分　赤芍一钱　丹皮一钱五分　贝母二钱　荆芥一钱　防风一钱　桑叶一钱　蝉衣一钱　前胡一钱　菊花二钱　竹叶十张　灯芯三尺　芝麻三钱

目睛不肿，微红羞明，眼珠作痛，此为阴虚夹火。滋阴降火汤主之。

滋阴降火汤自制

生地六钱　女贞二钱　山药三钱　丹皮二钱　茯苓二钱　料豆三钱　沙参四钱　麦冬二钱　贝母二钱　杏仁三钱　谷精珠一钱五分　蝉衣一钱　生石决六钱，打碎

齿痛

齿痛实症，阳明风火上升也。葛根白虎汤主之。

葛根白虎汤自制

葛根二钱　石膏五钱　花粉三钱　石斛三钱　连翘一钱五分　薄荷一钱　防风一钱　桔梗一钱　淡竹叶二十张　白茅根五钱

齿痛虚症，肾亏而夹有胃火也。齿为后天所生之骨，亦属于肾。况肾为胃关，水不制火，故浮阳作痛也。清热胃关煎主之。

清热胃关煎自制

生地六钱　龟板八钱　花粉三钱　石斛三钱　薄荷一钱　葛根二钱　连翘一钱五分　桔梗一钱　甘蔗三两

同煎。

舌痛

舌卷而肿，塞[①]口作痛，难于语言，此心阳炽盛也。先用生蒲黄三钱，泡汤频漱，再服清心饮。

清心饮自制

黄连五分　蒲黄一钱五分　犀角五分　元参一钱五分　丹参三钱　连翘一钱五分　蒌皮三钱[②]　茯苓二钱　薄荷一钱　竹叶二十张　灯芯三尺

舌色绛红，边尖破碎，舌有血痕而痛者，乃阴液大亏，心火上炽也。大泽汤主之。

大泽汤自制

天冬二钱　生地六钱　人参一钱五分　龟板八钱　麦冬一钱五分　茯神二钱　柏仁二钱　蛤粉四钱　丹参二钱　石斛二钱　灯芯三尺　藕五大片

肺气胀痛

营卫不调，肺气满则肺叶皆举，微喘，胁痛。泻肺汤主之。

泻肺汤自制

全瓜蒌一个　桑皮三钱　苏子一钱五分　沉香五分　茯苓二钱　郁金二钱　杏仁三钱　枳壳一钱　苡仁四钱　橘红一钱　姜二片

心气厥痛

心本纯阳，寒邪上犯，阴阳相争，厥逆作痛。双解泻心汤主之。

双解泻心汤自制

黄连五分　附子八分　远志五分，甘草水炒　丹参二钱　茯神二钱　郁金二钱　广皮一钱　沉香五分　合欢花二钱　灯芯三尺　姜三片

肝气作痛

肝为将军之官，其体阴，其用阳，故为刚脏。一有郁结，气火俱升，上犯胃经，痛连胁肋。加味左金汤主之。

加味左金汤自制

黄连五分　吴萸二分　瓦楞子三钱，煅研　毕澄茄一钱　蒺藜三钱　郁金二钱　青皮一

① 清心饮：校本作“黄连清心饮”。

② 三钱：校本作“三分”。

钱 柴胡一钱，醋炒 延胡索一钱 木香五分 广皮一钱 砂仁一钱 佛手五分

肝虚作痛

肝主藏血，故为血海。操烦太过，营血大亏，虚气无归，横逆胀痛。调营敛肝饮主之。

调营敛肝饮自制

归身二钱 白芍一钱五分，酒炒 阿胶一钱五分，蛤粉炒 枸杞三钱 五味五分 川芎八分 枣仁一钱五分，炒研 茯苓二钱 广皮一钱 木香五分 枣二枚 姜三片

脾湿胀痛

脾本湿土，寒邪乘之，寒与湿凝，是为重阴，脘下至当脐胀满作痛。悦脾汤主之。

悦脾汤自制

白术一钱 茅术一钱 茯苓二钱 附子八分 砂仁一钱 木香五分 乌药一钱 苡仁四钱 青皮一钱 神曲三钱，炒 姜三片

肾气厥痛

肾为水脏，寒邪相犯，水寒成冰，少腹厥痛。开阳汤主之。

开阳汤自制

附子八分 故纸一钱五分 益智一钱 当归二钱 杜仲二钱 乌药一钱① 木香五分 广皮一钱 青皮一钱 茯苓二钱 姜三片

胃虚作痛

胃为谷海，其实而痛者，当消当攻，于结胸症内已详言之。兹但举胃气虚弱，脘中作痛者。养胃汤主之。

养胃汤自制

白芍一钱 茯苓二钱 白术一钱 甘草四分 山药三钱 黄芪二钱 党参四钱 木香五分 砂仁一钱 广皮一钱 大枣二枚 姜三片

胃寒作痛

胃气虚寒，不能纳谷，呕吐作痛。桂朴汤主之。

桂朴汤自制

肉桂四分 厚朴一钱 当归二钱 茯苓二钱 白术一钱 丁香五分 砂仁一钱 白芍一钱，酒炒 广皮一钱 郁金二钱 枣二枚 姜三片

桂丁定痛散

肉桂五分 丁香一钱 澄茄一钱五分 磁石三钱

研令极细，分作十二服。又食人乳加烧红枣乘热焠之。乡村农民，夏秋两季，劳动口渴，多饮冷水，心腹作痛，诸药不效。此方温之以桂、丁、澄茄，恋之以磁石，使药力不至一过就了，不论男妇老幼可服。曾孙子婿徐相任新增并说明。

胃中虫痛

胃气反逆，长虫不安，其作痛也，陡然而来，截然而止。返蛰汤主之。

返蛰汤自制

当归二钱 茯苓二钱 白术一钱 苡仁四钱 广皮一钱 鹤虱一钱五分 雷丸一钱 乌药一钱 砂仁一钱 厚朴一钱 开口花椒二十四粒

三　冲

新产之后，以去瘀为第一，无病则服生化汤，有病则于治病药中加生化汤。若恶露未行，不耐久坐，平卧太早，必有三冲之患。一曰冲胃，胸脘痞懑，时时作哕，去恶平胃散主之。一曰冲肺，气喘鼻掀，头汗微出，去恶清肺汤主之。一曰冲心，头眩神昏，不能语言而毙矣。姑于万分危险之中，勉立一法以尽人事，去恶清心汤主之。

去恶平胃散自制

当归一钱 川芎一钱 桃仁一钱 炮姜

---

① 一钱：校本作“二钱”。

五分　楂炭三钱　广皮一钱　茅术一钱炒　厚朴一钱　木香五分　砂仁一钱　苏木三分　降香五分

去恶清肺汤自制

当归二钱　川芎一钱　桃仁一钱　炮姜五分　楂炭三钱　延胡一钱　苏子二钱　桑皮三钱　橘红一钱　贝母二钱　苏木三分　降香五分

童便一杯，冲服。

去恶清心汤自制

当归二钱　川芎一钱　桃仁一钱五分　炮姜六分　楂炭三钱　延胡一钱　琥珀一钱　生熟蒲黄各六分　丹参三钱　牛膝二钱　灯芯三尺　苏木三分　降香五分

医方论

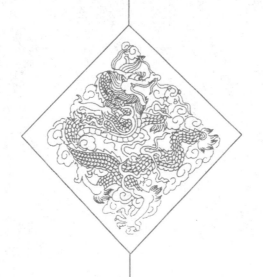

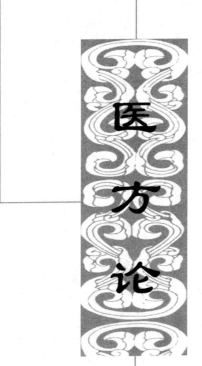

内容提要

《医方论》初刊于清同治四年（1865），本书按汪昂《医方集解》中的方剂次序，精炼内容，删去各方的主治与注文，逐方予以评述，编为4卷，载方355首。费氏主张师古人之意，不泥古人之方。在评述时，对临床常用的有效方剂，均给予肯定；对原书选用不当的方剂，则直接点明，并阐述个人看法。全书评语简捷明快，要言不烦，颇多真知灼见。如在“槐花散”条批驳了陈修园“胃中无血”的错误观点，在“侯氏黑散”条对喻昌“牡蛎、矾石堵御之妙”提出不同看法，对金元四大家等前贤名家医方也是客观公允地进行评价，反映了费氏和缓醇正、戒偏戒杂、由博返约的学术宗旨。

序

欲救人而学医则可，欲谋利而学医则不可。我若有疾，望医之救我者何如？我之父母妻子有疾，望医之相救者何如？易地以观，则利心自澹矣！利心澹则良心现，良心现斯畏心生。平时读书必且研以小心也，临症施治不敢掉以轻心也。夫而后以局外之身引而进之局内，而痛痒相关矣！故医虽小道而所系甚重，略一举手，人之生死因之，可不儆惧乎哉！

近年以来，叠遭兵火，老成多半凋残，学医者纷纷日起，吾恐其无有师承而果于自用也。故于拙刻《医醇賸义》中先标一醇字，此非不求有功，但求无过之谓，若仅如是，浅陋而已矣，庸劣而已矣，何足以言醇乎！吾之所谓醇者，在义理之的当，而不在药味之新奇。如仲景三承气汤颇为峻猛，而能救人于存亡危急之时，其峻也正其醇也，此吾之所谓醇也。夫学难躐等[①]而法有正宗，初学者此法，成就者亦此法，先后共此一途。行远自迩，不惑于他歧，如是而已矣。第书籍散失，学者难于博观而约取之。乡曲之士，每以《医方集解》一书奉为枕秘，甫经临症辄检用之。殊不知集中可用之方固多，而不可用者亦不少，漫无别择，草菅人命矣！兹于所集各方之后，逐加评论，盖欲为初学定范围，非敢为高明下针砭也。且欲学者澹其谋利之欲，发其救人之心，犹前志云。

同治四年十月武进费伯雄晋卿甫题于古延陵之寓斋

① 躐（liè 猎）等：不按次序，超越等级。躐，逾越。

发　凡

——是编专为初学而设，但取《医方集解》所选之方，逐一评论，其余概不旁及。

——是编但载一方一论，与原书对看自明，其主治与注释，一概不录，以归简便。

——学医而不读《灵》《素》，则不明经络，无以知致病之由；不读《伤寒》《金匮》，则无以知立方之法，而无从施治；不读金元四大家，则无以通补泻温凉之用，而不知变化。《集解》所选之方，原以仲景及四家为宗。其余所收者，不过张、王、许、钱、严、陶数人而已，本未尝博采群书也。然于此而得其醇，化其偏，触类引伸，亦可以无大过。有志之士，欲求更上一层，则自有由博返约之法在。

——雄以驽骀①下质，何敢以管窥之见妄议古人，然欲为初学折衷一是，则僭妄②之罪所不敢辞！

① 驽骀：喻才能低劣。

② 僭（jiàn 件）妄：越分而狂妄。僭，超越本分。

医方论目录

卷　一

补养之剂[1]

六味地黄丸

地黄砂仁酒拌，九蒸九晒，八两　山茱肉酒润　山药四两　茯苓乳拌　丹皮　泽泻三两

蜜丸。

此方非但治肝肾不足，实三阴并治之剂。有熟地之腻补肾水，即有泽泻之宣泄肾浊以济之；有萸肉之温涩肝经，即有丹皮之清泻肝火以佐之；有山药收摄脾经，即有茯苓之淡渗脾湿以和之。药止六味，而大开大合，三阴并治，洵补方之正鹄也。

附桂八味丸

熟地八两　山茱肉四两　山药四两　茯苓三两　丹皮三两　泽泻三两　附子一两　肉桂一两

蜜丸。

附桂八味为治命肾虚寒之正药，亦导龙归海之妙法。然虚阳上浮，火无所附者，必于脉象细参，或脉洪大，而重按甚弱；或寸关洪大，而两尺独虚细者宜之。否则抱薪救火，必成燎原之势矣。

知柏八味丸

大熟地　山茱肉四两　山药四两　茯苓三两　泽泻三两　牡丹皮三两　知母二两　黄柏二两

蜜丸。

知柏八味虽云壮水制火，究竟苦寒太过，徒伤胃气，水亦无以滋生，不如用介类潜阳生精[2]益髓之法为妥。或肾有邪火，强阳不萎等症，可以暂用。

七宝美髯丹

何首乌赤白各一斤，去皮切片，黑豆拌，九蒸九晒　白茯苓乳拌，半斤　牛膝酒浸，同首乌第七次蒸至第九次　当归酒洗　枸杞酒蒸　菟丝子酒浸蒸，各半斤　破故纸黑芝麻同拌炒，四两

蜜丸。

此温补命肾、兼摄纳下元之剂。地黄补肾中之阴，首乌补肾中之阳，各为君药，不可合并，用各有当也。

还少丹

熟地二两　山药一两五钱　牛膝酒浸，一两五钱　枸杞酒浸，两半　山茱肉　茯苓乳拌　杜仲姜汁炒　远志去心　楮实酒蒸　五味子炒　小茴香炒　巴戟天酒浸　肉苁蓉酒浸，一两　石菖蒲五钱

加枣肉，蜜丸。

此方以温补脾肾为主，参以润肺金而通山泽，用意极佳。微嫌远志、菖蒲二味开透太过，与羸乏盗汗等症不宜，不如酌用丹参、柏仁之类为妥。

黑地黄丸

苍术酒浸　熟地黄一斤　五味子半斤　干姜春冬一两，秋七钱，夏五钱

枣肉蜜丸。

此方去脾湿，润肾燥，极为老洁，然湿胜者为宜，血虚者尚宜酌量加减。

虎潜丸

黄柏盐酒炒　知母盐酒炒　熟地黄三两

---

① 补养之剂：此级标题原无，为便于阅读，据《医方集解》补。下同。

② 精：原作“津”，据校本改。

虎胫骨酥炙，一两　龟板酥炙，四两　锁阳酒润　当归酒洗，一两五钱　牛膝酒蒸　白芍酒炒　陈皮盐水润，二两

羯羊肉酒煮烂捣丸，冬加干姜一两。

虎潜丸息肝肾之虚风，风从虎，虎潜则风息也。惟知、柏苦寒，用以泄肾经之邪火则可；若谓补肾滋阴，则予不以为是，不如用枸、菟等类为佳。

天真丸

精羊肉七斤，去筋膜脂皮，批开，入下药末　肉苁蓉　山药十两　当归酒洗，十二两　天冬一斤

为末，安羊肉内缚定，用无灰酒四瓶，煮令酒干，入水二斗，煮烂再入后药。

黄芪五两、人参三两、白术二两、为末，糯米饭①作饼，焙干和丸，温酒下。

此用血肉有情之品，以形补形。喜其不用地黄之滋腻，平调营卫，而不碍脾胃，故极为妥善。

三才封髓丹

天门冬　熟地黄各二两　人参一两　黄柏酒炒，三两　砂仁一两五钱　甘草炙，七钱五分

面糊丸，用苁蓉五钱切片，酒一大盏，浸一宿，煎汤送下。

此方治龙雷之火不安，梦遗走泄则可，若肾气久虚，精宫不固者，岂得再用苦寒！断宜补肾纳气之法为是。

大造丸

紫河车一具　败龟板二两，童便浸三日，酥炙黄　黄柏盐酒炒　杜仲酥炙，一两五钱　牛膝酒浸　天冬去心　麦冬去心　人参一两　地黄二两，茯苓、砂仁六钱同煮，去之

夏加五味子，酒煮米糊丸。女人去龟板加当归，乳煮糊丸。

方中用茯苓、砂仁二味制地黄最佳。但恐黄柏苦寒，伤损脾胃，渐致食少、溏泄，则金气更伤。此不可以不虑也，不如减去为佳。

补天丸

紫河车一具　黄柏酒炒　龟板酥炙，三两　南杜仲姜汁炒　牛膝酒浸，一两　陈皮一两

冬加干姜五钱，夏加炒五味子一两，酒糊为丸。

河车为生人造命之原，用之以补先天，并非假后天以济先天也。加减之法颇佳。但黄柏宜除去。

人参固本丸

人参二两　天冬炒　麦冬炒　生地　熟地四两

蜜丸。

此方治火旺克金者为宜，若脾胃虚弱，宜参用培土生金之法。

参乳丸

人参末　人乳粉

等分蜜丸。

平补气血，一壮水之源，一益气之主。后人两仪膏，从此化出。

天王补心丹

生地四两，酒洗　人参　玄参炒　丹参炒　茯苓一用茯神　桔梗　远志炒，五钱　酸枣仁炒　柏子仁炒，研去油　天冬炒　麦冬炒　当归酒洗　五味子炒，一两

蜜丸，弹子大，朱砂为衣。一方有石菖蒲四钱，无五味子；一方有甘草。

此方原为心血不足，怔忡健忘等症而设，故收敛之药不嫌太重。有桔梗载药上浮，远志开通心气，二味已足，减去石菖蒲者为是，否则开泄太猛，非虚人所宜也。

孔圣枕中丹

败龟板酥炙　龙骨研末，入鸡腹煮一宿　远志　九节菖蒲各等分

---

① 饭：原作“饮”，据《医方集解》改。

为末，每服酒调一钱。

体壮、气浊、痰多者可服。若体气不甚强者，当加归、芎、丹参、柏仁等，方可久服。

大补阴丸

黄柏盐酒炒 知母盐水炒，四两 熟地酒蒸 败龟板酥炙，六两

猪脊髓和蜜丸。

此治阴火炽盛，以致厥逆者则可，至内伤虚热，则断不可用。

滋肾丸又名通关丸

黄柏酒炒，二两 知母酒炒，一两 肉桂一钱

蜜丸。

坎之为象，一阳居二阴之中，故真阳奠安而不妄动。肾水大亏，不能制火，飞龙上亢，故喘急而小便秘。此方用知、柏以象二阴，用肉桂以象一阳，仍取坎卦之义，以通生化之原，意义极精，非寻常导龙归海法也。

斑龙丸

鹿角胶 鹿角霜 菟丝子 柏子仁 熟地黄

等分为末，酒化胶为丸。一方加补骨脂，一方加鹿茸、肉苁蓉、阳起石、附子、黄芪、当归、枣仁、辰砂。

鹿角、菟丝，阴中之阳也，地黄，阴中之阴也，用以补肾，不偏不倚。若加入阳起石、辰砂等燥烈之品，则劫阴耗气，全失立方之旨矣。

龟鹿二仙膏

鹿角十斤 龟板五斤 枸杞二斤 人参一斤

先将鹿角、龟板锯截刮净，水浸，桑火熬炼成胶；再将人参、枸杞熬膏和入，每晨酒服三钱。

峻补气血，不寒不燥，又能益髓固精，诚补方中最妙者也。

补火丸

石硫黄一斤 猪大肠二尺

将硫黄为末实猪肠中，煮烂三时，取出去皮，蒸饼为丸如梧子大。每服十丸。

硫黄一味，道家尊之为金液，盖以硫黄为火之精，其性纯阳。《丹经》云：阴气一分不尽不仙，故学仙者欲绝阴以归纯阳，必炼绝阴丹服之，以破除阴气。此道家烧炼之方，非寻常可用之药。尝见士大夫功成名就，妄想长生，烧炼硫黄、辰砂等物，按时服食，乃服之日久，无不腹胀面青，肠胃崩裂而死，可不戒哉！若寒疫阴厥，猝急之时，当病投之，功效大而且速，又非寻常温通之药所能及。学者宜善用之。

唐郑相国方

破故纸十两，酒蒸为末 胡桃肉二十两，去皮烂研

蜜调如饴，每晨酒服一大匙。不能饮者热水调。忌芸薹、羊肉。

本方加杜仲一斤、生姜炒蒜四两，名青娥丸。本方加杜仲、胡芦巴、小茴香、萆薢，名喝起丸。

喘与咳，由于痰随气升；腰脚痛，由于气不纳肾。方中二味温肾纳气，则喘咳自平，腰脚自强矣。青娥、喝起二方亦俱有意义。

二至丸

冬青子即女贞实。冬至日采，不拘多少，阴干，蜜酒拌蒸，过一宿，粗皮擦去，晒干为末 旱莲草夏至日采，不拘多少，捣汁熬膏，和前药为丸

临卧酒服。一方加桑椹子为丸，或熬膏和入。

二至丸取意甚佳，尚嫌力量浅薄，加入天冬、地黄、人参，以三才合二至，始为得力。

扶桑丸

嫩桑叶去蒂，洗净晒干，一斤，为末 巨胜

子即黑脂麻。淘净，四两

将脂麻擂碎熬汁，和蜜炼至滴水成珠，入桑叶末为丸。

此即世所谓桑麻丸也。去风明目，乌髭黑发，颇为有功。至称驻颜益寿，则誉之太过，殊为失实矣。

参苓白术散

人参　白术土炒　茯苓　甘草炒　山药　陈皮　扁豆炒　薏苡仁炒　砂仁　桔梗　莲肉炒，去心

为末，每三钱，枣汤或米饮调服。

此健脾和胃之正药也，惟扁豆性劣，宜减去。尝见疟愈之后服扁豆者，无不复发，此可知也。

妙香散

山药姜汁炒，二两　人参　黄芪　远志炒　茯神　茯苓一两　桔梗三钱　甘草二钱　木香二钱五分　麝香一钱　辰砂二钱，另研

为末，每服二钱，酒下。

此方颇有佳意，但参、芪之固，终不敌麝香之开，诚恐耗散心气，神不能藏，君火不安，相火亦动。以之开解惊悸郁结则有余，以治梦遗失精则不足。不如减去，加沉香、琥珀等为佳。

玉屏风散

黄芪炙，二两[①]　防风一两　白术炒，二两

为末，每服三钱。

此固表去风药，用以实表则可，若云加减即可代桂枝、麻黄等汤，则表实而邪无出路，断断不可。此等议论误人不浅，必不可从。

四君子汤

人参　白术土炒　茯苓二钱　甘草一钱

姜三片、枣二枚，煎。

本方加陈皮名异功散，再加半夏名橘半六君子汤；本方加木香、藿香、干葛名七味白术散；本方除人参加白芍名三白汤，本方合四物名八珍汤，又加黄芪、肉桂名十全大补汤。

四君子汤中正和平，为补方中之金科玉律。至加减有法者，如异功散之理气，橘半六君之去痰，香砂六君之温胃，加竹沥、姜汁之治半身不遂，七味白术散之去热治泻，均极妥善。三白汤治内伤尚可，若谓治外感亦为奇方，则吾不信也。至于合四物为八珍，增黄芪、肉桂为十全大补，用各有当，皆不可磨灭之良方也。

升阳益胃汤

黄芪二两　人参　甘草炙　半夏一两，脉涩者用　白芍炒　羌活　独活　防风五钱　陈皮四钱　白术土炒　茯苓　泽泻　柴胡三钱　黄连二钱

姜、枣煎。

东垣论饥饱劳役，阳陷入阴，面黄气弱，发热者，当升举阳气，以甘温治之。此真卓识确论，为治阳虚发热者开一大法门。惟方中辄用升、柴，恐上实下虚者更加喘满。在东垣必能明辨，当病而投。后人若执定此法，一概施之，则误人不浅矣。

补脾胃泻阴火升阳汤

黄芪　苍术泔浸，炒　甘草炙　羌活一两　升麻八钱　柴胡一两五钱　黄连酒炒，五钱　黄芩炒　人参七钱　石膏少许

每服三钱或五钱。

《东垣十书》，予最为服膺，以其重脾胃为正法眼藏也。如此方中升、柴、黄连、黄芩、石膏等，皆非可轻投，后人但师其意，不泥其方可耳。

补肺汤

人参　黄芪蜜炙　五味子炒　紫菀一钱　桑白皮蜜炙　熟地二钱

入蜜少许和服。

---

① 二两：原脱，据《和剂局方》补。

此方但为肺气久虚以致咳嗽而设，其他咳嗽之症，不一而足，不可混施。方中有补有泻，用意亦佳，但桑皮、紫菀之薄弱，岂能敌参、芪、熟地之滞腻，独不虑助痰为病乎？至谓熟地壮水，免得子盗母气则可；谓为化痰之妙品，则佐使正未合也。

百合固金汤

生地黄二钱[①] 熟地黄三钱 麦冬一钱五分 百合 当归 贝母 芍药炒 生甘草一钱 玄参 桔梗八分

此方金水相生，又兼养血，治肺伤咽痛失血者最宜。李士材谓清金之后，急宜顾母，识解尤卓。予谓：咽痛一定，急当培土生金也。

紫菀汤

紫菀洗净，炒 阿胶蛤粉炒 知母 贝母一钱[②] 桔梗 人参 茯苓 甘草五分 五味子十二粒

此方治气极、久咳、失血极佳。若肺痈，便当去五味子，以肺气壅塞成痈，不宜收敛也。

秦艽扶羸汤

柴胡二钱 秦艽 人参 当归 鳖甲炙 地骨皮钱半 紫菀 半夏 甘草炙，一钱

姜、枣煎。

所载见症乃阴阳两虚，碎金不鸣之候，并无表症，且体虚自汗，元气更伤。柴胡、秦艽、半夏、生姜辛散之品，重伤其阴，吾恐危亡随之矣。

黄芪鳖甲散

黄芪蜜炙 鳖甲炙 天冬五钱 秦艽 柴胡 地骨皮三钱 桑白皮 紫菀 半夏三钱五分 茯苓三钱 芍药 生地黄 知母 甘草炙，三钱五分 人参 桔梗 肉桂一钱五分

姜煎。

此方过于繁杂，不足法也。

秦艽鳖甲散

鳖甲炙，一两 秦艽 知母 当归 柴胡 地骨皮一两 乌梅一个 青蒿五叶

风为天之气，中人最速，郁而为热，固当清散，但深入骨里者，千万中无一二。盖骨蒸乃阴虚，非外风在骨也。

益气聪明汤

黄芪 人参五钱 葛根 蔓荆子三钱 白芍 黄柏二钱。如有热烦乱，春月渐加，交夏倍之。如脾虚去之，热减[③]少用 升麻钱半 炙甘草一钱

临卧服。

此方重脾胃而兼治肝肾，立意最精，但升麻似乎过重，酌减其半亦可以升清开窍矣。

羊肉汤

当归 白芍 牡蛎煅，一两 龙骨煅，五钱 生姜二两 附子炮，二两 桂枝七钱五分

每服一两，羊肉四两，加葱白煮服。

此方敛阴生阳，补虚固脱，色色周到，洵为佳制。

发表之剂

麻黄汤

麻黄去节，三两 桂枝二两 杏仁七十枚，去皮尖 甘草一两，炙用

先煮麻黄数沸，去沫，内诸药煎，热服。覆取微汗，中病即止，不必尽剂。

仲景立方之祖，医中之圣也。所著《伤寒》《金匮》诸书，言言典要，为后

---

① 二钱：原作“一钱”，据《医方集解》改。

② 一钱：校本作“二钱”。

③ 热减：校本作“热淋”。

人度尽金针。即如伤寒太阳一症，头绪最繁，有风伤卫者，有寒伤营者，有风寒两伤营卫者。不得其解，无所措手。今观其用桂枝汤治风伤卫，用麻黄汤治寒伤营，大青龙汤治风寒两伤营卫，劈分三项，开三大法门。后人察脉辨症，谨守成规，庶不至于偾事①。但仲景本为随受随发，冬月之正伤寒而设，非可以此法混施于春温、温疫等症。后人不明此理，一概混投，误人实多。于是辨论者纷纷而起，遂将温症寒症纠缠不已，愈辨愈明者固多，愈辨愈晦者亦不少。予则以为春温归春温，温疫归温疫，伤寒归伤寒，各分门类划然了然，不必互相引证，反使人多所惶惑也。

桂枝汤

桂枝　芍药　生姜三两　甘草二两②，炙　大枣十二枚

此治风伤卫，解表之轻剂也，加减之法最多。细看注中之方，凡仲景所加减者，无不丝丝入扣，至后人之法，亦尽有可用，但须细心参酌，因症而施，始为得之。

大青龙汤

麻黄六两　桂枝　甘草二两，炙　杏仁四十枚，去皮尖　石膏一块如鸡子大　生姜三两　大枣十二枚

此为风寒两伤营卫而设，即麻黄汤加石膏、姜、枣也。麻黄汤中本用桂枝，可见仲景治寒未尝不兼治风，则风寒两伤营卫者用麻黄汤亦足矣，而必加石膏等三味者，盖因风寒两伤营卫，非但伤风伤寒之可比，郁热必倍加。故用石膏体重味轻，以泻郁热；姜、枣甘温，以反佐之。

小青龙汤

麻黄去节　桂枝　芍药酒炒　细辛　甘草炙　干姜三两　半夏　五味子半升

此方全为外有风、内蓄水而设。所以不用石膏者，因水停胃中，不得复用石膏以益胃之寒。故一变而为辛散，外去风而内行水，亦名曰青龙者，亦取发汗，天气下为雨之义也。

葛根汤

葛根四两　麻黄　生姜三两　桂枝　芍药　甘草二两，炙　大枣十二枚

太阳症无汗宜用麻黄汤矣，乃变其法，于桂枝汤中加葛根、麻黄二味，此中奥义全在恶风二字。但恶风而不恶寒，则不在寒伤营之例，乃太阳表症未解，将入阳明之象。故用麻黄以发汗，桂枝以去风，参用葛根，以阻其入阳明之路。若抛荒本经之病，而预用引经之药，便为开门揖盗，仲景断不为也。

麻黄附子细辛汤

麻黄　细辛二两　附子一枚，炮

此症机窍，全在反发热脉沉五字。盖太阳之邪，初传少阴，故脉症如此。方中用细辛、附子温肾，以捍卫本经，格外来之邪不使深入；用麻黄以散太阳之邪，使之仍从原路而出。只此三味，而治法之妙如此，非仲景其孰能之？

升麻葛根汤　升麻三钱　葛根　芍药二钱　甘草一钱，炙

加姜煎。

此方用升麻、葛根以升散阳明。又恐升提太过，致人喘满，故用芍药、甘草，酸收甘缓以佐之。究竟互相牵制。不如独用葛根为君，加牛蒡、连翘、桔梗、薄荷等。斑疹、时疫则加马勃、青黛等，未为不可也。

柴葛解肌汤

柴胡　葛根　羌活　白芷　黄芩　芍

---

① 偾（fèn 奋）事：坏事，败事。偾，毁坏，败坏。

② 二两：原作“三两”，据《医方集解》改。

药 桔梗 甘草

加姜、枣、石膏一钱，煎服。

此证无胁痛、耳聋之象，与少阳无涉，乃首用柴胡，开门揖盗，一忌也；大青龙汤用石膏，全为烦躁而设，辄用石膏以伤胃气，二忌也。此方断不可用。

柴胡升麻汤

柴胡 前胡 黄芩六钱 升麻五钱 桑皮四钱 葛根四钱 荆芥七钱 赤芍 石膏一两

加姜三片，豉二十粒，煎。

升麻之为物，用以治天行疠疫，化毒消斑则可；寻常阳明症中，不可轻用。且用石膏为君，意在清肺胃耳，独不虑寒胃太过，其变更不可问乎！

九味羌活汤

羌活 防风 苍术一钱五分 细辛五分 川芎 白芷 生地 黄芩 甘草一钱

加生姜、葱白煎。

此方用以代麻、桂等汤，实为稳妥。但地黄滋腻太过，不如仍用桂枝汤中之芍药，敛阴而不滋腻也。至其辛散燥烈，阴虚气弱者忌用，则固自言之矣！

十神汤

麻黄 葛根 升麻 川芎 白芷 紫苏 甘草 陈皮 香附 赤芍

等分①，加姜、葱白煎。

时邪瘟疫，天行之疠气也。故此方于升散中多用芳香辟秽之品，辛烈善走，虽有芍药、甘草，不能制之。不可作阳经外感之通剂用也。

神术散

苍术制 防风二两 甘草一两，炙

加姜、葱煎。

本方除苍术，加白术二两，不用葱，名白术汤。

神术、白术二方，乃治寒伤脾胃，湿淫于里之妙法。夹有外感，受寒无汗者加葱白，受风有汗者去葱白。动有法度，正不必谓其可代麻黄、桂枝二法也。

太无神术散

苍术泔浸 厚朴姜汁炒，各一钱 陈皮二钱 甘草炙 藿香 石菖蒲各一钱五分

太无神术散乃正本清源之要义，惟石菖蒲一钱五分，开泄太过，宜酌减也。

葱豉汤

葱白一握 豉一升

解表通阳最为妥善。勿以其轻淡而忽之。

人参败毒散

人参 羌活 独活 柴胡 前胡 川芎 枳壳 桔梗 茯苓一两 甘草五钱

每服一两，加姜三片，薄荷少许煎。

此不过寻常固本治标法耳，用之于虚人感冒则可，若表里俱实，则不增剧为幸，尚望病之轻减乎？伤寒用人参，仲景本有成法，并非以人参助元气，为驱邪之主也。岚瘴则湿毒为多，亦非感冒可比。至疫疠之气，中人更烈，阳毒则有发热、烦躁、斑疹等症，阴毒则有面青、腹痛、下利等症。若用此方治阳毒，既无清火解邪之功；以之治阴毒，又无回阳急救之力，均未见其可。予于喻西江先生最为服膺，岂敢轻议。但谓表药中有用人参之法则可，若谓表药中用人参更为得力，则不敢阿私所好也。

川芎茶调散

薄荷八钱 川芎 荆芥四钱 羌活 白芷 甘草炙，一钱 防风钱五分 细辛一钱

每三钱，食后茶调服。

轻扬解表，三阳并治，兼用细辛，并能散寒。惟虚人宜去此一味，盖细辛善走，诚恐重门洞开，反引三阳之邪内犯少阴，此不可以不虑也。

---

① 等分：原脱，据《医方集解》补。

再造散

人参　黄芪　桂枝　甘草　附子炮　细辛　羌活　防风　川芎　煨姜　枣

此方但可施于常时之不能作汗者。若在冬月，而脉见浮紧，便是太阳之寒伤营，此方断不可用。注中又引东垣、丹溪治虚人感冒，多用补中益气加表药，予不以为然。盖亲见喜用升、柴者杀人无数，故不得不加意慎重。非偏执己见，不喜升、柴，实不敢泥纸上之成方，误目前之人命也。

大羌活汤

羌活　独活　防风　细辛　防己　黄芩　黄连　苍术　白术　甘草炙，三钱　生地黄　知母　川芎一两

每服五钱，热饮。

两感伤寒，一日太阳、少阴，二日阳明、太阴，三日少阳、厥阴，古方俱有加减治法，但予意更有进者。若至二日，而前症未解，则是四经合病；三日而前症未解，则是六经俱病矣。四经合病者，既未有成方；而六经俱病者，更难于措手。仲景以后，岂复有补天浴日手段？大羌活汤，漫无分别，亦不过尽人事而已！

桂枝羌活汤

桂枝　羌活　防风　甘草

等分，每服五钱

疟发在处暑前，宜从时疟治。且《内经》只分邪在肌表、在卫、在营，初无六经之说，更不可仿伤寒之例。

涌吐之剂

瓜蒂散

甜瓜蒂炒黄　赤小豆

共为末，热水或酸齑水调下。

高者因而越之，经有明训，即吐法也。后人视为畏途，久置不讲，殊不知痰涎在胸膈之间，消之匪易，因其火气上冲之势，加以吐法，使倾筐倒箧而出之，则用力少而成功多，瓜蒂散之类是也。且吐必有汗，故并可治风治黄。惟注中“食填太阴，欲吐不出”二语，须与申明：盖饮食必先入胃，食填太阴者，非既出胃而入脾也，乃胃气窒塞，使脾气不通耳。又必新入之食，尚为完谷，故可用吐，若经宿之后，将为燥粪滞于胃中，便宜攻下，岂可尚用吐法乎！

参芦散

人参芦

研为末，水调下一二钱。或加竹沥和服。

化痰清火，颇为平稳，但用以涌吐，恐力尚不逮也。

栀子豉汤

栀子十四枚　淡豉四合　服令微吐。

注中治伤寒汗吐下后，虚烦不眠，懊侬身热等症。“汗吐下后”一语，宜善体会。盖言或汗后，肌表虽解而里热未除；或吐后，痰气虽平，而阳邪未去；或下后，里滞虽退而表邪未清。乃指一节而言，并非谓三法并用之后也。今人死煞句下，往往误认三法并施，虽有壮夫，岂能堪此？且三法并用之后，岂尚有余邪未清者乎？不参活句，谬以千里矣！仲景用栀子，令上焦之热邪委宛而下，用豆豉，以开解肌理，真超凡入圣之方，其各种加减之法，亦俱有精义，不得草草读过。

稀涎散

皂角四挺，去皮弦，炙　白矾一两

共为末，温水调下五分，或加藜芦。

治上焦用涌吐之法，此义本之《内经》，而方则出于仲景。古人体气壮实，不妨用之，后世机心日开，嗜欲日甚，元气大伤，禀受甚薄，一经涌吐，汗而且喘，百变丛生。后人不敢轻用，盖亦慎重

之道。即如稀涎散，性最猛烈，用以救猝急痰症，方足以斩关夺门，然尚有醒后缓投药饵，痰不可尽攻之戒。可知虚人及寻常之症，不可轻用吐法也。

干霍乱吐方

烧盐　热童便

三饮而三吐之。

痧症至元而始著。元以前，但有霍乱之名，无所谓“痧症”也。欲吐不得，欲泻不得，阴阳颠倒，气闭血凝，症极危险，故不可进药饵谷食，烧盐、童便以吐之是也。然必须外用针刺人中、少商、委中、曲池等处，再用手揉其穴，令血能多出，则毛窍方开，而气始得渐达。或用香附末、广艾炒温，熨脐之四旁亦佳。

攻里之剂

大承气汤

大黄四两，酒洗　芒硝三合　枳实五枚　厚朴半斤

先煎朴、实，将熟内大黄，煮二三沸，倾碗内和芒硝服。

攻下之法，原因实症俱备，危在旦夕，失此不下，不可复救。故用斩关夺门之法，定难于俄顷之间，仲景所以有急下存阴之训也。乃后人不明此义，有谓于攻下药中，兼行生津润导之法，则存阴之力更强，殊不知一用生津滋润之药，则互相牵制，而荡涤之力轻矣！此譬如寇盗当前，恣其焚掠，所过为墟，一旦聚而歼之，然后人得安居，而元气可以渐复。是去实可以保阴，乃相因之理，方得“存”字真解。并非谓攻实即是补阴，并可于攻下中寓养阴法也。仲景制大承气汤，用枳实开上焦，用厚朴通中焦，芒硝理下焦，而以大黄之善走者统率之，以荡涤三焦之坚实，正聚寇尽歼之大法。而又恐药力太猛，非可轻投，故又有欲用大承气，先与小承气之训。夫以仲景之神灵，岂尚待于先试，实恐后人审症未确，借口成法，孟浪轻投，不得不谆谆告诫，此实慎重民命之婆心也。至于三阴多可下之症，三阳惟正阳明可下，少阳必不可下，而阳明中夹有太阳、少阳症者，亦断不可下，惟太阳症脉紧、恶寒、无汗、腹痛者，乃阴气凝结营分，亦可用温、用下。细看方书，宜下忌下之条，慎重斟酌，始为得之。

小承气汤

大黄四两　厚朴二两　枳实三枚，麸炒

此治邪在中、上两焦之正法也。注中但有谵语潮热、喘满等症，而无腹胀坚满之象，故减去芒硝，不使伐无病之地以劫阴。略一加减，必有精义，规矩方圆之至也。

调胃承气汤

大黄酒浸　芒硝一两　甘草炙，五钱

少少温服。

此治邪在中下焦之正法也。注中恶热口渴、腹满，中焦燥实数语，最宜着眼。可见病在脾胃，全与上焦无涉，若杂入枳、朴以犯上焦，则下焦之浊气必随感而上，反致喘逆者有之矣！去枳、朴，加甘草，使之专入脾胃，而又缓芒、黄善走之烈，谨慎周详，毫发无憾。

大陷胸汤

大黄二两　芒硝一升　甘遂一钱，为末

先煮大黄，去滓，内芒硝，煮一二沸，内甘遂末，温服。

伤寒下之早，则反为结胸。盖缘邪尚未入阳明，若先下之，则邪未去而徒伤胃气，邪反得乘虚入胃，而为结胸。或热胜、寒胜、痰胜、湿胜，诸泻心汤参酌用之，最为妥善。此症仲景用泻心、承气诸法，而用大陷胸汤者，因三焦俱实，而又有水气，故不得不改用此方。观注中：日

晡潮热，从心至小腹硬满，痛不可近。只此一症，与此方确对。盖误下之后，胃气虽虚，而邪入胃中，则正经所谓邪往从之，虚处转实，故药虽极峻，不犯虚虚之戒。至前后两条，有云“或重汗而复下之，不大便五六日，舌上燥渴”，此则津液大伤，近于阳结。又云“或无大热，但头微汗出，脉沉”，为水结胸，则近于阴结。此二条，似不堪此峻剂矣。丹溪亦微有不满之意，后人自当以慎重为宜。

小陷胸汤

黄连一两　半夏半升　栝蒌一枚

小陷胸汤非但治小结胸，并可通治夹滞时邪，不重不轻，最为适用。

大陷胸丸

大黄八两　芒硝　葶苈炒　杏仁去皮尖，各半升

合研取如弹丸一枚，别捣甘遂末一钱、白蜜二合，煮服。

变汤为丸，加葶苈、杏仁以泄肺气，是专为上焦喘满而设。

十枣汤

芫花炒　甘遂　大戟等分　大枣十枚

先煮枣去滓，内前药末，或枣肉为丸。

十枣汤乃逐水之峻剂，非大实者不可轻试。至河间之三花神祐丸，除大枣而加大黄、黑丑，已是一味峻猛，不复留脾胃之余地，更加轻粉，则元气搜刮殆尽，病虽尽去，而人亦随亡。可知仲景以十枣命名，全赖大枣之甘缓，以救脾胃，方成节制之师也。

三物备急丸

巴豆霜　大黄　干姜

等分，蜜丸。

此不过猝急备用方耳，姑存之以备一法。

硇砂丸

硇砂　巴豆去油　三棱　干姜　白芷五钱　木香　青皮　胡椒二钱五分　大黄　干漆炒，一两　槟榔　肉豆蔻一个

为末，酽醋二升，煮巴豆五七沸，再下三棱、大黄末同煎五七沸，入硇砂，熬成膏，和诸药杵丸绿豆大。每五丸，姜汤下。

凡积聚之成，多由阳虚气弱。阳分虚则不能化浊，而阴气日凝；气分弱则不能和营，而血脉闭塞。种种积聚，由此而成。施治之法，当以通阳理气为第一义。若但用攻劫峻剂，吾见其立败也。

木香槟榔丸

木香　槟榔　青皮醋炒　陈皮去白　枳壳炒　黄柏酒炒　黄连茱萸汤炒　三棱醋煮　莪术醋煮，五钱　大黄酒浸，一两　香附　黑牵牛二两　芒硝

水丸。一方加当归酒洗。

此较硇砂丸已从轻减，但峻烈之品尚多，试问病退之后，元气尚存几许？即有加当归一味，一润而十攻，岂尚能有济乎？此等方法注中原载施壮实之人，究竟壮实之人患此症者绝少，大抵皆脾虚气弱者多。断不可借口于经验之方，而任意轻投也。

枳实导滞丸

大黄一两　枳实麸炒　黄芩酒炒　黄连酒炒　神曲炒，五钱　白术土炒　茯苓二钱　泽泻三钱

蒸饼为丸。

治湿热蕴结，腹痛泄泻，颇为得力。但黄芩、黄连尚在可减之律，恐苦寒太过，反伤中、上二焦也。

倒仓法

黄牡牛肉肥嫩者二三十斤

切碎、洗净，用长流水、桑柴火煮糜烂，滤去渣，取净汁，再入锅中，文武火熬至琥珀色，则成矣。择一静室明快不通风者，令病患先一夜不食，坐其中，每饮

一钟，少时又饮，积数十钟。病在上者必吐，病在下者必利，病在中者吐而且利。视所出物可尽病根，乃止吐利。后必渴，不得与汤，其小便必长，取以饮之，名轮回汤，非惟止渴，兼涤余垢。行后解退倦卧觉饥，先与米饮，次与稀粥，三日后渐进浓粥软饭。戒牛肉数年。

倒仓法乃实脾之法也。牛性属土，最能补脾，脾气实则中州之转输利便而垢滞无所容留，故在上者迫之仍从上出，在下者迫之仍从下出。正盛邪消，理固然也。

蜜煎导法

蜂蜜

用铜器微火熬，频搅勿令焦，候凝如饴，捻作挺子，头锐如指。掺皂角末少许，乘热纳谷道[①]中，用手抱住，欲大便时去之。

阴液亏损，魄门燥结，故以此润之。

猪胆导法

猪胆一枚

取汁入醋少许，用竹筒长三四寸以下，半纳谷道中，将胆汁灌入肛中，顷当大便。

胆汁苦寒，泻火而润燥，故热结便秘者宜之。

表里之剂

大柴胡汤

柴胡八两　半夏半升　黄芩　芍药三两　生姜五两　大枣十二枚　枳实四枚　大黄酒浸，二两

大柴胡为发表攻里之剂，可见表症未解，虽里症甚急，不宜专于攻下，置表症于不问也。然究竟攻里之力倍于解表，从此可悟立方之法，当相其缓急轻重而投之，则不拘成法中，自然处处合法矣。

柴胡加芒硝汤

小柴胡汤加芒硝六两。

伤寒再传，少阳之症未解，胃中又有实热，故用芒硝以荡其余波，较大柴胡为轻减矣。

桂枝加大黄汤

桂枝汤加大黄一两，芍药三两。

太阳误下，不专属胃而入于脾，故仍用桂枝以解太阳之邪，加大黄以去太阴之实。

水解散

麻黄四两　桂心　甘草炙　白芍二两　大黄　黄芩三两

瘟疫有直中而无传经，初起便有数经合病者，故发表攻里不嫌太早也。

防风通圣散

防风　荆芥　连翘　麻黄　薄荷　川芎　当归　白术　白芍炒　山栀炒黑　大黄酒浸　芒硝五钱　黄芩　石膏　桔梗一两　甘草二两　滑石三两

加生姜、葱白煎。

虽云通治一切内外诸邪，然必如注中表里三焦俱实者方可用。否则硝、黄之峻烈，石膏、滑石之沉寒，寻常之症岂能堪此？双解散已除去大黄、芒硝，而石膏、滑石二味，予意尚以为过当，不如一并除去，加木通、青皮二味为妥也。至祛风至宝丹，则治风剂中之善剂也。

葛根黄连黄芩汤

葛根半斤　甘草炙　黄芩二两　黄连二两

太阳误下，热入阳明，故于解表中清阳明之热以止利。

三黄石膏汤

石膏一两五钱　黄芩　黄连　黄柏七钱　栀子二十个　麻黄　淡豉二合

---

① 谷道：肛门。

每服一两，姜三片，枣二枚，细茶一撮煎服。

三焦郁热，毒火炽盛，非三黄、石膏不足以祛之。尤妙在麻黄、豆豉开解肌表，使郁火通行。此正如清风涤烦，非发风助火也。

五积散

白芷　陈皮　厚朴六分　当归　川芎　芍药　茯苓　桔梗八分　苍术　枳壳七分　半夏　麻黄四分　干姜　肉桂重表者用桂枝　甘草三分

加姜、葱煎。

仲景治伤寒，发表则麻黄、桂枝，温中则干姜、附子，简当的确，开后学无限法门。此方不过发表温中耳，而药味繁多，通治五积，岂有一人之身，五积咸备，而尚能有活者乎？若其人只有一积，或多则二积，岂可以五积并治者治之乎？后人于本方再合人参败毒散，名曰五积交加散，则更不解所谓矣。

麻黄白术汤

青皮　陈皮　黄连酒炒　黄柏酒炒　甘草炙　升麻二分　柴胡　桂枝　人参　黄芪　厚朴　苍术泔浸　白术土炒　猪苓三分　茯苓　泽泻　吴萸四分　白蔻　炒曲各五分　麻黄不去节，六分　杏仁四粒

分二服。

药须对症而发。见一症，治一症，合病则合治之，并病则并治之，如是而已，未闻可以六经通治也。方中药有二十二味，补散温凉，一齐用到。即如升、柴、麻、桂等，岂不与喘促无力相妨乎？黄连、黄柏等，岂不与脐有动气、小腹急痛相戾乎？不谓东垣老人亦有此等方，何况自桧以下。

参苏饮

人参　紫苏　干葛　前胡　半夏姜汁炒　茯苓七钱五分　陈皮去白　甘草　枳壳麸炒　桔梗　木香二钱

每五钱，加姜、枣煎。

补散兼行，风痰并解，当病即止，不为过量，制方最佳。

香苏饮

香附炒　紫苏二钱　陈皮去白，一钱　甘草七分

加姜、葱煎。

外疏风而内行气，正以轻松流利为佳，不必动辄峻剂也。

茵陈丸

茵陈　栀子　鳖甲　芒硝二两　大黄五两　常山　杏仁炒，三两　巴豆一两，去心皮，炒　豆豉五合

蜜丸。

天行厉气，取效每有不可以常理论者。至痎疟及赤白痢，自有正法治之，何必冒险以冀幸，汪讱庵反以为佳方，吾不解也。

卷　二

和解之剂

小柴胡汤

柴胡八两　半夏半升　人参　甘草　黄芩　生姜三两　大枣十二枚

少阳为半表半里之经。邪在表者可汗，邪在里者不可汗也；邪在表者可吐，邪在里者不可吐也；邪在里者可下，邪在表者不可下也。须知此之所谓半表半里者，乃在阴阳交界之所，阳经将尽，骎骎[1]乎欲入太阴，营卫不和，阴阳交战，并非谓表里受邪，若大柴胡可表可下例也。仲景嘉惠后世，独开和解一门，俾后人有所持循，不犯禁忌。盖和者，和其里也；解者，解其表也。和其里，则邪不得内犯阴经；解其表，则邪仍从阳出。故不必用汗吐下之法，而阴阳不争，表里并解矣。小柴胡汤乃变大柴胡之法，而别出心裁，用人参以固本，又用甘草、姜、枣以助脾胃，又用黄芩以清里热，使内地奠安，无复返顾之虑。我既深沟高垒，有不战而屈人之势，而又用柴胡以专散少阳之邪，用半夏消痰行气以化逆，譬之自守已固，而又时出游骑，以蹴踏之，使之进无所得，退无所据，有不冰消瓦解者乎？此则仲景立方之微意，非通于神明者不能也。注中凡仲景所加减之方，皆精当不磨，有专治而无通治，此其所以可贵也，学者须细细参之，则于和解一门，思过半也。

黄连汤

黄连炒　干姜炒　桂枝　甘草三两　人参二两　半夏半升　大枣十二枚

变姜连泻心之法而为升降阴阳之法。寒热并用，补散兼行，和法之最佳者。

黄芩汤

黄芩三两　芍药　甘草二两　大枣十二枚

古未有治下利之方，自仲景立此法，以调和肠胃为主，后人踵事而增，药味太多，失之庞杂者不免矣。

芍药甘草汤

白芍药　甘草炙，各四两

不通则痛。腹中不和，气逆而有浊阴，此但用甘酸化阴之法，而逆气自消，亦高明柔克[2]之义。

栝蒌薤白白酒汤

栝蒌一枚　薤白三两　白酒四斤

薤白通阳，栝蒌散团结之气，再加白酒以行气血，自能消阴翳而开痹结。故不必用辛散耗血之品，以伤至高之元气也。

温胆散

陈皮去白　半夏姜制　茯苓　甘草　枳实麸炒　竹茹

加姜煎。

胆为清静之府，又气血皆少之经。痰火扰之，则胆热而诸病丛生矣。温胆者，非因胆寒而与为温之也，正欲其温而不热，守其清静之故常。方中用二陈、竹茹即是此意。

---

① 骎（qīn 轻）骎：马速行貌，引申为疾速。

② 柔克：即“以柔克刚”的略语。

逍遥散

柴胡　当归酒拌　白芍酒炒　白术土炒　茯苓一钱　甘草炙，五分

加煨姜、薄荷煎。

逍遥散于调营扶土之中，用条达肝木，宣通胆气之法，最为解郁之善剂。五脏惟肝为最刚，而又于令为春，于行为木，具发生长养之机。一有怫郁，则其性怒张，不可复制；且火旺则克金，木旺则克土，波及他脏，理固宜然。此于调养之中，寓疏通条达之法，使之得遂其性而诸病自安。加丹参、香附二味，以调经更妙，盖妇人多郁故也。

六和汤

砂仁　藿香　厚朴　杏仁　半夏　扁豆　木瓜　人参　白术　赤苓　甘草　姜　枣

扁豆一味，古方多用之，以其有清暑利湿、健脾之功也。予以为扁豆之性最劣，减去扁豆、人参二味更妙。

藿香正气散

藿香　紫苏　白芷　大腹皮　茯苓三两　白术土炒　陈皮　半夏曲　厚朴姜制　桔梗二两　甘草一两

每服五钱。

辟秽祛邪，兼治瘴气。由其芳烈之性，足以胜之，而又兼用化痰利湿之品，以顾脾胃。中州一和，则客邪自解矣。

三解汤

柴胡　麻黄去节　泽泻各三钱

一日一作之疟，邪在卫；间日一作之疟，邪在营；三阴大疟，则邪在腑。皆由先受热、后受寒所致，故阴阳交争。《内经》之训，昭然如揭日月。后人纷纷聚讼，各出己见，反致抛荒。

清脾饮

青皮　厚朴醋炒　柴胡　黄芩炒　半夏姜制　茯苓　白术土炒　甘草炙　草果

加姜煎。

痎疟一症，《内经》论之甚详，从无一语及脏，可见疟邪断无入脏之理。《巢氏病源》妄为分发，识者讥之。清脾饮，变小柴胡之制而用黄芩，盖欲其清营分之热邪，使之仍从卫出耳。并非病在脾经清脾以治疟也。

黄连阿胶丸

黄连一两　茯苓二两　阿胶炒，一两

为末，水熬阿胶为丸。

黄连阿胶之法，开于仲景。但阿胶一味，所重者在井水，而不在驴皮。因济水伏流，惟阿井通于济，故有平肝滋肾之功。后来射利①之徒，更将牛、羊、猪、犬杂皮，一概入胶，败人脾胃，不如不用为佳。

姜茶饮

生姜　陈细茶

每味②约三钱，浓煎服。

此亦调和阴阳之法，病轻浅者可用。

芦根汤

芦根一斤　竹茹一斤　生姜二两　粳米一合

此治热郁胃中，作呕作吐则可。若云治寒冷伤胃，则予不敢深信。

阴阳水

沸汤　井水

各半钟，和服。

此法甚佳，极平淡，极神奇，屡用屡效之方也。

甘草黑豆汤

甘草二两　黑豆半升

但称解药毒而已，非治病之方也。

---

① 射利：追求财利。

② 味：原作“未”，据《医方集解》改。

理气之剂

补中益气汤

黄芪蜜炙，一钱五分　人参　甘草炙，一钱　白术土炒　陈皮留白　当归五分　升麻二分　柴胡二分[①]

姜三片、枣二枚，煎。

气也者，人之所赖以生者也。大气积于胸中，归于丹田，呼出则由心达肺，吸入则由肝纳肾，无一处不到，无一息或停。故宗气为一身之主[②]，外护肌表，则为卫气；内统血脉，则为营气；散布于各脏腑，则为各脏腑之气。人能顺而养之，则气平而血亦和，尚何疾病之有？无如七情扰于中，六淫侵于外，斯百变丛生，而郁气、逆气、动气、滞气、痞气、燥气、寒气、痰气、湿气、水气，种种气病，指不胜屈矣。医者当细心剖析，对症施治，方免贻误。汪讱庵于理气门中，首选补中益气汤，诚以东垣辨内伤、外感剀切[③]详明，使人于阳虚发热之症不误作伤寒妄汗妄下，保全无限民命，实为功于千古。即如此方，于主治注中，治一切清阳下陷，中气不足之症。临后二语，明白了当，本无谬讹。若使东垣遇阴虚发热及上实下虚之症，亦断不用此方。乃不善学者，每有先入之见，胶执于中，一遇发热，不论阳虚阴虚，不论上实下实，遂谓甘温能除大热，动辄参、芪、升、柴，为害非小。《医贯》曰："读伤寒书而不读东垣书，则内伤不明而杀人多矣；读东垣书而不读丹溪书，则阴虚不明而杀人多矣。"此诚持平之论也。夫学医而知宗仰东垣，不可谓非有志之士，然尚不可预有成心，又况峻烈之品、险怪之法，岂可轻试乎哉？

乌药顺气散

乌药　橘红二钱　麻黄去节　川芎　白芷　桔梗　枳壳炒，一钱　僵蚕去丝嘴，炒　炮姜　甘草炙，五分

加姜、葱煎。

中风之症，皆由气血亏虚，外风乘隙而入，便当着意调营，使风从卫出；又或痰火内蕴，外风乘之，便当清营化痰，息风理气。此方多用升散于养血化痰，二义阙然[④]，与注中治中风等症未为合法也。

苏子降气汤

苏子　半夏　前胡　厚朴姜炒　橘红　当归一钱　甘草炙　肉桂五分

加姜煎。

此等方施之于湿痰壅塞、中脘不舒者，尚嫌其太燥，乃注中主治虚阳上攻、喘嗽呕血等症，是益火加薪，吾见其立败也。

木香顺气汤

木香　草蔻仁　益智　苍术三分　厚朴四分　青皮　陈皮　半夏　吴茱萸汤泡　干姜二分　茯苓　泽泻二分　升麻　柴胡一分　当归五分

东垣此方，升清降浊，使中脘开通，极有意义，但辛燥太过，宜酌用之。

四磨汤

槟榔　沉香　乌药　人参

等分浓磨，煎三四沸，温服。

四磨汤原为气逆喘急而设，若用人参，不如勿服之为佳矣。除人参，加木香、枳实者为宜，且于气厥者尤合。

越鞠丸

香附醋炒　苍术泔浸，炒　抚芎　神曲炒　栀子炒黑

等分，曲糊为丸。

---

① 二分：校本作"三分"。

② 主：原作"王"，据校本改。

③ 剀切：切中事理。

④ 阙然：不完备。

凡郁病必先气病，气得流通，郁于何有？此方注云：统治六郁。岂有一时而六郁并集者乎？须知古人立方，不过昭示大法。气郁者，香附为君；湿郁者，苍术为君；血郁者，川芎为君；食郁者，神曲为君；火郁者，栀子为君。相其病在何处，酌量加减，方能得古人之意，而不泥古人之方。读一切方书，皆当作如是观。

七气汤

半夏姜汁炒，五钱　厚朴姜汁炒，三钱　茯苓四钱　紫苏二钱

加姜、枣煎。

七情受病，兼有痰涎，一时举发则有之。理气化痰，开解郁结，七气汤所以为佳也。

四七汤

人参　官桂　半夏一钱　甘草五分

加姜煎。

越鞠丸治气实之郁，四七汤治气虚之郁。虚则寒生，不可谓气病绝无寒症也。备此一法，庶无偏胜之患。

代赭旋覆汤

旋覆花三两　代赭石一两　人参二两　甘草三两　半夏半升　生姜五两　大枣十二枚

汗吐下后，中虚气逆，不可再攻。故用重以镇之，甘以缓之，辛以散之之法。

丁香柿蒂汤

丁香　柿蒂二钱　人参一钱　生姜五片

呃逆之症非一端。若肾气不收，厥逆而上，头汗微喘，当用大剂参附以收摄真阳，此治连珠发呃之要法，非丁香、柿蒂等所能胜任也。若因寒犯胃，气郁而呃者，则此方为宜。丹溪乃以相火上冲之呃为辞，岂呃逆之症，但有火呃，竟无寒呃乎？是又过当之谈矣。

橘皮竹茹汤

橘皮　竹茹　人参　甘草　半夏　麦冬　赤苓　枇杷叶

加姜、枣煎。

此则治痰火之呃，而不可以治胃寒之呃。若误用之，则轻者增剧。

定喘汤

白果二十一枚，炒黄　麻黄　半夏姜制　款冬花三钱　桑皮蜜炙　苏子二钱　杏仁去皮尖　黄芩一钱五分　甘草一钱

加姜煎。

治痰先理气，不为疏泄，则胶固不通，此定喘用麻黄之意也。

理血之剂

四物汤

当归酒洗　生地三钱　芍药二钱　芎䓖一钱五分

血之取义，一为荣，荣者，发荣也，非血则无以润脏腑、灌经脉、养百骸，此滋长之义也；一为营，营者，营垒也，非血则无以充形质、实腠理、固百脉，此内守之义也。水谷之精，聚于中焦，受气变化，然后成血，日生几何？不知调养，而反行耗散，血病多多矣。或目睛流血，耳中出血，鼻中衄血，口中吐血，舌痛出血，牙宣出血，毛窍出血，小溲溺血，大便泻血，或崩漏，或痔漏，或蓄血如狂，或血痞作胀，或经闭不通，或妄行血脱，以至跌扑之伤血，疮疡之溃血。病既种种不同，治病之法或补之，或养之，或凉之，或温之，或散之，或破之，立方须一一对症。理血门以四物汤为主方，药虽四味，而三阴并治。当归甘温养脾，而使血有统；白芍酸寒敛肝，而使血能藏；生地甘寒滋肾而益血；川芎辛温通气而行血。调补血分之法，于斯著矣，乃或有誉之太过，毁之失实者，不可以不辨也。誉之过者，谓能治一切亡血及妇人经病。夫亡血之症，各有所由起，此方专于补血滋肾而

已，无他手眼。不溯其源，而逐其流，岂能有济？至妇人经病，多有气郁、伏寒、痰塞等，正未可以阴寒之品一概混投，此誉之太过也。毁之失实者，谓川芎一味，辛散太过，恐血未生而气先耗。殊不知亡血之人脾胃必弱，若无川芎为之使，则阴寒之品未能滋补而反以碍脾，此毁之失实也。至精求之，以为凡治血症，当宗长沙法，兼用补气之药，无阳，则阴无以生，此论最确。又恐执定有形之血不能速生，无形之气所当急固，遂至补气之药多于补血，是又矫枉过正，反坐抛荒[①]本位之失矣。此愈不可不知也。

当归补血汤

黄芪炙，一两　当归酒洗，二钱

空心服。

当归补血汤，黄芪多于当归五倍，以之专治气分尚恐满中，若云养血，则轻重尚宜斟酌。

归脾汤

人参　白术土炒　茯神　枣仁炒　龙眼肉二钱　黄芪炙，一钱五分　当归酒洗，一钱　木香　甘草炙，五分　远志一钱

姜、枣煎。

归脾汤专治心脾，阴中之阳药，故不用地黄、白芍。后人加作黑归脾，殊失立方之旨矣。

养心汤

黄芪蜜炙　茯苓　茯神　当归酒洗　半夏曲　川芎一两　甘草炙，一钱　柏子仁去油　酸枣仁炒　远志去心　五味子　人参　肉桂二钱五分

每服五钱。

方中心经药为多，而其余佐使，亦能配合，引入心脏。故专以养心为名，制方极有意义。

人参养营汤

人参　白术　黄芪蜜炙　甘草炙　陈皮　桂心　当归酒拌，一钱　熟地　五味子炒　茯苓七分　远志五分　白芍一钱五分

加姜、枣煎。

此实三阴并补，气血交养之剂。注中但言治脾肺两经，未免挂漏。论者但议其及肺与不及肺，抑末也。

龙脑鸡苏丸

鸡苏叶一两六钱　生地黄六钱　麦冬四钱　蒲黄炒　木通　阿胶炒　银柴胡二钱　甘草一钱五分　黄芪　人参一钱

先将木通、柴胡浸二日，熬汁；地黄浸汁，熬膏；再加蜜三两，炼过和丸。

清郁热而泻湿火，此方最佳。惟近日之阿胶伪不可用，柴胡、黄芪，再为酌减，斯尽善矣。

咳血方

青黛水飞　栝蒌仁去油　海石炒黑　山栀炒黑　诃子肉

等分为末，蜜丸，噙化。嗽甚加杏仁。

咳嗽痰血，固属君相之火犯肺。此方但清火而不治血，乃去所扰则自安之义。然业经失血则肺已大伤，岂可置之不论不议。去诃子而加清养肺阴之药，始为得之。

独圣散

白及

为末，每服二钱，临卧糯米汤下。

肺坏能补，惟有白及，此“独圣”之所以得名也。

清咽太平丸

薄荷一两[②]　川芎　防风　犀角　柿霜　甘草二两　桔梗三两

蜜丸。

于清凉中寓升散之法，非特火郁则发之，亦非此不能清解上焦也。

---

① 抛荒：荒废，抛弃。

② 一两：校本作“十两”。

还元水

童便

取十一二岁无病童子，不茹荤辛，清澈如水者，去头尾，热饮。冬则用汤温之，或加藕汁和服。

童便乃真阴，又无嗜欲，以之滋肾降火，诚治血之妙品。

麻黄人参芍药汤

桂枝五分　麻黄　黄芪　甘草炙　白芍各一钱　人参三分　大麦冬三分　五味子五粒　当归五分

热服。

麻黄人参汤，非教人补中当用散药，正教人散中当用补药也。气血亏弱之人，易受外感，风寒深入，不得不为表散。若径用麻、桂等汤，发汗后，虚阳欲绝矣。东垣立此方，以治虚人之表病，天下后世可知固本治标之法矣。

犀角地黄汤

生地黄一两五钱　白芍一两　丹皮　犀角二钱五分

每服五钱。

犀角化斑解毒，凉血清心，又能引地黄直达肾经，壮水制火，故吐衄症中多用之。然治心肾则有余，而非肺肝之正药，若治衄血等，不如羚羊角之效。至谓升麻可代犀角，则其说尤谬。既有郁火，再加风药，逼血上升，不旋踵而败矣。

桃仁承气汤

桃仁五十粒，去皮尖，研　大黄四两　芒硝　甘草　桂枝一两

此方《准绳》以为当用桂，喻西江等以为当用枝。予则以为主治注中有外症不解一语，此四字最为着眼，有桃仁、大黄、芒硝、甘草以治里，必当用桂枝以解表。仲景立方固无遗漏也。

抵当汤

水蛭三十个，猪脂熬黑　虻虫三十个，去头足翅　桃仁二十枚，去皮尖，研　大黄四两，酒浸

此症虽瘀热结于少腹极阴之处，不得以里症名之。盖膀胱乃太阳本经之病，非由太阳传里之症。但水蛭、虻虫二味，人不敢用，即代抵当丸，尚嫌其太峻。

槐花散

槐花炒　侧柏叶杵　荆芥炒黑　枳壳炒

等分为末，每三钱，米饮下。

陈修园云："五脏各有守经之血，六腑无血。试看猪、羊肠胃中，岂有一丝一点之血？世人谓巨口吐红为胃血者，妄也。"此说颇有识解，惜其但见得一层，尚遗漏一层。予特申明之，夫五脏主藏，故各有守脏之血；六腑主传，故无守腑之血。方其无病之时，胃中纳水谷，大小肠传糟粕。肠胃中本无血也，血但流灌于腑外，以荣养之。经所谓洒陈六腑，此一语不得滑口读过。迨至火势冲激，或湿热熏蒸，逼血入于腑中，腑不能容，随受亦随出矣。故血淋、尿血，血之由小肠而出者也；泻血、痔血，血之由大肠而出者也。大小肠既有血症，而胃独无血症，有是理乎？胃经之血随火上升，直从食管而出，往往盈碗盈盆。至内伤之血，则由肺经气管而出，自是两途。故胃血易治，肺血难治。数千年来，从未有将无血而有血之故彻底发明者，予故因论槐花散一方，而详及之。

槐花散寒凉太过，肠风下血，中气必虚，再用阴寒，血更凝结。方中去柏叶，加参、术、当归、陈皮、甘草，庶有瘳乎。

秦艽白术丸

秦艽　白术　归尾酒洗　桃仁研，一两　枳实面炒　皂角子烧，存性　泽泻五钱　地榆三钱

面糊丸。

凡痔漏之疾，多起于湿热下注，然又有本体阴虚者。一味去风燥湿，反致劫阴；况服皂角子者，令人每发眩晕。此方立意虽佳，然阴虚者未可轻投也。

芍药汤

芍药一两　归尾　黄芩　黄连五钱　大黄三钱　木香　槟榔　甘草炙，二钱　桂一钱五分

此即通因通用之法。湿热郁蒸，气血瘀壅，故下利而后重。行血理气，则血止而后重自除矣。

苍术地榆汤

苍术泔浸炒，三两　地榆炒黑，一两

每一两，煎。

一燥湿，一凉血，亦治下利之正法。然止此二味，尚未足以扶土和营也。

小蓟饮子

小蓟　蒲黄炒黑　藕节　滑石　木通　当归　生地黄　栀子炒　淡竹叶　甘草各五分

清心与小肠之热，滋肾水而通膀胱，自可以治淋而止痛。

复元羌活汤

柴胡五钱　当归　栝蒌根　穿山甲炮，二钱　甘草　红花二钱　桃仁五十个，去皮尖，研　大黄一两，酒浸

每服一两，加酒煎。

治跌扑损伤之法，破瘀第一，行气次之，活血生新又次之。此方再加一二味行气之药更佳。

祛风之剂

小续命汤

防风一钱二分　桂枝　麻黄　杏仁去皮尖，炒研　芎䓖酒洗　白芍酒炒　人参　甘草炙　黄芩酒炒　防己八分　附子四分

每服三钱，加姜、枣煎。

天地之气，郁而必宣。风也者，乃大块噫气[①]，鼓荡万物者也。然有和风，有烈风，有怪厉之风，有微柔之风。和风，则不疾不徐，人纵感之，不为大害；烈风，则咸知畏避，受者反少；怪厉之风本不常有；惟微柔之风，最易中人，微则难防，柔则善入。虚人腠理不密，外风乘隙而投，由表及里，病亦由浅入深。前于《医醇賸义》中已将中络、中经、中腑、中脏之症，缕析条分，兹不复赘。但于各方后，窃附管见。小续命汤，乃治六经中风之通剂，方中补气血、去风寒、清湿热之药俱备，非各分门类之专方。易老加减法，亦不过示人以用药之大凡。至于入腑、入脏之症，则固未尝议及也。

侯氏黑散

菊花四十分　防风　白术十分　桔梗八分　人参　茯苓　当归　川芎　干姜　桂枝　细辛　牡蛎　矾石三分

上末，用温酒调方寸匕，服二十日，再冷服四十日，共六十日止。则药积腹中矣。

此方佳处，全在平肝息风。内风不动，则不与外风勾结，此便是阻截之法。喻西江盛称其用牡蛎、矾石堵御之妙。予请为进一解，当实卫气以为城垣，当养营血以坚壁垒。若使药积腹中，以为堵截，吾恐风不得入者，气血亦由此不通。无怪误解填塞空窍者之滋议也。

大秦艽汤

秦艽　石膏二两　当归酒洗　白芍酒炒　川芎　生地酒洗　熟地　白术土炒　茯苓　甘草炙　防风　黄芩酒炒　羌活　独活　白芷一两　细辛五钱

---

① 大块噫气：语出《庄子·齐物论》："夫大块噫气，其名为风。"成玄英疏："大块者，造物之名，亦自然之称也。"

每服一两。

此方刘宗厚与喻嘉言俱谓其风药太多，不能养血益筋骨；汪讱庵又谓用此方者，取效甚多。各执一见。予谓方中四物咸备，不可谓无血药也，若中风初起，表邪重者，用之尚可取效。然石膏、细辛二味，必须减去。

三生饮

生南星一两 生川乌去皮，五钱 生附子去皮，五钱 木香二钱

每服一两，加人参一两煎。

邪之所凑，其气必虚是也，然邪往从之，虚处转实，又何说耶？东垣谓：中风非外风，乃本气自病，太属偏执。此等峻猛之药，虽有人参，气虚者能任受耶？如喻嘉言之加减为宜。

地黄饮子

熟地黄 巴戟去心 山茱萸 肉苁蓉酒浸 附子炮 官桂 石斛 茯苓 远志 麦冬 石菖蒲 五味子

等分，每服五钱，入薄荷少许，姜、枣煎服。

清肝气以益水之源，纳肾气以制火之僭。水能涵木，孤阳不升则心气通，而舌瘖自解矣。惟足废不能行，尚当加壮筋利节之药。至其不用风药，正恐以助火，故特为摒去，未可议之也。

顺风匀气散

白术二钱 乌药一钱五分 人参 天麻五分 沉香磨，三分 白芷 苏叶 木瓜 青皮 甘草炙，三钱

加姜煎。

顺风匀气散全是气分药，并无活血舒筋之药。以之顺气疏风则可，若治半身不遂，口眼㖞斜，当加血药舒筋为是。

豨莶丸

豨莶草

以五月五日、七月七日、九月九日采者佳。不拘多少，拣去粗茎，留枝、花、叶、实，酒拌蒸晒九次，蜜丸。

豨莶之性，一味搜风逐湿。若风湿相搏，腿足麻痹，及诸湿疮皆可用。以治中风㖞僻，徒益之燥耳。

牵正散

白附子 僵蚕 全蝎 等分为末，每二钱，酒调服。

但口眼㖞斜，而别无他症，则经络、脏腑均未受伤，乃太阳、阳明两经之风痰蕴热所致。三药直走内络，祛风化痰，极为得力，故不必加血药也。

如圣散

羌活 防风 白芷 柴胡 甘草 黄芩 半夏 川芎 芍药 当归 乌药

加姜煎，入姜汁、竹沥服。柔痉加白术、桂枝；刚痉则加苍术、麻黄；口噤、切牙、大便实加大黄。

活血祛风，化痰清热，刚柔二痉，加减亦有法，此节庵方之佳者。

独活汤

独活 羌活 防风 细辛 桂心 白薇 当归 芎䓖 半夏 人参 茯神 远志肉 菖蒲五钱 甘草炙，二钱五分

每服一两，加姜、枣煎。

此以息肝风为第一义，养心神次之，化痰清热又次之，方法极有条理。

小活络丹

川乌炮去脐皮 草乌炮去皮 胆星六两 地龙洗，焙干 乳香去油 没药另研，三两三钱

酒丸。

药力颇峻，果有顽痰死血则可用。若寒湿流筋及血不养筋者，不可误投。

消风散

荆芥 陈皮去白 厚朴姜汁炒 甘草炙，五钱 防风 羌活 藿香 僵蚕洗，炒 蝉蜕 川芎 人参 茯苓二两

为末，每服三钱，茶汤下。

风热上攻，治当清解，过用辛散，是发风助火矣，殊非正法也。

清空膏

黄芩酒炒　黄连酒炒　羌活　防风一两　柴胡七钱　川芎五钱　甘草炙，一两五钱

为末，每服三钱，茶调如膏，白汤送下。

如少阴头痛，加细辛；太阴头痛、脉缓、有痰，去羌活、防风、川芎、甘草，加半夏；如偏头痛，服之不愈，减羌活、防风、川芎一半，加柴胡一倍；如自汗、发热、恶热而渴，此阳明头痛，只与白虎汤加白芷。

此则寓清凉于升散中，为治风热之大法。若阳明头痛、少阴厥痛、血虚头痛，又当别用方法矣。

胃风汤

人参　白术土炒　茯苓　当归酒炒　芎䓖　桂炒　芍药酒炒

等分，加粟米百余粒煎。

东垣胃风汤

升麻一钱三分　麻黄不去节，一钱　白芷一钱三分　葛根一钱　柴胡五分　羌活五分　藁本五分　苍术五分　蔓荆五分　草蔻五分　黄柏五分　当归五分　炙甘草五分

加姜、枣煎。

易老胃风汤养血柔肝，补脾和胃，并无一味风药，而治法特妙。盖缘肝木太旺，动而生风，犯胃克脾，故见飧泄、肠风等症，但须肝木一和，则内风自息。若东垣之胃风汤，纯用风药，且燥亦太过，不及远矣。

上中下通用痛风丸

川芎一两　黄柏酒炒　苍术泔洗　南星姜制，二两　桃仁去皮尖，捣　神曲炒　防己　白芷一两　羌活　威灵仙酒拌，三钱　龙胆草一两　桂枝三钱　红花二钱

面糊丸。

此于风寒湿之外，又兼治痰与血。丹溪原自谓通剂，不过举此以示大法。病有专在何经者，必须对症立方，不得用此通共之剂，反伤无病之处也。

史国公药酒方

羌活　防风　白术土炒　当归酒洗　川牛膝酒浸　川萆薢　杜仲姜汁炒　松节杵　虎胫骨酥炙　鳖甲酥炙　晚蚕砂炒，二两　秦艽　苍耳子炮，捶碎，四两　枸杞五两　茄根八两，蒸熟

为粗末，绢袋盛，浸无灰酒三十斤，煮熟退火毒服，每日数次，常令醺醺不断。

此酒祛风利湿颇有力，于实症为宜。若气虚者当加补气药，血虚者当加补血药。

蠲痹汤

黄芪蜜炙　当归酒洗　赤芍酒炒　羌活　防风　片子姜黄酒炒　甘草炙

加姜、枣煎。

营卫不亏，风何由入？不调营卫，而多用风药者，非升痰即助火。此方营卫兼顾，而又能祛风利湿，痹症中之善方也。

三痹汤

人参　黄芪　茯苓　甘草　当归　川芎　白芍　生地黄　杜仲姜汁炒　桂心　川牛膝　川续断　细辛　秦艽　川独活　防风

等分，加姜、枣煎。

峻补气血，而祛风、除寒、利湿之法悉寓乎其中，本末兼该，诚治痹之上策也。

独活寄生汤

独活　桑寄生　秦艽　防风　细辛　当归酒洗　芍药酒炒　川芎酒洗　熟地　杜仲姜汁炒　牛膝　人参　茯苓　甘草　桂心

等分，每服四钱。

独活，取其独立不摇，不须依傍；寄

生，取其附木而生，大得依傍。二者相济，又能利筋节而祛风。再兼平补营卫，疏通寒湿，用意颇为周到。

沉香天麻丸

羌活五钱　独活四钱　沉香　益智仁　川乌二钱　附子炮　天麻　防风　半夏三钱　当归　甘草　僵蚕一钱五分

每服五钱，姜三片煎。

以之治风寒痰厥则可，若因风化火，兼有痰涎者，断不可用。

通顶散

藜芦　甘草生用　细辛　人参　川芎一钱　石膏五钱

为末，用一字①，吹入鼻中，有嚏者肺气未绝，可治。

不过欲其通阳开窍耳，然太觉烦琐，不如皂荚散之便捷也。

乌梅擦牙关方

乌梅

揩擦牙龈，涎出即开。

木旺则克土，木燥则筋急，泄木缓筋，则土郁自开矣。

① 一字：古代药物称量法。以开元通宝钱币抄取药末，填去一字之量。

卷 三

祛寒之剂

理中汤

白术陈壁土炒，二两 人参 干姜炮 甘草炙，一两

每服四钱。

自利、腹痛者加木香，不痛、利多者倍加白术，渴者倍白术，蜷卧沉重、利不止加附子，腹满去甘草，呕吐去白术加半夏、姜汁，脐下动气则去术加桂，悸加茯苓，阴黄加茵陈，寒结胸加枳实。本方等分蜜丸，名理中丸。

寒有外感、有传经、有直中、有痼冷。外感之寒先病在表，后传入里，必发热而恶寒，此伤寒之寒病也；直中之寒，手足厥冷，并不发热；痼冷在内，遇寒而发，暴猝厥逆，其势尤重，此中寒门之寒病也。施治之法，伤寒一门，在表者宜辛散，传里者宜辛温。中寒一门，则每用辛热回阳急救之法。此伤寒、中寒治法之分也。理中汤，治伤寒太阴病，腹痛、便溏等症，亦通治中脘虚寒。惟云治结胸吐蛔，感寒霍乱，此两条则宜去人参、甘草，量加厚朴、砂仁等味为妥。

四逆汤

附子一枚，生用 干姜一两 甘草炙，二两

冷服。

面赤加葱九茎，腹痛加芍药二两，咽痛加桔梗一两，利止，脉不出加人参二两，呕吐加生姜二两。

四逆汤为四肢厥逆而设。仲景立此方，以治伤寒之少阴症。若太阴之腹痛下利、完谷不化，厥阴之恶寒不汗、四肢厥冷者亦宜之。盖阴惨之气深入于里，真阳几几欲绝，非此纯阳之品，不足以破阴气而发阳光。又恐姜、附之性过于燥烈，反伤上焦，故倍用甘草以缓之。立方之法，尽美尽善。后人分传经为热厥，直中为寒厥，程郊倩讥之，然亦有未可尽非者。仲景曰：“伤寒一二日至四五日而厥者，必发热，应下之。”此明明说厥逆在前，发热在后，及至发热则不复厥冷，乃伤寒失下之症，故荡涤邪滞，则发热自退，本非为厥而不热者言也。程氏又云：“下之者，下其热，非下其厥也，遇发热则可下，遇厥则万不可下。”此数语最为明白了当，可见传经之邪亦自有当下者，但不可概谓之热厥耳。四逆者，必手冷过肘，足冷过膝，脉沉细无力，腹痛下利等象咸备，方可用之，否则不可轻投。

当归四逆汤

当归 桂枝 芍药 细辛三两 甘草炙 通草二两 大枣二十五枚

仲景又曰：其人素有久寒者加吴茱萸二升、生姜半斤，酒六升，和煮，名四逆加吴茱萸生姜汤。

厥阴为藏血之经，故当归四逆汤以和营为主，加桂枝、细辛以和卫，营卫和则厥自解矣。虽有寒而不加姜、附者，恐燥烈太过，劫阴耗血也。

四逆散

柴胡 芍药炒 枳实麸炒 甘草炙

等分为末，水调饮。

四逆散乃表里并治之剂。热结于内，阳气不能外达，故里热而外寒，又不可攻下以碍厥，故但用枳实以散郁热，仍用柴胡以达阳邪，阳邪外泄，则手足自温矣。

真武汤

附子炮，一枚　白术炒，三两　茯苓　白芍炒　生姜三两

北方曰幽都，乃阴寒湿浊之地，赖真武之神运用水火以镇摄之，浊阴方渐得解散。此方取名真武，乃专治肾脏之剂。坎之为象，一阳居二阴之中。水中之火，是为真火，此火一衰，则肾水泛滥。停于下焦，则腹痛自利；水气犯中焦，则作哕，欲吐不吐；水气犯上焦，则咳嗽、心悸、头眩。方中姜、附以助真阳，用苓、术以制二阴，水气一收，则上中下三焦俱无病矣。

白通加人尿猪胆汁汤

葱白四茎　干姜一两　附子炮，一枚　人尿五合　猪胆汁一合

少阴病，下利脉微。服白通汤后，利不止，厥逆无脉，此为阴寒过甚，阳气将绝之候。加人尿、猪胆汁者，以类相从之义也。服后脉暴出，则阳气尽泄，孤立无依，故随脱而死。脉微续者，阳气渐回，以次可复，故得生。外用葱、艾熨灸气海、关元，表里通阳，亦为善策。

吴茱萸汤

吴茱萸泡，一升　人参三两　大枣十二枚　生姜六两

吴茱萸辛烈善降，得姜之温通，用以破除阴气有余矣。又恐辛燥太过，耗气劫阴，故用人参、大枣之甘缓以济之，又能补土扶阳，使浊阴不得上干清道，治法更为周到。

大建中汤

蜀椒二合　干姜四两　人参二两

煎去滓，内饴糖一升，微煎温服。

非人参不能大补心脾，非姜、椒不能大祛寒气，故曰大建中。又有饴糖之甘缓以杀姜、椒之辛燥。非圣于医者，不辨有此。

十四味建中汤

黄芪蜜炙　人参　白术土炒　茯苓　甘草蜜炙　半夏姜制　当归酒洗　白芍酒炒　熟地　川芎　麦冬　肉苁蓉　附子　肉桂

加姜、枣煎。

于十全大补中又加四味，究竟阳药太多，若以治阴虚之劳瘵，非抱薪救火乎？至乐令建中汤，加柴胡、细辛之开透善走，欲其创建中气，不亦难乎！

小建中汤

桂枝　生姜三两　芍药六两　甘草炙，一两　大枣十二枚

入饴糖一升，微火解服。

肝木太强，则脾土受制。脾阳不运，虚则寒生，阴气日凝，阳气日削，故见肠鸣、泄泻、腹痛等症。小建中汤之义，全在抑木扶土。当从吴氏之说，用肉桂而不用桂枝。肉桂温里，桂枝解表，用各有当也。且肉桂性能杀木，合芍药以制肝，又用姜、枣、甘草、饴糖之甘温以补脾，斯中州之阳气发舒，而阴寒尽退矣。

白术附子汤

白术二两　甘草一两　附子炮，一枚

每服五钱，姜五片、枣一枚煎。

此为治肾风之药，肾为水脏，得火则平，而浊阴退听①矣。若肝风头眩，则当用养血之剂。误用此方，则风火相搏，而病益剧，不可不知也。

益元汤

附子炮　干姜　艾叶　黄连　知母　人参　麦冬　五味子　甘草

---

① 退听：退让顺从。

加姜、枣、葱白煎，入童便一匙，冷服。

戴阳者，阴不抱阳，虚阳上浮，几几欲绝。若误作热症治，立见败坏。此方用姜、附、艾叶以回阳，用生脉散以敛阴，使阳回气复，阴能抱阳，可无虚脱之虞矣。

回阳救急汤

附子炮 干姜 肉桂 人参五分 白术 茯苓一钱 半夏 陈皮七分 甘草二分 五味子九粒

加姜煎，入麝三厘调服。无脉加猪胆汁，泄泻加升麻、黄芪，呕吐加姜汁，吐涎沫加盐炒吴茱萸。

此方治中寒之缓症则可。若云救急，则姜、附中又合六君、五味子，反令姜、附之性多所牵制，不如四逆汤，为能斩关夺门也。

四神丸

破故纸酒浸一宿，炒，四两 五味子炒，三两 肉豆蔻面裹煨，二两 吴茱萸盐汤泡，一两

用大枣百枚、生姜八两，切片同煮烂，去姜，取枣肉捣丸。每服二钱，临卧盐汤下。

命门为日用之火，所以熏蒸脾胃，运化谷食。若肾泻者，宜二神丸。脾泻者，若由木旺克土，则吴茱萸能散厥阴之气，用以抑木则可；非此则不如去五味子、吴萸，加茴香、木香者之为佳也。

感应丸

木香 肉豆蔻 丁香一两五钱 干姜炮 百草霜一两 杏仁一百四十粒，去皮尖 巴豆七十粒，去心、皮、膜、油

巴豆、杏仁另研，同前药末和匀，用好黄蜡六两溶化，重绢滤去渣，好酒一升，于砂锅内煮数沸，候酒冷蜡浮，用清油一两，铫内熬熟，取蜡四两同化成汁，就铫内和前药末乘热拌匀，丸如豆大。每服三十丸，空心姜汤下。

制方之法，极有巧思，然走者太走，而涩者太涩，偏师陷阵，终不如堂堂正正之为得也。誉之者叹为虽有巴豆，服之不泻，此不过藉蜡性为之封固耳，吾不敢以为神妙也。

导气汤

川楝子四钱 木香三钱 茴香二钱 吴茱萸一钱，汤泡

长流水煎。

此为治疝之通剂，有川楝子苦寒，济以茴香、木香、吴萸之辛温，肝肾并顾，寒湿尽祛，至为妥善。

天台乌药散

乌药 木香 茴香盐炒 良姜炒 青皮五钱 槟榔二个 川楝子十个 巴豆七十一粒

先以巴豆微打破，同川楝麸炒黑，去麸及巴豆，同余药为末，酒下一钱。

治疝大法，当温肾柔肝，兼治寒湿，何至用巴豆之峻攻，不及导气汤远矣。

疝气方

吴茱萸 枳壳 栀子 山楂炒 荔枝核煅

等分为末。空心，长流水下二钱。

此方亦平易近人，虽无近效，然较之乌药散要稳妥多矣。

橘核丸

橘核 川楝子 海藻 海带 昆布 桃仁二两 延胡索 厚朴 枳实 木通 桂心 木香五钱

酒糊丸盐汤或酒下。

此乃治癞疝之专剂。理气、破血、软坚、行水之法俱备，其知痛楚者不可误用。

清暑之剂

四味香薷饮

香薷一两 厚朴姜汁炒 扁豆炒，五钱

黄连姜炒，三钱

冷服。

暑湿暍三气，初学不能分别，多致错误，今为明白言之。时当夏令，天气下降，地气上升，人处其中。暑上侵而湿下袭，暑为天之气，湿乃地之气，其热之甚者则为暍，此三气之分也。今就暑病门中，先论暑症，虽有冒暑、伤暑、中暑、伏暑等名，不过略分轻重，其为阳邪则一也，其因暑而贪凉受风者便是伤风，因暑而食冷受寒者便是伤寒，但与冬月之伤风、伤寒治法不同。因暑伤风，当辛凉表散；因暑伤寒，当于清解中参用温药，此为正法。四味香薷饮，乃治感冒暑气、阳邪遏抑之剂，即冬月伤风中用桂枝、荆、防之例。今人误以香薷为凉药，不论是何暑病，首先用之，殊可怪叹。

清暑益气汤

黄芪　人参　白术炒　苍术　神曲炒　陈皮　青皮麸炒　甘草炙　麦冬　五味子　当归酒洗　黄柏酒炒　泽泻　升麻　葛根

姜、枣煎。

清暑益气汤药味庞杂，补者补而消者消，升者升而泻者泻，将何所适从乎？且主治下有胸满气促一条，则黄芪、升麻在所当禁。予谓此等症，但须清心养胃，健脾利湿足矣，何必如此小题大做。东垣先生，予最为服膺，惟此等方不敢阿好。

生脉散

人参　麦冬五分　五味子七粒

肺[①]主气，心主血。生脉散养心肺之阴，使气血得以荣养一身；而又有酸敛之品，以收耗散之气，止汗定咳。虚人无外感者，暑月宜之。

六一散

滑石六两　甘草一两

为末，冷水或灯芯汤调下。

本方加辰砂，名益元散；加薄荷，名鸡苏散；加青黛，名碧玉散。

六一散施之于体壮热盛，浓浓太过之人则可。若体虚气弱者，则寒伤脾而滑伤肾，反致饮食减少，津亏作渴。至益元散、鸡苏散、碧玉散，亦同此例也，不可因夏月而一概混投。

缩脾饮

砂仁　草果煨去皮　乌梅　甘草炙，四两　扁豆炒，研　干葛二两

方中辛燥太过，用以健脾去湿则可。若谓清暑、除烦、止渴，吾不谓然。

消暑丸

半夏一斤，醋五斤煮干　茯苓　甘草半斤，生用

姜汁糊丸，勿见生水。热汤下。

消暑丸不治暑而治湿，使湿去而暑亦降，用意甚佳。然必须兼清解之药一二味为得。

大顺散

干姜　桂　杏仁去皮尖　甘草等分

先将甘草用白砂炒，次入姜、杏炒过，去砂，合桂为末。每服二钱。

此即治暑月之伤寒也。因暑伤寒，故但治寒而不治暑。

利湿之剂

五苓散

猪苓　茯苓　白术炒，十八铢　泽泻一两六铢半　桂五钱

湿为地之气，其中人也缓，其入人也深，其为病也不可以疾[②]而已。坐卧卑湿，汗渍雨淋，此湿之自外来者也；多食浓腻，过嗜茶酒，此湿之自内生者也。治湿必先理脾，脾土健运，始能渗湿，此定

---

① 肺：原作“肝”，据文义改。

② 疾：快速。

法也。又须分利，使浊阴从下而出，亦定法也。五苓散，仲景本为脉浮、小便不利、微热、消渴、表里有病者而设。方中宜用桂枝，不可用肉桂。后人遂通治诸湿、腹满、水饮、水肿、呕逆、泄泻、水寒射肺或喘或咳、中暑烦渴、身热头痛、膀胱热、便秘而渴、霍乱吐泻、痰饮湿疟、身痛身重等症。总之，治寒湿则宜用肉桂，不宜用桂枝。若重阴生阳，积湿化热，便当加清利之药，并桂枝亦不可用矣。至加减之附方，各有宜称，亦当细细参之。

猪苓汤

猪苓　泽泻　茯苓　滑石　阿胶各一两

五苓散治湿浊不化，故用术、桂，以通阳而化浊；猪苓汤治阳邪入里，故用滑石、阿胶，以降热而存津。至于统治少阴下利，六七日，咳而呕渴，心烦不得眠，乃借泻膀胱以清肾脏，是活用之法，而非正治也。

茯苓甘草汤

茯苓　桂枝二两　甘草一两　生姜二两

茯苓宜于独重，以其能渗湿安神也。姜、桂性温，开解腠理，能逐[①]水气从毛窍而出，用甘草以补土和中，方法特妙。

小半夏加茯苓汤

半夏一升　茯苓三两　生姜半斤

古人立方，有药味少而分两重者，专走一门，为功甚巨，如半夏等汤是也。痰去，则眩悸自止；湿去，则痞满自消；气顺，则呕吐不作矣。

加味肾气丸

熟地四两　茯苓三两，乳拌　山药炒　丹皮酒炒　山萸肉酒润　泽泻酒浸　川牛膝酒浸　车前子炒　肉桂一两　附子制，五钱

蜜丸。

此方之妙，全在导龙归海。命肾之火衰微，浊阴日渐凝结，始则小便不利，继则水气泛溢，腹胀肢肿。但用分利之剂，徒然耗正劫阴，小便仍不能利，惟用附、桂以直达命肾，使命门之火得以熏蒸脾胃，肾中之真阳发越，则肾气通畅，而寒水亦行，小便通，则泛滥之水如众流赴壑矣。人但知水能克火，而不知火亦能制水，发阳光以消阴翳，此类是也。

越婢汤

麻黄六两　石膏八两　生姜三两　甘草二两　大枣十二枚

风与水在皮肤之间，故但肿而不胀，变小青龙之制，使风、水俱从毛窍而出，故名越婢。越婢者，悦脾也。

防己黄汤

防己　黄芪一两　白术七钱五分　甘草五钱，炙

每服五钱，加姜、枣煎。

去风先养血，治湿先健脾，此一定之法。此症乃风与水相乘，非血虚生风之比。故但用治风逐水健脾之药，而不必加血药。但得水气去而腠理实，则风、水亦不能独留矣。

肾着汤

干姜炮　茯苓四两　甘草炙　白术炒，二两

方中但燥湿健脾，而不用温肾之药。缘此症乃积湿下注于肾，非肾之寒水为病也。若虚寒之体，即少加附子、杜仲亦可。

舟车丸

黑牵牛四两，炒　大黄二两，酒浸　甘遂面裹煨　大戟面裹煨　净芫花醋炒　青皮炒　橘红一两　木香五钱　轻粉一钱

水丸。

仲景十枣汤，已极峻厉，此更厉而加

---

① 逐：原作“遂”，据文义改。

厉，纵形气俱实，岂能堪此。予谓此等症全是阴结，非阳不通，宜用附、桂兼疏肝逐水之剂。此等方法万不可用。

疏凿饮子

羌活　秦艽　槟榔　大腹皮　茯苓皮　椒目　木通　泽泻　赤小豆　商陆等分

加姜皮煎。

疏凿饮，名色甚佳，用药亦较舟车丸已轻一等。然吾见服商陆者，必然大泻，胸腹骤宽，不超时而复胀，万无生理。盖逐水自前阴而出者得生，自后阴而出者必死，学者慎之哉！

实脾饮

白术土炒　茯苓　甘草炙　厚朴姜炒　木香　附子　大腹皮　草豆蔻　木瓜片　黑姜

加姜、枣煎。

主治条下有色悴声短、口不渴、二便利数语，则此症乃脾肾虚寒。当用香砂六君合温肾渗湿之剂。若徒事破气利湿，色悴者不更加憔悴乎！

五皮饮

五加皮　地骨皮　茯苓皮　大腹皮　生姜皮

此亦为水邪客于皮肤而设。以其病不在上，故不用发汗逐水之法，而但利小便也。

麦门冬汤

麦门冬五十枚，姜炒　粳米五十粒

麦门冬汤，解之者多谈玄理，予则谓初起便见喘满，则明是清肃之令不能下行，故水溢高原也。拟以桑白皮、栝蒌皮、苡仁米等代之，亦未为不可。

羌活胜湿汤

羌活　独活一钱　川芎　藁本　防风　甘草炙，五分　蔓荆子三分

此为治在表之湿，故独用风药。关节利则湿除矣，且属外来之浅恙，本不在健运分消之例。

中满分消丸

厚朴炒，一两　枳实炒　黄连炒　黄芩炒　半夏姜制，五钱　陈皮　知母炒，四钱　泽泻三钱　茯苓　砂仁二钱　干姜二钱　姜黄　人参　白术炒　甘草炙　猪苓一钱

蒸饼丸，焙热服。

中满分消丸，解者谓治热胀，此不过脾胃失职，积湿所化之热耳，并非实火也。若有实火，则水气安得横行，浊阴岂得复盛乎？惟其寓补脾胃之法于分消解散之中，不伤元气，极为正法。

中满分消汤

川乌　干姜　生姜　黄连　人参　当归　泽泻　青皮　麻黄　荜澄茄　柴胡二分[①]　吴茱萸　草蔻仁　厚朴　黄芪　黄柏五分　益智仁　木香　半夏　茯苓　升麻三分

热服。

此方于大队温补中用黄连、黄柏，所谓从权以寒热药下之也。于中又升散，又分利，虽属开鬼门、洁净府之法，究竟歧路太多矣。

大橘皮汤

滑石六钱　甘草一钱　赤茯苓一钱　猪苓　白术土炒　泽泻　桂五分　陈皮一钱五分　木香　槟榔三分

加姜煎，每服五钱。

利小便，即所以实大肠，使小肠之水渗入膀胱，而不入大肠，则五苓散中肉桂一味尤为得力也。

茵陈蒿汤

茵陈六两　大黄二两，酒浸　栀子十四枚，炒

凡发黄症，二便不利者，用大黄；若

---

① 二分：原作“二钱”，据《兰室秘藏》改。

二便如常，当去大黄用黄连；至寒湿阴黄，则又当于分利中用热药矣。

八正散

车前子 木通 瞿麦 萹蓄 甘草梢 栀子炒黑 滑石 大黄

加灯草煎。

此方治实火下注小肠、膀胱者则可。若阴虚夹湿火之体，便当去大黄，加天冬、丹参、丹皮。

萆薢分清饮

川萆薢 石菖蒲 乌药 益智仁等分 甘草梢减半

入盐，食前服。

凡淋症，皆由于湿热，小便频数，其为肾虚夹热可知，但当于滋肾中加清利之药。若乌药、益智仁之温涩，是反行禁锢而非分清。解者谓此以疏泄为禁止，吾不谓然。

琥珀散

滑石二钱 琥珀 木通 萹蓄 木香 当归 郁金炒，一钱

为末服。

上焦之热下注小肠、膀胱，精道与溺道混淆，故成淋症。此于清利中少加气药，以分清浊，极为有法。

防己饮

防己 木通 槟榔 生地酒炒 川芎炒 白术炒 苍术盐炒 黄柏酒炒 甘草梢 犀角

食前服。

湿热为病，不宜调补，亦不宜攻下。此方于健脾燥湿中寓滋阴凉血之法，最为合度。

当归拈痛方

茵陈酒炒 羌活 防风 升麻 葛根 苍术 白术 甘草炙 黄芩酒炒 苦参酒炒 知母酒炒 当归 猪苓 泽泻

空心服。

疏风所以胜湿，健脾所以渗湿，通小便所以利湿。上下中三焦之湿尽去，则热亦解散，而遍身之痛止矣。此不治痛而痛自止之法也。

禹功散

黑牵牛四两 茴香一两，炒

为末，每一钱，姜汁调下。

此方峻猛，不可轻用。

升阳除湿防风汤

苍术泔浸，四钱 防风二钱 茯苓 白术 芍药一钱

姜、枣煎。

但升阳实脾，而浊阴自化，尤妙在不用升麻，最为的当。

润燥之剂

琼玉膏

地黄四斤 茯苓十二两 人参六两 白蜜二斤

先将地黄熬汁，去渣，入蜜炼稠，再将参、苓为末，和入瓷罐封，水煮半日，白汤化服。

燥者，燥烈也，不能滋润也。喻嘉言作凉字解，予于《医醇賸义》中已详论之。如琼玉膏之润燥亦善策也，人参、地黄气血并补，金水相生；又加茯苓以宁心而补土，则水升火降，而咳嗽自除矣。

炙甘草汤

甘草炙，四两 生姜 桂枝三两 人参 阿胶蛤粉炒，二两 生地黄一斤 麦冬去心 麻仁半斤，研 大枣十二枚

水、酒各半煎，内阿胶烊化服。

或疑姜桂之辛温，恐不可以润燥，不知此方仲景原为伤寒脉结代，余邪未解者而设。故温散与清润并行，使外邪清，则正气醒，而血脉复也。

麦门冬汤

麦门冬七斤 半夏一升 人参三两 甘

草二两　大枣十二枚　粳米三合

半夏之性，用入温燥药中则燥，用入清润药中则下气而化痰，胃气开通，逆火自降，与徒用清寒者，真有霄壤之别。

活血润燥生津汤

当归　白芍　熟地一钱　天冬　麦冬　栝蒌八分　桃仁研　红花五分

生津养血，本润燥之正法。但桃仁、红花虽云活血，恐其破血耳。

清燥汤

黄芪一钱五分　苍术炒，一钱　白术炒　陈皮　泽泻五分　人参　茯苓　升麻三分　当归酒洗　生地　麦冬　甘草炙　神曲炒　黄柏酒炒　猪苓二分　柴胡　黄连炒，一分　五味子九粒

每服五钱。

方名清燥汤，而所用之药乃有二术、陈皮、黄柏、神曲等，以此清燥，非抱薪救火乎？不知此症之要，全在肺金受湿热之邪一语。盖热为积湿所化，湿不去则热不清，徒用清滋，留湿即以留热，故毅然用燥湿之品，使湿去而热亦清，此其所以为清燥乎？

滋燥养荣汤

当归酒洗，一钱　生地　熟地　芍药炒　黄芩酒炒　秦艽一钱　防风　甘草五分

若大便风秘，便可用秦艽、防风；若大便如常，便当减去。风药善走，与火烁肺金不宜。

搜风顺气丸

大黄九蒸九晒，五两　火麻仁　郁李仁去皮　山药酒蒸　山茱肉　车前子　牛膝酒蒸，二两　菟丝子酒洗　独活　防风　槟榔　枳壳麸炒，一两

蜜丸。

此不过因大肠秘结，以之润肠通气耳，乃本方自注：久服则可百病皆除。安有大黄、槟榔之峻下，而可以常服者乎？

润肠丸

大黄　归尾　羌活五钱　桃仁研　火麻仁去壳，一两

蜜丸。

此以通为润，非专于清润也。伏火燥结，得涤荡而始清，不待润而燥自除矣。

通幽汤

当归身　升麻　桃仁研　红花　甘草炙，一钱　生地黄　熟地五分

虽云病在幽门，亦无专治幽门之药，不外调和气血，开通胃府，清升浊降，而上下自安。惟不用香燥攻下，最为有识。

韭汁牛乳饮

韭菜汁　牛乳等分

时时呷之。

韭汁祛瘀生新，又能开通胃气；牛乳补血润燥，兼通大肠。不用辛热劫阴伤津，洵为良法。

黄芪汤

黄芪　熟地　芍药　五味子　麦冬三两　天冬　人参　甘草三钱　茯苓一两

每服三钱，加乌梅、姜、枣煎。

气血并补，敛阴生津，极为有力。惟方既有五味，不必再加乌梅。

消渴方

黄连　天花粉　生地汁　藕汁　牛乳

将黄连、花粉为末，调服。

治胃热消渴，天花粉宜重用，黄连当用胡连，盖川连但能泻心火，生津止渴不如胡连之为佳也。

地黄饮子

人参　黄芪蜜炙　甘草炙　生地　熟地　天冬　麦冬　枇杷叶蜜炙　石斛　泽泻　枳壳麸炒，等分

每服三钱。

此方妙处在清金润肺以益水之源；又有泽泻、枳壳以泄郁热，斯渴止而烦躁亦除矣。

白茯苓丸

茯苓 黄连 花粉 萆薢 熟地 人参 覆盆子 玄参一两 石斛 蛇床子七钱五分 鸡肶胵三十具

蜜丸，磁石汤送下。

金水俱伤，方成下消。蛇床子燥烈如火，万不可用，即鸡肶胵之消导，磁石之镇坠，皆非此症所宜。

桑白皮等汁十味煎

桑白皮一斤 地骨皮三斤，合煎 生地汁五升 麦冬汁二升 生葛根汁 竹沥三升 生姜汁 白蜜一升 枣膏一升 牛酥三合

颇有清肺化痰、除热止咳之力，但久虚者恐其滑肠。或再加茯苓、怀药、苡仁等，培土正以生金也。

治久嗽方

白蜜二斤 生姜二斤，取汁

先秤铜铫，知斤两讫，纳蜜、姜汁，微火熬，令姜汁尽，惟有蜜斤两在则止，每含如枣大一丸，日三服。

肺有伏寒，久咳不止者可用。若阴虚者不宜。

猪膏酒

猪脂 姜汁各二升，熬取三升，再入酒酒五合

分三服。

不过有此一法耳，若欲以此取效，吾恐其不能也。

麻仁苏子粥

火麻仁 紫苏子等分

洗净，合研，再用水研取汁，煮粥啜。

气血亏虚，不可通利，惟此润导之法最宜。

卷 四

泻火之剂

黄连解毒汤

黄连 黄芩 黄柏 栀子各等分

此治实邪实火表里俱盛之剂，故用黄芩泻肺火，黄连泻心火，黄柏泻肾火，又用栀子令上焦之热邪委婉而下。三焦通治，药力颇峻。若表里俱热、胸痞、便秘、谵语者，便当去黄芩加大黄以通之，使滞去而热亦退。须细辨之。

附子泻心汤

大黄二两[①] 黄连 黄芩一两 附子一枚，去皮

伤寒痞满，在心胸而不在胃，故用三黄以泻痞而去热；然恶寒、汗出，阳气亦虚，故用附子温肾固阳。寒热并用，各有精义，非仲景其孰能之。

半夏泻心汤

半夏半升 黄连一两 黄芩 甘草炙 人参 干姜三两 大枣十二枚

此为误下胸痞而设。阳邪郁于上焦，既不能下，又不能仍从毛窍而出，惟有苦寒泻热之法，方能消痞解邪。而又恐阳邪既去，浊阴上干，故于清泻中参入辛温，以预截后患，此所以为医中之圣也。

白虎汤

石膏一斤 知母六两 甘草二两 粳米六合

先煮石膏数十沸，再投药、米。米熟汤成，温服。

同一石膏也，合麻黄用之，则为青龙；合知母用之，则为白虎。一则欲其兴云致雨，以解外邪；一则欲其清肃肺胃，荡涤内热，义各有当也。然用此方者，必须审而又审，自汗而渴，脉大有力，数者咸备，方可与之。若一误投，祸不旋踵。盖缘此症为湿热郁蒸，故有汗而烦热不解。既有汗，故不可表，表则阳脱；亦不可下，下则耗阴。惟有大清肺卫之热为正法也。

竹叶石膏汤

竹叶二把 石膏一斤 人参三两 甘草炙，二两 麦冬一斤 半夏半升 粳米半升

加姜煎。

治肺胃虚热，故加人参、麦冬，加竹叶者，恐虚阳内犯胞络也。

升阳散火汤

柴胡八钱 防风二钱五分 葛根 升麻 羌活 独活 人参 白芍五钱 炙甘草三钱 生甘草三钱

每服五钱，加姜、枣煎。

郁结之火，逆而折之，则其势愈激而上升。此则全用风药解散，盖火得风力而升，亦因风力而灭，故绝不用清寒之品，深达“火郁发之”之义也。

凉膈散

连翘四两 大黄酒浸 芒硝 甘草二两 栀子炒黑 黄芩酒炒 薄荷一两

为末，每服三钱。加竹叶、生蜜煎。

解此方者，但云此上、中二焦泻火之药，既下焦无病，岂得轻用芒硝？观仲景

---

① 二两：校本作“一两”。

三承气汤，邪在上者，不用芒硝可知也。殊不知主治条下有“大小便秘”一语，则下焦安得不并治乎？

当归龙荟丸

当归酒洗　龙胆草酒洗　栀子炒黑　黄连炒　黄柏炒　黄芩炒，一两　大黄酒浸　青黛水飞　芦荟五钱　木香二钱　麝香五分

蜜丸，姜汤下。

苦寒之至，无以复加，此等峻剂，岂可轻试？予意去三黄二香，庶几可用耳。

龙胆泻肝汤

龙胆草酒炒　黄芩炒　栀子酒炒　泽泻　当归酒炒　车前子　木通　生地酒炒　柴胡　生甘草

肝胆火盛，湿热郁蒸者，此方为宜。下部发疡者尤妙。

左金丸

黄连六两，姜汁炒　吴茱萸一两，盐水炒

水丸。

此方之妙全在苦降辛开，不但治胁痛、肝胀、吞酸、疝气等症，即以之治时邪霍乱，转筋吐泻，无不神效。

泻青丸

龙胆草　山栀炒　大黄酒蒸　川芎　当归酒洗　羌活　防风等分

蜜丸，竹叶汤下。

肝性至刚，宜柔而不宜伐。此方但泻肝经之郁火则可，若以之治惊恐、筋痿等症，吾未见其有济也。若去大黄，加芍药、丹皮等类，为庶几耳。

泻黄散

防风四两　藿香七钱　山栀炒黑，一两　石膏五钱　甘草二钱

上末微炒，香酒调服。

有风药以散伏火，有清药以泻积热，而又用甘缓以和中，使不伤正气，此法颇佳。

清胃散

生地　丹皮　黄连　当归　升麻

凉血解热，升阳散火。胃气清，则诸病自除矣。

甘露饮

生地　熟地　天冬　麦冬　石斛　茵陈　黄芩　枳壳　枇杷叶　甘草等分

每服五钱。

治胃虚发热，兼有血症者则可。若积湿化热，又无血症者，当去地黄，加花粉、茯苓等为佳。

泻白散

桑白皮　地骨皮一钱　甘草五分　粳米百粒

易老加黄连。

肺金有火，则清肃之令不能下行，故洒淅寒热，而咳嗽喘急。泻肺火而补脾胃，则又顾母法也。若加黄连，反失立方之旨。

导赤散

生地　木通　甘草梢　淡竹叶等分

煎。

心经之火，每移于小肠，表里相传也。故治小肠之火，必兼清心，此为定法。

莲子清心饮

石莲肉　人参　黄芪　茯苓　柴胡三钱　黄芩炒　地骨皮　麦冬　车前子　甘草炙，二钱

空心服。

柴胡散肝胆之阳邪，木不助火，则心气亦安，又有参、芪，足以制之，故虽发热烦渴而不相妨也。

导赤各半汤

黄连　黄芩　犀角　知母　山栀　滑石　甘草　茯神　麦冬　人参

加灯芯、姜、枣煎。

越经症乃心经之热邪，上而通肺，本

与小肠无关，其必兼泻小肠者，欲令上焦之邪俱从小肠出也。

普济清毒饮

黄芩酒炒 黄连酒炒，五钱 陈皮去白 甘草生用 玄参二钱 连翘 板蓝根 马勃 鼠黏子 薄荷一钱 僵蚕 升麻七分 柴胡 桔梗二钱

为末，汤调，时时服之。

天行疠气，最为酷烈。病在上焦者，天气中人，必于上也。此方清热解毒，祛疠疫之气最为精当。

清震汤

升麻 苍术五钱 荷叶一枚

雷头风，头本风阳上扰之症，故宜升散而不宜清寒。

紫雪

黄金百两 寒水石 石膏 滑石 磁石水煮三斤，捣，煎去渣，入后药 升麻 玄参 甘草炙，半斤 犀角 羚羊角 沉香 木香五两 丁香一两，并捣剉，入前药汁中煎，去渣，入后药 朴硝 硝石各一斤，提净入前药汁中，微火煎，不住手将柳木搅，候汁欲凝，再入后药 辰砂三两，研细 麝香一两二钱，研细入前药拌匀

合成退火气。冷水调服，每一二钱。

清火解毒，清神辟秽，色色俱备，治温疫热毒瘴气极佳。

人参清肌散

人参 白术 茯苓 甘草炙 当归 赤芍 柴胡 干葛 半夏曲

加姜、枣煎。

四君以补气，归、芍以养血，营卫调则虚烦自退。加柴、葛者，因潮热无汗，欲使阳明之邪从肌表出也。

白术除湿汤

人参 赤茯苓 甘草炙 柴胡五钱 白术一两 生地黄 地骨皮 知母 泽泻七钱

每服五钱。

湿胜必化热，重阴生阳也。此方名曰除湿，而清热之法悉寓乎其中，此真善于清热者。

清骨散

银柴胡一钱五分 胡黄连 秦艽 鳖甲童便炙 地骨皮 青蒿 知母一钱[①] 甘草炙，五分

病至骨蒸劳热，全是有阳无阴矣。大剂养血尚恐不及，徒用清凉，岂能有济？且反伤胃气，非善治也。

石膏散

石膏 研细，每夕新汲水服方寸匕，取热退为度。

石膏非可常服之物，前哲虽有是方，吾不取也。

二母散

知母炒 贝母炒

等分，为末服。古方二母各一两，加巴霜十粒，姜三片，临卧白汤嚼服。

但用二母，力亦浅薄，古方加巴霜十粒，尤为不伦。

利膈汤

薄荷 荆芥 防风 桔梗 甘草 人参 牛蒡子炒

等分为末，每服二钱，或加僵蚕。

痰火闭塞，故成咽痛，寒凉遏抑，益之病耳。此用轻清解散之法，全不用寒凉，最为妙法。

甘桔汤

甘草二两 桔梗一两，或等分

甘、桔二味，为咽喉必用之药。至于加味之法，则当随症而施。

玄参升麻汤

玄参 升麻 甘草等分

元参清上焦浮游之火，升麻升阳而解毒，甘草清热而解毒。药只三味，简而

① 一钱：校本作“二钱”。

能到。

消斑青黛饮

青黛　黄连　犀角　石膏　知母　玄参　栀子　生地　柴胡　人参　甘草

加姜、枣煎。

消毒化斑，颇为有力。若实火炽盛，则地黄、人参尚宜酌减。

玉屑无忧散

玄参　黄连　荆芥　贯众　茯苓　甘草　山豆根　砂仁　滑石五钱　硼砂　寒水石三钱

为末，每一钱，先挑入口，徐以清水咽下。

此治实火实痰之重剂。若虚火聚于咽喉，闭结不通者，万不可用。

香连丸

黄连二十两，吴茱萸十两同炒，去茱萸用　木香四两八钱

醋糊丸，米饮下。

里急后重者，气不通也，此亦苦降辛开之法。

白头翁汤

白头翁二两　秦皮　黄连　黄柏三两

香连丸治气分不通之后重，此则治热伤营血之后重，故但清降而不用气分药。

肾热汤

磁石煅红　牡蛎盐水煮　白术炒，五两　麦冬　芍药四两　甘草一两　生地汁　葱白　大枣十五枚

分三服。

清寒重镇，所以敛阴退火，加以健脾和胃，故为有制之师。

辛夷散

辛夷　白芷　升麻　藁本　防风　川芎　细辛　木通　甘草

等分为末，每服三钱，茶调下。

辛散太过，疏风散寒则宜之，非泻火门中之法。

苍耳散

白芷一两　薄荷　辛夷五两　苍耳子炒，二钱五分

为末，食前葱茶汤调下二钱。

鼻渊一症，有为火烁，有为风乘，有为寒侵，种种不同。此但可施于风乘者耳，亦非泻火门中之法也。

除痰之剂

二陈汤

半夏姜制，二钱　陈皮去白　茯苓一钱　甘草五分

加姜煎。

痰之为病最烈，痰之为病亦最多。积湿与郁火二者为生痰之大源。其余或因风，或因寒，或因气，或因食，变怪百出，随感而生，难可枚举。治痰大法，湿则宜燥，火则宜清，风则宜散，寒则宜温，气则宜顺，食则宜消。二陈汤为治痰之主药，以其有化痰理气、运脾和胃之功也。学者随症加减，因病而施，则用之不穷矣。

润下丸

广陈皮去白，八两，盐水浸洗　甘草二两，蜜炙

蒸饼糊丸。

此治痰而兼停饮者。

桂苓甘术汤

茯苓四两　桂枝　白术二两　甘草一两

此治痰而兼有风者。

清气化痰丸

半夏姜制　胆星一两五钱　橘红　枳实麸炒　杏仁去皮尖　栝蒌仁去油　黄芩酒炒　茯苓一两

姜汁糊丸，淡姜汤下。

此治痰而兼有火者。

顺气消食化痰丸

半夏姜制　胆星一斤　青皮　陈皮去白

莱菔子生用　苏子炒　山楂炒　麦芽炒　神曲炒　杏仁去皮尖，研　葛根　香附制，各一两

姜汁糊蒸饼为丸。

此治痰而兼有食者。

清肺饮

杏仁去皮尖　贝母　茯苓一钱　桔梗　五味子　甘草　橘红五分

加姜煎。

此治痰而兼有湿火者。

金沸草散

旋覆花　前胡　细辛一钱　荆芥一钱五分　半夏五分　赤茯苓六分　甘草炙，三分

加姜、枣煎。

此治痰而兼疏风者。

百花膏

百合　款冬花

等分，蜜丸。

此治痰而兼清热者。

三仙丹

南星曲　半夏曲四两　香附二两

糊丸。

此治痰而兼理气者。

半夏天麻白术汤

半夏姜制　麦芽一钱五分　神曲炒　白术炒　苍术泔浸　人参　黄芪蜜制　陈皮　茯苓　泽泻　天麻五分　干姜三分　黄柏二分，酒洗

每服五钱。

此治痰而兼息风者。

茯苓丸

半夏曲一两　茯苓一两，乳拌　枳壳五钱，麸炒　风化硝二钱五分

姜汁糊丸。

此治痼结之顽痰，非大实者不可轻投。

控涎丹

甘遂去心　大戟去皮　白芥子

等分为末，糊丸，临卧姜汤服。

此治痰而兼逐水者，亦不可轻用。

三子养亲汤

紫苏子　白芥子　莱菔子

各微炒研，煎服。

此治痰而兼降气者。

涤痰汤

半夏姜制　胆星二钱五分　橘红　枳实　茯苓二钱　人参　菖蒲一钱　竹茹七分　甘草五分

加姜煎。

此治痰而兼去风清心者。

礞石滚痰丸

青礞石一两　沉香五钱　大黄酒蒸　黄芩八两

上将礞石打碎，用朴硝一两，同入瓦罐，盐泥固济，晒干，火煅，研末，和诸药水丸。

此治实痰实火者。

牛黄丸

胆星　全蝎去足，焙　蝉蜕二钱五分　牛黄　白附子　僵蚕洗焙　防风　天麻一钱五分　麝香五分

煮枣肉和水银五分细研，入药末为丸，荆芥姜汤下。

此治痰而兼熄风清心者。

辰砂散

辰砂一两　乳香　枣仁五钱

温酒调下。

此治痰而兼定惊者。

白金丸

白矾三两　郁金七两

薄荷　糊丸。

此治痰而兼解郁者。

青州白丸子

白附子生用　南星生用，二两　半夏水浸生衣，生用，二两　川乌去皮脐，生用，五钱

为末，绢袋盛之，水摆出粉。未尽，

再摇再摆，以尽为度。贮瓷盆，日晒夜露，春五日、夏三日、秋七日、冬十日。晒干，糯米糊丸如绿豆大，每服二十丸，姜汤下。

此治痰而兼祛风者。

星香散

胆星八钱　木香二钱

为末服。

此治痰而兼行气者。

常山饮

常山烧酒炒，二钱　草果煨　槟榔　知母　贝母一钱　乌梅二个　姜三片　枣一枚

半酒半水煎，露一宿，日未出时，面东空心温服。

此治痰而兼分阴阳者。疟不可截，用此方者，每贻后患，大率邪伏于内，脾气受伤，致成胀满者多矣。

截疟七宝饮

常山酒炒　草果煨　槟榔　青皮　厚朴　陈皮　甘草

等分，用酒、水各一钟煎熟，丝绵盖之，露一宿，于当发之早，面东温服。

较前方之用知母、乌梅者稍可，然亦非正法也。

消导之剂

平胃散

苍术泔浸，二钱　厚朴姜炒　陈皮去白　甘草炙，一钱

加姜、枣煎。

人非脾胃，无以养生。饮食不节，病即随之。多食辛辣则火生，多食生冷则寒生，多食浓厚则痰湿俱生。于是为积聚，为胀满，为泻痢，种种俱见。平胃散乃治脾胃之圣剂，利湿化痞，消胀和中，兼治时疫瘴气，燥而不烈，故为消导之首方。

枳术丸

白术三两，土蒸　枳实一两，麸炒

为末，荷叶包陈米饭煨干为丸。

一补脾，一去实，简当有法，勿以其平易而忽之。

保和丸

山楂三两　神曲炒　茯苓　半夏一两　陈皮　莱菔子微炒　连翘五钱

曲糊丸，麦芽汤下。

此亦和中消导之平剂，惟连翘一味可以减去。

健脾丸

人参　白术土炒，二两　陈皮　麦芽炒，一两　枳实三两　山楂一两五钱

神曲糊丸，米饮下。

此乃补中用消之法，正其善于用补也。否则滞浊之气不清，纵有补剂，必且格而不入矣。

枳实消痞丸

枳实麸炒　黄连姜汁炒，五钱　厚朴姜炒，四钱　半夏曲　麦芽炒　人参　白术土炒　甘草炙　茯苓三钱　干姜二钱

蒸饼糊丸。

此方佳处全在姜连，苦辛便能平木，否则全不关照肝经。主治条下右关脉弦一语，其谓之何?

痞气丸

黄连八钱　厚朴五钱　吴茱萸三钱　白术土炒　黄芩二钱　茵陈酒炒　干姜炮　砂仁一钱五分　人参　茯苓一钱　泽泻一钱　川乌炮　川椒炒，五钱　桂　巴豆霜四分

蜜丸，灯草汤下。

攻补兼行，而又苦辛开降，颇有意义。惟川乌、巴霜则断不可用。

葛花解酲汤

葛花　豆蔻　砂仁一钱　木香一分　青皮　陈皮　人参　白术炒　茯苓四分　神曲炒　干姜　猪苓　泽泻三分

补脾利湿，又兼快胃，故能治吐泻痞满等症。用葛花者，所以解酒毒。

鳖甲饮

鳖甲醋炙　白术土炒　黄芪　芎䓖　白芍酒炒　槟榔　草果面煨　厚朴　陈皮　甘草

等分，姜三片，枣一枚，乌梅少许，煎。

此亦攻补并行之剂。但欲去疟母，故以鳖甲为君耳。

收涩之剂

赤石脂禹余粮汤

赤石脂　禹余粮

等分，杵碎煎。

利在下焦者，小肠之水不从膀胱化出也。故仲景有服此汤，复利不止，当利其小便之训。

桃花汤

赤石脂一斤　干姜一两　粳米一升

病在下焦，肾脏虚寒，下利脓血。不由传经，亦非协热。故用收涩而兼甘温，乃仲景之变例也。

诃子饮

御米去蒂①，蜜炒，五分　诃子去核，七分　干姜炮，六分　橘红五分

上末，空心服。

粟壳、诃子性皆寒涩，故用干姜、橘皮以通阳。此从桃花汤化出。

真人养脏汤

罂粟壳去蒂，炙，三两六钱　诃子面裹煨，一两三钱　木香二两四钱　肉豆蔻面裹煨，五两　肉桂八钱　人参　白术炒　当归六钱　白芍炒，一两六钱　生甘草一两八钱

每服四钱。

此亦涩中寓温之法，加入补气补血之药，于久病正虚者尤宜。

当归六黄汤

当归　生地　熟地　黄芩　黄柏　黄连等分　黄芪加倍

此气血平补，而兼泻火之剂。并无涩药，不宜收入涩门。

牡蛎散

牡蛎煅，研　黄芪　麻黄根一钱　浮小麦百粒

煎服。

固表清烦，即以止汗，此法是也。

柏子仁丸

柏子仁炒研，去油，二两　人参　白术　半夏　五味子　牡蛎　麻黄根一两　麦麸五钱　枣肉丸，米饮下五十丸，日三服。

养心阴而实肌表，故能补虚止汗。

茯菟丹

菟丝子十两　五味子八两　石莲肉　白茯苓三两　山药六两

将菟丝用酒浸，浸过余酒煮山药糊为丸。

亦补肾涩精之平剂，肾气虚寒者可用。若有火者，则菟丝尚宜酌易。

治浊固本丸

莲须　黄连二两　黄柏　益智仁　砂仁　半夏姜制　茯苓一两　猪苓一两　甘草炙，三两

寓涩于利，用意甚佳。湿热不去则浊无止时，徒用涩药，反致败精塞窍矣。

水陆二仙丹

金樱膏熬膏，一斤　芡实一斤，蒸熟为粉

和丸。

亦能涩精固气，但力量甚薄，尚须加味。

金锁固精丸

沙苑蒺藜炒　芡实蒸　莲须二两　龙骨酥炙　牡蛎盐水煮一日一夜，煅粉，一两

---

① 蒂：原作“带”，据《医方集解》改。

莲子粉为糊丸。

潜阳纳气，火不动则精宫自固矣。

人参樗皮散

人参　樗根白皮东引者，去粗皮，醋炒

等分为末，米饮或酒调下。

日久血虚湿退者方可。若湿热尚重，则留邪为害。

桑螵蛸散

人参　茯苓　远志　石菖蒲盐炒　桑螵蛸盐炒　龙骨煅　龟板酥炙　当归

等分为末。临卧服二钱，人参汤下。

交通心肾，去虚热而固精，此方最佳。

杀虫之剂

乌梅丸

乌梅三百个　细辛　桂枝　人参　附子炮　黄柏六两　黄连一斤　干姜十两　川椒　当归四两

苦酒浸乌梅一宿，去核蒸熟，和药蜜丸。

虫①无湿不生，观腐草为萤可知也。杀虫之中兼燥湿利湿之法，非深达本源者能之乎？

集效丸

大黄炒，一两五钱　鹤虱炒　槟榔　诃子皮　木香　芜荑炒　干姜炒　附子七钱五分

蜜丸，食前乌梅汤下。妇人醋汤下。

雄槟丸

雄黄　槟榔　白矾

等分，饭丸。每五分，食远服。

药性稍烈，虚人忌之。

化虫丸

鹤虱　胡粉　苦楝根东引未出土者　槟榔一两　芜荑　使君子五钱　枯矾二钱五分

为末，酒煮面糊作丸，量人大小服之。

亦是杀虫之法，但不如前二方之为佳。

使君子丸

使君子去壳，二两　南星姜制　槟榔一两

上药合炒。如食生米，用麦芽一斤炒；食茶叶，用茶叶炒；食炭土，用炭土炒。取药为末，蜜丸。每晨沙糖水送下。

于杀虫之中，从其类而饵之，治法殊妙。

獭肝丸

獭肝一具，阴干为末。水服二钱，日三次。

以幽通幽，而又能随月盈缩，故独为灵异。

消渴杀虫方

苦楝根，取新白皮一握，切、焙，入麝香少许煎，空心服。

虫病消渴，症不常有，麝香尤属非宜。

明目之剂

滋阴地黄丸

熟地一两　生地一方一两五钱，一方七钱五分　柴胡八钱　黄芩酒炒　当归酒洗，五钱　天冬　地骨皮　五味子三钱　人参二钱　黄连酒炒，三钱　甘草炙　枳壳麸炒，二钱

蜜丸。

养阴补血，兼清风火。用五味子所以收耗散之气而使瞳神复旧也。

加减驻景丸

枸杞子　五味子　车前子炒，二两　楮实子　川椒炒，一两　熟地　当归五两　菟丝子八两，酒浸

蜜丸，酒下。

---

① 虫：原脱，据文义补。

方法甚佳，惟川椒一味辛辣耗气，必须减去。

定志丸

远志 菖蒲二两 人参 茯苓一两

蜜丸，朱砂为衣。张子和方无菖蒲，加茯神、柏子仁、枣仁亦名定志丸，酒糊丸。

定志丸以张子和之所加者为佳。

地芝丸

生地焙 天冬四两 枳壳炒 甘菊花去蒂，二两

蜜丸，茶清或酒下。

枳壳一味，并非欲其宽肠去滞，欲其合甘菊使药力上行也。

人参益胃汤

黄芪 人参一两 甘草炙，八钱 白芍炒 黄柏酒炒，三钱 蔓荆子二钱

每四钱，日二服。

此方极善，但于内障一层尚少着意，加谷精、石决斯为得耳。

消风养血汤

荆芥 蔓荆子 菊花 白芷 麻黄 防风 桃仁去皮尖 红花酒炒 川芎五分 当归酒洗 白芍酒炒 草决明 石决明 甘草一钱

目[①]赤肿痛，自宜疏风清火。川芎一味辛散太过，宜减去，加蝉衣、桑叶、丹皮。

洗肝散

薄荷 羌活 防风 当归 川芎 栀子 大黄 甘草炙

等分为末，每服二钱。

有大黄之寒下，则川芎在所不忌。

补肝散

夏枯草五钱 香附一钱

每服五钱，腊茶下。

肝无补法，养血便是补肝。此方但行气而不养血，负此名矣。

拨云退翳丸

当归一两五钱 川芎 地骨皮 白蒺藜 荆芥 密蒙花 甘菊花 羌活 木贼一两 川椒一钱五分 天花粉 蔓荆子 薄荷 甘草炙，五钱 枳实五钱 黄连 蛇蜕 蝉蜕三钱

蜜丸。

去川椒、蛇蜕，加蕤仁、石决为宜。

石膏羌活散

羌活 荆芥 白芷 藁本 细辛 川芎 苍术 甘菊 密蒙花 莱子 麻子 木贼 黄芩 石膏 甘草

等分为末，每服一二钱。

但有辛散，并无滋养，非法也。

防风饮子

黄连炒 甘草炙 人参一钱 当归一钱五分 葛根 防风五分 细辛 蔓荆子三分

食后服。

此较前方为胜，以其有人参一味也。

羊肝丸

夜明砂淘净 蝉蜕 木贼去节 当归一两，酒洗 羊肝四两

捣烂为丸。

以目入目，且能散瘀去障，故为有法。

兔矢汤

兔矢二钱，茶清调服。

兔矢一味甚有意，但需加养血药。

经产之剂

表实六合汤

四物汤四两，每味一两 麻黄 细辛五钱

胎前有病，若至危急，方顾母而不顾子，否则虽有外邪，必不可损伤胎气。如此症，表实无汗，虽从太阳发表例，而必

① 目：原作“日”，据文义改。

用四物，乃正法也。

胶艾汤

阿胶　芎䓖　甘草二两　艾叶　当归三两　芍药四两　干地黄六两[①]

水五升，酒三升，煮取三升，内阿胶烊化。

有四物以补血，而又加胶、艾以和阴阳，故为止崩漏、腹痛之良法。

钩藤汤

钩藤勾　当归　茯神　人参一钱　桔梗一钱五分　桑寄生五分

息风清火，兼通筋节，妙在安养心神，所以能保胎气。

羚羊角散

羚羊角屑，一钱　独活　防风　芎䓖　当归　枣仁炒　茯神　杏仁　苡仁五分　木香　甘草二分半

加姜煎。

息风清火，致为有法。若去苡仁，加贝母，亦可。

紫苏饮

苏叶一钱　当归七分　芎䓖　芍药　人参　陈皮　大腹皮五分　甘草二分

加姜煎。腹痛加木香、延胡索。

胎气上逆，自当宽中下气。加木香者犹可，加元胡索则不可，以其破血碍胎也。

天仙藤散

天仙藤即生木香藤。微炒　香附炒　乌药　陈皮　甘草炙

等分，加紫苏三叶，木瓜、生姜各三片，空心煎服。

疏通血气，兼以去风，不加利湿药者，恐伤胎也。

白术散

白术一钱　姜皮　陈皮　茯苓皮　大腹皮五分

为末，米饮下。

健脾和胃，使水气从皮肤而出，故消肿而不碍里。

竹叶汤

麦冬一钱五分　茯苓　黄芩一钱　人参五分　淡竹叶十片

清心解烦，养正补虚，节节入解。

紫菀汤

紫菀　天冬一钱　桔梗五分　甘草炙　桑白皮　杏仁三分　竹茹二分

入蜜温服。

清润肺气，亦为平妥。

参术饮

当归　熟地　芎䓖　芍药　人参　白术　甘草炙　陈皮　半夏

加姜煎，空心服。

调养营卫，化痰理气，清升浊降，则胎与胞自安矣。

黑神散

熟地　归尾　赤芍　蒲黄炒　桂心　干姜炒　甘草四两　黑豆炒，去皮，半升

每服二钱，酒、童便各半煎。

此方当去熟地，加桃仁方为得力。

失笑散

蒲黄　五灵脂

等分为末。

产后以去瘀为最要，此方得之。

清魂散

泽兰叶　人参三分　川芎五分　荆芥一钱　甘草炙，三分

为末，温酒调下。

荆芥乃治血晕之圣药，调气血而去外风，则神自清矣。

返魂丹

五月五日、六月六日或小暑日，益母草花正开时，连根采收。阴干，用花、叶及子，石臼捣末，蜜丸。或捣汁，于砂锅

---

① 六两：原脱，据《金匮要略》补。

文武火熬成膏服。忌铁。

祛瘀生新则有之，毕竟祛瘀之力倍于生新。产后用以祛恶露则可，若谓其有种种功效，未免誉之太过。

当归羊肉汤

黄芪一两 人参 当归三钱 生姜五钱

用羊肉一斤，煮汁去肉，入前药煎服。

肉血有情，补形补气，故元气敛而汗自收。

当归散

当归 芎䓖 芍药 黄芩一斤 白术半斤

为末，酒调服。

养营血，清血热，健脾胃而安胎。怀孕者最宜。

启宫丸

芎䓖 白术 半夏曲 香附一两 茯苓 神曲五钱 橘红 甘草一钱

粥丸。

痰塞子宫，不能孕育，故以化痰行气之法，以通其塞。

达生散

当归酒洗 芍药酒炒 人参 白术土炒 陈皮 紫苏一钱 甘草炙，二钱 大腹皮三钱

入青葱五叶，黄杨脑子七个煎。

于峻补气血中，疏通流利，使气血不壅滞，自无留难之患。

猪蹄汤

猪蹄一只 通草即木通。一两

煮食。

润而兼通，较用王不留行及甲片者为妥。

人参荆芥散

人参 白术 熟地 酸枣仁 鳖甲童便炙 羚羊角 枳壳 柴胡 荆芥五分 防风 甘草 芎䓖 当归 桂心三分

加姜煎。

于滋补之中用升散之法，故风去而血不伤，良剂也。

柏子仁丸

柏子仁去油 牛膝酒浸 卷柏五钱 泽兰 续断二两 熟地一两

蜜丸，米饮下。

去卷柏，加当归、丹参、茺蔚子等为佳。

芎归六君子汤

当归 芎䓖 人参 白术 茯苓 甘草 橘红 半夏

加姜煎。

行血补气而兼消痰，则经水自无阻滞矣。

连附四物汤

四物汤加香附、黄连。

黄连以清血热，香附以通厥阴，不凉不燥，最为合法。

固经丸

龟板炙，四两 芍药酒炒 黄柏酒炒，三两 黄芩炒，二两 香附童便、酒炒 樗皮炒，一两五钱

酒丸。

龟板、黄柏、黄芩，多服令人绝产，此等方断不可用。

升阳举经汤

补中益气汤加白芍、黑栀子，姜三片、枣三枚煎。

升阳退热，调和气血，故亦能止崩漏。

如圣散

棕榈烧 乌梅一两 黑姜一两五钱

为末，每服二钱，乌梅汤下。

气不摄血，当以补气为先，截止太过，独不虑积瘀为患乎？

牡丹皮散

丹皮 桂心 归尾 延胡索三分 牛膝 赤芍 莪术六分 三棱四分

水、酒各半煎。

祛瘀破结，本治瘕之正法，惟体弱者宜酌减。

正气天香散

香附八钱　乌药二钱　陈皮　苏叶一钱　干姜五分

每五六钱煎。

解郁散气，血自流行，再加当归一味亦可。

抑气散

香附四两　陈皮二两　茯神　甘草炙，一两

为末，每服二钱。

轻浅小方，服之亦无害。

固下丸

樗皮一两五钱　白芍五钱　良姜煅黑　黄柏煅黑，三钱

粥丸，米饮下。

但可施于湿热下注者耳，若营卫亏损者不可服。

当归煎丸

当归　熟地　白芍炒　赤芍炒，一两　阿胶　续断　牡蛎煅，一两　地榆炒黑，三钱

醋糊丸，米饮下。

此治虚人之带下，尚当加气分药一二味。

白芷散

白芷一两　海螵蛸二个，煅　胎发一钱，煅

为末，酒调下二钱。

胎发一味，极有意义，用先天之血余以治赤带也。

食鉴本草

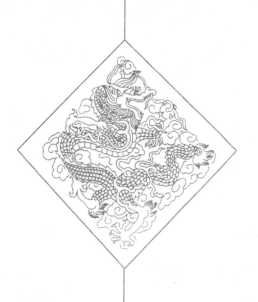

内容提要

《食鉴本草》约成书于清光绪九年（1883），是论述食品类药物的专著。作者认为饮食各有宜忌，食之得当可强身祛病，食之不当则可损身致病。故将日常食物分门别类汇辑成册，以示世人合理利用。全书将常用食物分为谷、菜、瓜、果、味、鸟、兽、鳞、甲、虫十类，计一百余种，每种均详细说明品种、名称、性味、功用、宜忌等。根据风、寒、暑、湿、燥、气、血、痰、虚、实等不同病因病机，分别选用适宜之粥、茶、膏、酒等74种食疗方法予以调理，颇切病情。又附生产保全母子神方、产后必要芎归方、稀痘奇方、秘传肥儿丸、秘传延寿丹方等经验方。

序

新暑乍却，凉风渐至，日长似岁，闷坐无聊，适有友以《食鉴本草》见投，披阅一通，乃知人生之一饮一食，莫不各有宜忌存焉。若五谷菜蔬，以及瓜果六畜等类，靡不毕具。或食以延年，或食以致疾，或食发寒热，或食消积滞，或补腰补肾，益脾滋阴，或动气动风，损精耗血，种种详明，条条是道。此费氏之一片婆心以济世者也。吾愿摄生者，以有益者就之，无益者违之。庶养生却病，两有裨焉。是为序。

光绪九年秋七月兰庭逸史

食鉴本草目录

谷

人之养生，全赖谷食为主。若或一日不食，则饥饿难度，因以谷食居首。

粳米 过熟甚佳，冬春堆过黏热之性，不独易于消化，且最能补胃，老弱小儿便宜，陈稻新碾者尤佳。凡新谷初成，老人体弱者不可食。

糯米 脾虚气弱，食之黏滞，不能消运，新者尤不可多食。妊娠与鸡肉同食，令子生寸白虫。

黍米 发宿疾。

秫米 似黍而小，发风动气，不可常食。

稷米 即标米，发诸风，不宜多食。又与川乌、附子大忌。

大麦 久食多方健行，头发不白，又治蛊胀。大麦蘖消积，健胃，宽中。多食消肾。

小麦 占四时秋种夏收。北方多霜雪，面无毒益人，南方少霜雪，面有湿热损人。面筋性冷难消运。

荞麦 性沉寒，久食动风，心腹闷痛，头眩。同猪肉食落眉发；同白矾食杀人。

芝麻 压油炼熟，宜食，能解诸毒。乳母食之，令小儿不生热病。黑芝麻炒食，不生风疾，有风人食遂愈。

黑大豆 同猪肉食，壅气至危。十岁以内小儿勿食。炒豆、煮豆，脾虚人食最泻肚。

白扁豆 清胃解毒，久食须发不白，又能解酒毒及煎煿热毒，又和中下气，惟患寒热及冷气人忌食。

绿豆 清热解毒，不可去皮，去皮壅气，作枕明目。服药人不可食，令药无力。

赤小豆 解毒利小便，能逐津液，久食虚人。和鲤鱼煮食，能治脚气水肿。

菜

菜性属阴，职司疏泄，是谓之蔬。日用之不可缺，因着于谷次。

蔓菁菜 菜中之最益人者，常食和中益气，令人肥健。凡往远方，煮青菜豆腐食，则无不服水土病。

菠菜 多食滑大小肠，久食脚软腰痛。

芥菜 多食动风发气，不可同兔肉食，能生恶疮，同鲫鱼食，能发水肿。

苋菜 动风，令人烦闷，冷中损腹。同鳖食，都变为小鳖，急饮马溺愈，亦不可食蕨。

鹿角菜 久食发病损经络，少颜色，又令脚冷痹，伤肾。

芹菜 生高田者宜食，和醋食损齿，赤色者害人。

莼菜 性冷发痔。

紫菜 多食发气，令人腹痛，吐白沫，饮多醋即消。其中小螺蛳损人，须拣出，海菜亦然。

茭白 不可全生菜食。合蜜同食发痼疾，损阳气。

蕨 食之令人睡，弱阳，又令眼昏鼻塞，发落。小儿食之，脚弱不能行。气冷人食之多腹胀。

茄 性寒滑，动气发疮，多食主腹痛下利，妇人伤子宫。

葱 功能发汗，多食则昏神。与蜜同食则下痢腹痛。葱与鸡雉、犬肉同食，九窍出血，害人。

韭 病人少食，多食助阳损神昏目，尤不可与蜜同食。若同牛肉食成瘕病。

薤 似葱而细，食之生痰涕，动邪

火，反牛肉。

蒜 性辟恶气，快胃消滞，久食生痰火，伤肝损目，弱阳。食蒜行房伤肝气，令人面变颜色。

葫荽 久食损神，健忘。根大损阳，滑精，发痼疾。

葵菜 食之发宿疾，服一切药俱忌食。同鲤食害人。

白萝卜 消痰下气，利膈宽中，多食耗脾气，生食渗血懵心。如服地黄、何首乌、人参者食之，须鬓发皆白。

瓠子 滑肠，冷气人食之反甚。葫萝匏有小毒，多食令人吐烦闷。苦者不宜食。

笋 性冷难化，多食动气，不益脾胃，令人嘈杂。

菌 地生为菌，木生为蕈，为木耳，为蕈。凡新蕈有毛者，下无纹者，夜有光者，肉烂无虫者，煮熟照人无影者，春夏有蛇虫经过者，误食俱杀人。若食枫树菌者，往往笑不止而死，犯者掘地为坎，投水搅取，清者饮之，即解。木菌惟楮、榆、柳、槐、桑、枣木六样耳可食，然大寒，滞膈难消，宜少食。凡煮菌可同银器、灯草煮，如银器黑者有大毒，不可食。

生姜 专开胃，止呕吐，行药滞，制半夏毒。谚云：上床萝卜下床姜。盖晚食萝卜，则消酒食之滞，清晨食姜，能开胃御风，敌寒解秽。九月食姜，伤人损寿。

瓜

瓜为菜佐，因列菜后。

一切瓜 一切瓜苦者，双顶双蒂者，俱有毒，不可食。

冬瓜 霜降后，方可食，早食伤胃反病，及阴虚人不可食。能利水，多食动胃火，令人牙龈齿痛。又令阴湿痒生疮，发黄胆。

菜瓜 常食动气发疮，令脐下癥瘕。不可同乳酪、鱼鲊食，令人脘痛。又暗人耳目。不可与小儿食。

黄瓜 多食动寒热，患疟疾，发百病，不可与醋同食，小儿尤忌。滑中，生疳虫。

香瓜 伤胃破腹，多食作泻。

丝瓜 性冷伤阳。凡小儿痘疮，方出未出，取近蒂三寸，连皮烧灰存性，砂糖调服，多者可少，少者可无。

西瓜 清暑消滞，多食伤脾胃，患泻痢。

果

果实能滋阴，生果助湿热，小儿尤忌多食。

一切果 食凡果实异常者，根下必有蛇，不可食。果实能浮，不浮者杀人。

莲子 生者动气，胀人，伤脾胃，熟者佳，宜去心，治泄精补脾，久食轻身耐老。忌地黄、大蒜。建莲甚有力。

藕 生食清热破血，除烦渴，解酒毒，熟补五脏，实下焦。与蜜同食，令腹脏肥，不生诸虫，久服轻身耐老。藕节煎浓汤食，最能散血，吐血虚劳人宜多食。

枣 生食损脾作泻，令人寒热腹胀，滑肠难化，瘦弱人更不可食，熟食补脾，和诸药。凡中满与腹胀牙痛者，俱不可食，小儿多食生疳，忌同葱食。

梅子 止渴生津，多食坏齿损筋，令人膈上发寒热，服地黄人更不可食。乌梅安蛔止痢，敛肿，不可多食。

樱桃 多食发暗风，伤筋骨，小儿多食作热。

橘 甜者润肺，酸者聚痰，多食

损气。

柑 多食令人脾冷，发痼疾，大肠泄。

橙皮 多食伤肝。与槟榔同食，头旋恶。

桃 伤胃，多食作热。桃仁破血，润大肠，双仁者杀人，不可与同食，服术人不可食。

李 发疟，多食令人虚热，和蜜食伤五脏。不可临水啖，及同雀肉食，俱损人。李不沉水者大毒，不可食。

杏 多食伤筋骨，盲目。杏仁泻肺火，消痰下气，止嗽，久服损须发，动宿疾，双仁者杀人。

枇杷 多食发痰热，不可与炙肉、面同食，发黄病。

梨 益齿而损脾，治上焦热，醒酒消痰。病人虚人多食，泄泻浮肿。以心小肉细，嚼之无渣，而味纯甘者佳。

石榴 生津，解咽喉热，多食损肺损齿。

栗 生食难消化，熟食滞气。灰火煨令汗出，杀其水气，或曝干炒食，略可多食。气壅患疯及小儿忌多食。

柿 干饼性冷，生者尤冷。惟治肺热，解烦渴，多食腹痛，久食寒中。同蟹食即腹痛泄泻。

白果 引疳解酒。小儿未满十五岁，食者发惊搐。

核桃仁 即胡桃，补肾利小便，动风动痰，久食脱眉，同酒肉食，令人咯血。若齿豁及酸物伤齿者，食之愈。

松子 润燥明目生痰，久服轻身不老。

圆眼 安神补血，久服轻身不老。同当归浸酒饮养血。

荔子 通神健气，美颜色，多食发虚热。

榧子 能消谷，助筋骨，杀诸虫，疗诸疮，润肺止嗽。

榛子 益气力，宽肠胃，又能健行。

荸荠 消食除满，作粉食之，厚肠胃。性毁铜，不可多食。

菱 多食冷脏伤脾。

山药 凉而补肺，久食强阴，耳目聪明，延年。

味

阴之所生，本于五味。人之五脏，味能伤耗。善养生者，以淡食为主。

水 井泉平旦晨汲最佳，味淡大益人，资生日用，不齿其功，不可一日缺也。诸泉水，以雨水为最。

盐 多食伤肺，走血损筋，令人色黑。

酱 纯豆酿成，不宜煮鲫鱼食，令生疮。

酒 味辛，多食之体软神昏，是其有毒也。惟略饮数杯，御风寒，通血脉，壮脾胃而已。若常饮过多，即熏心神，生痰动火，甚则损肠烂胃，伤神损寿。凡中药毒，及一切毒，从酒得者，难治，盖酒能引毒入经络也。夜饮不可过多，盖睡而就枕，热壅伤心伤目，夜气收敛，酒以发之，伤其清明，饮食聚中，停湿生痰，又能助火动欲，因而不谨致病。总之切莫大醉。

醋 多食损脾胃，坏人颜色，敷痈肿能消。壁虎最喜吃醋，要藏紧密，若被沾吸，毒能杀人。

茶 气清，能解山岚障疠之气，江洋露雾之毒，及五辛炙煿之热。宜少饮，多饮去人脂。最忌空心茶，大伤肾气。清晨茶、黄昏饭，俱宜少食。漱口固齿。

白糖 润五脏，多食生痰。

红糖 即沙糖，多食损齿发疳，消肌，心痛生虫，小儿尤忌。同鲫食患疳，同笋食生痃，同葵菜食生流澼。能去败血，产后宜滚汤热服。

饴糖 进食健胃，多食发脾风，损齿，湿热中满人忌。

鸟

凡属羽飞，能养阳。但人身阳常有余，阳盛而复补阳，阴益消矣。明哲知忌。

一切禽鸟 凡禽鸟死，不伸足，不闭目，俱有毒，不可食。

鸡 肉难消化，有风病人食之，即发。老鸡有大毒，抱鸡食之生疽，小儿五岁内食之生虫，不可与蒜、薤、芥菜、李子、牛、犬、鲤同食，生痈疽。

鸭 滑中，发冷痢脚气，不可与蒜、李、鳖同食。野鸭九月以后宜食，不动气，热疮久不好者，多食即好。

鹅 性冷，食发痼疾疮疖霍乱。卵亦发痼疾。

兽

诸兽肉能助湿生火，俱宜少食。

一切走兽肉 凡兽有歧尾者，肉落地不沾尘者，煮熟不敛水者，生而敛者，煮不熟者，热血不断者，形色异常者，鸟兽自死无伤处者，俱有大毒，不可食。

猪 世虽常用，多食发风，生痰动气。猪肾理肾气，多食反令肾虚少子。猪肠滑肠，猪脑损阳，猪嘴猪头，助风尤毒。同荞麦食患热风，脱须眉。

羊 羊独角者，黑头白身者，俱不可食，夏月不可食。

牛 耕田，大功于人，不可食。凡卒死者，瘟死者，极毒杀人，非惟不可食，即吸闻其气，亦能害人。

鳞

鱼在水，无息之物，多食动人热中。

一切鱼 诸鱼目能闭合，逆腮无腮，连珠连鳞，白著，腮有丹字，形状异常者，不可食。

鲤鱼 发风热。凡一切风病大痈疽疮疥疟痢，俱不可食。

鲫鱼 多动火，不可与红糖、蒜、芥、猪肝同食。

白鱼 发脓，有疮痼疖人不可食。经宿者，令人腹冷。

鲥鱼 发痼疾生疳。

鲟鱼 动风气疮疥，多食心痛、腰痛，小儿食之成瘕。

鳝鱼 大冷，多食生霍乱。时行病起，食之再发。

鳗鱼 清热，治劳虫，孕妇食之胎病。凡重四五斤者，水昂头者，腹下有黑点者，无腮者，俱不可食。

鲳鱼 多食难消，生热痰。与荞麦同食，令人失音。

河豚 有大毒。浸血不尽，有紫赤班眼者，或误破伤子者，或修治不如法误染屋尘者，俱胀杀人。洗宜极净，煮宜极熟。中毒橄榄、芦根汁解。凡服荆芥、菊花、附子、乌头之人，食之必死。

甲

鳖 凡头足不缩，独目赤目，腹下不红，腹生王字形，或有蛇纹者，俱不可食。孕妇食之，生子项短。不可与苋菜、芥子及猪、兔之肉、鸭蛋同食，伤害人。

蟹 八月后，方可食，早食有毒。凡脚生不全，独螯独目，腹下有毛者，俱不可食。蟹性极冷，易成内伤腹痛。

蛤蜊 性冷，多食令腹痛。蚬能发嗽，消肾生痰。

螺蛳 大寒，解热醒酒，难消化，作泻。

虫

虾 动火，发癣疥。小儿食之，令脚屈不能行。无须及腹下通黑，煮之色白者，俱不可食。

海蜇 去积滞。凡疟痢水泻者，及疮毒，宜切细多食。

风

葱粥 治伤风鼻塞，用糯米煮粥，临熟入葱，连须数茎，再略沸食之。此方又治妊娠胎动，产后血晕。

苍耳粥 治耳目暗不明，及诸风鼻流清涕，兼治下血痔疮等。用苍耳子五钱，取汁和米三合，煮食，或作羹，或煎汤代茶。如无新者，即药铺干者亦可。

煮黑鱼 治一切颠狂风症。用大黑鱼去肠洗净，将苍耳子装满扎紧，用苍耳叶铺锅底，埋鱼煮熟，不可用盐醋，食鱼三四次，神效。

羊脂粥 治半身不遂。用羊脂入粳米，葱白、姜、椒、豉煮粥，日食一具，十日愈。

松精粉 治疠风，又名大麻疯，即癞也。最为恶病，其病手足麻木，毛落眉落，遍身瘾疹成疮，有血无脓，肌肉溃烂，鼻梁折坏，甚则眉落声哑，身面如虫行，指节缩落，足底穿通，臭秽不堪，形貌俱变，且能传染人，虽亲属俱厌恶远避，岭南颇多，因设麻疯院，以另居之。他如卑湿之处，湿热之人，亦间有之。此皆夙孽积愆所致，宜自忏悔，戒淫欲、忿怒，及一切鲜发猪羊鸡鹅鱼蟹肉食之类。得此神方，久服自愈。但此病深重，服药须久。若服药不耐久无益也，服药不守戒无益也，不自忏悔、不自知过无益也。俗云：癞子吃肉，不图人身。信不诬也。既不知戒，又不痛自忏悔，一失人身，万劫难得，可不哀哉？用明净松香，不拘多少，去渣滓，取溪河淡水，或雨水，用净锅，将松香煮化，不住手搅，视水色如米泔，尝味极苦，即倾冷水内，将松香乘热扯拔，冷定坚硬，另换清水再煮，再拔如前制法，不论几十次，只以松香体质松脆，洁白，所煮之水，澄清不苦为度，阴干研末，重罗极细。凡服此药，每料二斤，日将白米作粥，候温，量投药末和匀，任意食之。不可多嚼，饥则再食。日进数餐，不可更食。干饭只以菜干及笋干少许过口，一切油盐酱醋荤腥酒果糖面杂物，概行禁忌。渴时不可吃茶，用白滚水候温，投药和匀饮之。每日约服药数钱，以渐而进，不可太多。服至旬日，或作呕，或胸膈嘈逆，或大便内下诸毒物，此药力盛行，必须强服，不可中止。远年痼疾，尽料全愈，患病未深，只须半料，须眉再生，肌肤完好，筋骨展舒，平复如旧。饮食不忌，惟猪首鹅肉，及湿毒之物，终身忌食。此方药虽平常，效应如神。予得方甚难，今不吝惜，刊刻普传，仍盼仁人施制，功德最大。

黄牛脑髓酒 治远年近日，偏正头风。用牛脑髓一个，片白芷、川芎末各三钱，同入磁器内，加酒煮熟，乘热食之。尽量饮醉，醉后即卧，卧醒其病若失。

寒

五合茶 但凡觉受风寒，头疼鼻塞，身体困痛，即用生姜大块捣烂，连须葱白、红糖、胡桃捣碎，霍山茶滚水冲一大碗，热服，微汗即愈。

干姜粥 治一切寒冷气郁心痛，胸腹胀满。用粳米四合，入干姜、良姜各一两，煮熟食之。

吴萸粥 治冷气心痛不止，腹胁胀满，坐卧不安。用吴茱萸二分，和米煮粥食之。

川椒茶 治病同上，用细茶、川椒各少许同煎。

丁香熟水 治病亦同上，用丁香一二粒捶碎，入壶，倾上滚水，其香芬芳，最能快脾利气，定痛辟寒。

肉桂酒 治感寒身疼痛，用辣桂末二钱，温酒调服。腹痛泄泻，俗以生姜捣酒饮，俱好。如打扑伤坠，瘀血疼痛，用桂枝。

暑

绿豆粥 绿豆淘净熟煮，入米同煮食，最解暑。

桂浆 官桂末一两，炼熟，白蜜二碗，先以水二斗，煎至一斗，候冷，入磁坛中，以桂蜜二物，搅一二百遍，用油纸一层，外加绵纸类层，以绳紧封，每日去纸一重，七日开之。气香味美，每服一杯，能解暑渴，去热生凉，益气消痰，百病不起。

面粥 痢色白，而口不渴者，为寒痢。用面炒过，煮米粥，调下一合。兼能治泄泻不止之病。

湿

薏苡粥 去湿气肿胀，功胜诸药。用苡仁淘净，兑配白米煮粥食之。

郁李仁粥 用郁李仁二两研汁，和薏苡五合，煮粥食之。治水肿腹胀喘急，二便不通，体重疼痛。

赤小豆饮 治水气胀闷，手足浮肿，气急烦满。用赤小豆三升，樟柳枝一升，同煮豆熟为度，空心去枝，取豆食之。渴则饮汁，勿食别物，大效。

紫苏粥 治老人脚气，用家苏研末，入水取汁，煮粥将熟，谅加苏子汁，搅匀食之。

苍术酒 治诸般风湿疮，脚气下重。用苍术三十斤洗净打碎，以东流水三担，浸二十日，去茎，以汁浸面，如家酝酒法，酒熟，任意饮之。

燥

地黄粥 滋阴润肺，及妊娠下血，胎下目赤等疾。用生地黄捣汁，每煮粥米二合，临熟入地黄汁一合，调匀，空心食。食久，心火自降，清凉，大益人。

苏麻粥 治产后血晕，汗多便闭，老人血虚风秘，腹满不快，恶心吐逆。用真苏子、麻子各五钱，水淘净，微炒如泥，水滤取汁，入米煮粥。

人乳粥 润肺通肠，补虚养血。用肥壮人乳，候煮粥半熟，丢下人乳代汤煮熟，搅匀食之。

甘蔗粥 用甘蔗捣汁，入米煮粥，空心食之。能治咳嗽虚热，口干舌燥，涕吐稠黏等症。

小麦汤 治五淋不止，身体壮热，小便满闷。用小麦一升，通草二两，水煎渐饮，须臾即愈。

甘豆汤 用黑豆二合，甘草二钱，生姜七片，水煎服。治诸烦渴大小便涩，及风热入肾。

藕蜜膏 治虚热口渴，大便燥结，小便闭痛。用藕汁、蜜各五合，生地黄汁一升，和匀，微火熬成膏，每服半匙，渐含化下，不时可用。忌食煎汁。

四汁膏 此膏清痰化热，下气止血。用雪梨、甘蔗、泥藕、薄荷各等分捣汁，入瓦锅慢火熬膏频服。

梨膏 清火滋阴。用好黄香大梨捣汁，入上白洋糖、饴糖熬膏，随时挑服。痰多者加川贝母末。

蒸柿饼 大柿饼放饭锅内，蒸极烂，空心热服，最能清火凉血。凡有大便燥结，痔漏便血等症，便宜多食。

气

橘饼 一切气逆恼怒，郁结胸膈不开。用好橘饼，或冲汤，或切片细嚼，最有神效。

木香酒 治病同上条，用广木香研细末，热酒冲服。

杏仁粥 治上气咳嗽。用扁杏仁去皮尖二两，研如泥，或用猪肺同米三合煮食。

血

阿胶粥 止血补虚，厚肠胃，又治胎动不安。用糯米煮粥，临熟入阿胶末一两，和匀食之。

桑耳粥 治五痔下血，常烦热羸瘦。用桑耳二两，取汁，和糯米三合，煮熟空心服。

槐茶 治风热下血，又可明目益气，止牙痛，利脏腑，顺气。用嫩槐叶煮熟晒干，每日冲茶饮。

马齿苋羹 治下痢赤白，水谷不化，腹痛等症。用马齿苋菜煮熟，用盐豉或姜醋拌匀食之。

柏茶 采侧柏叶阴干，煎汤代茶，止血滋阴。

猪脏片 治肺损嗽血咯血。用猪脏切片煮熟，蘸苡仁末空心服之。盖苡仁能补肺，猪脏引经络也。如肺痈用米饮调服，或水煎服。

羊肺、羊肝、羊肾 治吐血咯血，损伤肺、肝、肾，随脏引用肺或肝或肾，煮熟切片，蘸白及末食之，神效。

欲试血从何经来，用水一碗吐入水中，浮者肺血也，沉者肾血也，半浮半沉者肝血也。

藕粉 真藕粉空心滚水冲食，最能散血补阴。

藕节汤 治吐血咳血，用藕节打碎，煎汤频饮。

归元仙酒 用当归、大圆眼，以好酒浸饮，最养血。

痰

茯苓粥 粳米煮粥，半熟，入茯苓末，和匀煮熟，空心食，能治湿痰，健脾。

竹沥粥 如常煮粥，以竹沥下半盏食之，治痰火。

蒸梨 大雪梨，连皮安饭锅内蒸，熟食，能化痰清火。

苏子酒 主消痰下气，润肺止咳。用家苏子炒香研末，以绢袋盛浸好酒中，每日少饮。

虚

人乳 用肥壮妇人乳，或二盅，或一盅，清晨滚水中顿热，少入白糖调匀，空心服。补阴滋五脏，悦颜色，退虚热，久服不老。惟泄泻人忌服。

牛乳 服法功效俱同人乳，但力应略微。

人参粥 治翻胃吐酸，及病后脾弱。用人参末、姜汁各五钱，粟米一合，煮粥，空心食。

门冬粥 治肺经咳嗽，及翻胃。麦冬煎汁，和米煮粥食。

粟米粥 治脾胃虚弱，呕吐不食，渐加羸瘦。用粟、白米面等分，煮粥空心食之，极和养胃气。

理脾糕 治老人脾弱水泻。用百合、莲肉、山药、苡仁、芡实、白蒺藜各末一升，粳米粉一斗二升，糯米粉三升，用沙糖一斤调匀蒸糕，火干常食最妙。

山药粥 甚补下元，治脾泻。淮山药末四五两，配米煮食。

芡实粥 益精气，强智力，聪耳目。用芡实去壳三合，新者研成膏，陈者作粉，和粳米三合煮食。

莲子粥 功同芡实。建莲肉两余，入糯米三合煮食。

茯苓粥 治虚泄脾弱，又治欲睡不睡。粳米三合，粥好下白茯苓末一两，再煮食之。

扁豆粥 益精补脾，又治霍乱吐泻。用白扁豆半升，人参二钱作片，先煮熟豆去皮，人参下米煮粥。

苏蜜煎 治噎病吐逆，饮食不通。用真苏叶茎二两，白蜜、姜汁各五合，和匀，微火煎沸，每服半匙，空心服。

姜橘汤 治胸满闷结，饮食不下。用生姜二两，陈皮一两，空心煎汤服，极开脾胃。

莲肉膏 治病后胃弱，不消水谷。莲肉、粳米各炒四两，茯苓二两，为末，砂糖调膏，每服五六匙，白滚汤下。

豆麦粉 治饮食不佳，口仍易饥饿。用绿豆、糯米、小麦各一升，炒熟为末。每用一盅，滚水调食。

茯苓膏 白茯苓末拌米粉蒸糕食，最补脾胃。

清米汤 治泄泻。用早米半升，以东壁土一两，吴茱萸三钱，同炒香熟，去土、萸，取米煎汤饮。

枸杞粥 治肝家火旺血衰。用甘州枸杞子一合，米三合，煮粥食。一方采叶煮粥食，入盐少许，空腹食。

胡桃粥 治阳虚腰痛，及石淋五痔，用胡桃肉煮粥食。

参归腰子 治心肾虚损，自汗。用人参五钱，当归四钱，猪腰子一对，细切同煮食之，以汁送下。

补肾腰子 一治肾虚腰痛。用猪腰子一付，薄切五七片，以椒盐淹去腥水，将杜仲末三钱，包在内外，加湿纸置火内煨熟，酒下。如脾虚，加破故纸末二钱。

猪肾酒 童便二盏，好酒一杯，猪肾一付，用瓦瓶泥封，日晚时慢火养熟，至五更初，火温开瓶，食腰子，饮酒。虚弱病笃，只一月效，肾虚腰痛亦除。

人参猪肚 治虚羸乏气。人参五钱，干姜、胡桃各二钱，葱白七茎，糯米七合为末，入猪肚内扎紧，勿泄气煮烂，空心食完，饮好酒一二杯，大效。

鳗鱼羹 鳗鱼切细，煮羹入盐、豉、姜、椒，空腹食，能补虚劳杀虫，治肛门肿痛，痔久不愈。

建莲肉 入猪肚缚定煮熟，空心食，最补虚。

实

开膈鱼　凡膈症，用大黑鱼一尾，去肠脏洗净，将蒜瓣装满扎紧，煮熟饱食，莫放盐醋，虽蛊膈亦愈。

珍珠粉　治痰膈。用小紫蛏壳烧存性，碾细末，每二两，炒米末三两，白糖调食。

附　录

生产保全母子神方

此方乃异人所授，专治妇人难产、横生逆生，以至六七日不下者，或婴儿死于腹中，命已垂危，服之立刻即下，保全母子两命。凡难养诸症，切忌收生婆用手法，只以此药服之，则安然无恙。如临月三五日，觉行走动履不安，预服一剂，临产再服一剂，可保万全无虞。又有血晕阴脱，及小产伤动胎气，一概并治。此药屡试屡验，活人无数。

川贝母去心，一钱　生黄芪　荆芥穗各八分　蕲艾　厚朴姜汁炒，各七分　枳壳去穰，六分　川羌活　甘草各五分　白芍炒，一钱二分，冬月止用一钱

水二盅，姜三片，煎八分。预服者，空心服；临产者，随时服。分两要准。

产后必要芎归方

此药生产后服一剂，去败血，止腹痛，并除妇人一切杂症。

归尾五钱　川芎　山楂　红花各四钱

水煎一盅，产毕，扶上床坐，即与热服。凡孕妇临月，可预备此药收贮磁罐内，勿走药气，则夜晚临期，取用甚便。渣再煎，停一时服。

稀痘奇方

立春前一个月，将鸡蛋七个，用麻布袋盛上，用线挂好，浸尿桶内，粪要稠的。一月，取出去袋，蛋勿水洗，埋土内三日。不可人走踏碎。立春日早，用磁罐煮三枚，须糖心食，小儿易食。中午二枚，下午二枚。宜少进，恐太饱不能进，总期一日内吃完。如儿小者，一二枚亦可服。过三年毒重者必稀，毒轻者不出。按：痘皆父母遗毒，人所难免。今用尿浸法以消后天之毒，用土埋法以培先天之气，又当立春百物回春之日，服之毒消痘稀，此必然之理也，勿为秽易忽之。

秘传肥儿丸大人亦可服

此方得之异授，复经十数明医校定，专治小儿肚大青筋，骨瘦毛焦，泻痢疳热等症。服之，瘦者能肥，弱者能壮，效应如神。予生两儿病弱，俱赖此药服愈，岂可自秘，用后广传。

白术土炒　建莲　山药　山楂肉各一两五钱　芡实　白茯苓各一两，以上五味俱饭上蒸晒两三次　神曲　白芍酒炒　白色大谷虫各五钱　陈皮　泽泻各四钱　甘草三钱

如瘦极成疳，加芦荟三钱。腹中泄泻，加肉果面煨三钱。内热口干结，加川黄连姜汁炒三钱。外热加柴胡三钱。骨蒸热，加地骨皮五钱。有虫积，加君子肉炒二钱。肚腹胀大，大便稀水，肠鸣作声，加槟榔五分、木香一钱。

上为末，炼蜜丸如弹子大，空心米饮送下三四钱。此药不甚苦，平时可与常吃。若是腹泻，不必蜜丸，可作散末，盛磁罐内，勿走气，用米汤调服，或少加白糖亦可。

重刻大宗伯董玄宰先生秘传延寿丹方

陈逊斋先生曰：延寿丹方，系云间大宗伯董玄宰先生久服方也。家先孟受业于门，余得聆先生教，蒙先生授余书法，深得运腕之秘，侍久乃获此方。先生年至耄耋，服此丹须发白而复黑，精神衰而复旺，

信为却病延年之仙品。凡人每无恒心，一服辄欲见效，经书明示以久服二字，人不明察，咎药无功，误矣。余解组二十余年，家贫年老，专心轩岐之室，请益名流，勤力精进，寝餐俱忘，历二十余年，始悉《内经》之理，阴阳之道。余于壬子年七十五岁时，饥饱劳役，得病几危，因将丹方觅药修制，自壬子年八月朔日起，服至次年癸丑重九登雨花台，先友人而上，非复向年用人扶掖而且气喘，心甚异之。始敬此丹之神效。余向须发全白，今发全黑，而须黑其半，向之不能步履，今且步行如飞。凡诸亲友，俱求此方，遂发自寿寿人之诚，因付梓广传，令天下人俱得寿长，虽药力如是，必药力与德行并行不悖，乃自获万全矣。药品开后。

何首乌

大者有效，取赤白二种，黑豆汁浸一宿，竹刀刮皮，切薄片，晒干。又用黑豆汁浸一宿，次早柳木甑桑柴火蒸三炷香，如是九次记明，不可增减。晒干听用，后群药共若干两，首乌亦用若干两。此药生精益血，黑发乌须，久服令人有子，却病延年。

菟丝子

先淘去浮皮者，再用清水淘挤沙泥五六次，取沉者晒干，逐粒拣去杂子，取坚实腰样有丝者。用无灰酒浸七日，方入甑，蒸七炷香，晒干，再另酒浸一宿，入甑蒸六炷香，晒干，如是九次记明，晒干磨细末一斤。此品养肌强阴，补卫气，助筋脉，更治茎中寒，精自出，溺有余沥，腰膝软痿，益体添精，悦颜色，增饮食，久服益气力，黑须发。

豨莶草

五六月采叶，长流水洗净晒干，蜂蜜同无灰酒和匀，拌潮一宿，次早蒸三炷香，如是九次记明，晒干为细末一斤。此品驱肝肾风气，四肢麻痹，骨痿膝酸，治口眼㖞斜，免半身不遂，安五脏，生毛发。唐张咏进表云服豨莶百服，眼目清明，筋力轻健，多服须发乌黑，久服长生不老。

嫩桑叶

四月采，杭州、湖州家园摘者入药，处处野桑俱生，不入药用。取叶，长流水洗净，晒干，照制豨莶法九制，取细末八两。此品能治五劳六极，羸瘦水肿，虚损。经云：蚕食生丝织经，人食生脂延年。

女贞实

冬至日乡村园林中，摘腰子样黑色者，走肾经。坟墓上圆粒青色者，为冬青子，不入药。用装布袋，剥去粗皮，酒浸一宿，蒸三炷香，晒干为细末八两。此药黑发乌须，强筋力，安五脏，补中气，除百病，养精神，多服补血去风，久服返老还童。

忍冬花

一名金银花，夜合日开，有阴阳之义。四五月处处生，摘取阴干，照豨莶草法九制，晒干细末四两。此品壮骨筋，生精血，除胀，逐水健身延年。

川杜仲

厚者是。去粗皮，青盐同姜汁拌潮，炒断丝八两。此药益精气，坚筋骨，脚中酸痛，不能践地，色欲劳，腰背挛痛强直，久服轻身耐老。

雄牛膝

怀庆府产者佳，去根芦净。肉屈而不断，粗而肥大为雄。细短硬脆，屈曲易断为母，不用。酒拌晒干八两。此品治寒湿痿痹，四肢拘挛，膝痛不可忍，男子阴消，老人失溺，续绝益精，利阴益体，黑发乌须。以上杜仲、牛膝制就，且莫为末，待何首乌八十四两，蒸过六次，不用黑豆汁拌，单用仲、膝二种，同何首乌拌蒸三次，晒三次，以足九蒸之数。

怀庆生地

取钉头鼠尾，或原梗末入水曲成大枝者有效，掐如米粒，晒干为细末四两。

自菟丝子至生地共七十二两，何首乌赤白共七十二两，用四膏子（旱莲草熬膏一斤，金樱子熬膏一斤，黑芝麻熬膏一斤，桑椹子熬膏一斤）同前药末一百四十四两，捣数千捶为率，如膏不足，白蜂蜜增补，捣润方足。

加减法

阴虚人加熟地黄一斤。阳虚人加附子四两，去地黄。下元虚，加虎骨一斤。麻木人加明天麻、当归各八两。头晕人加玄参、明天麻各八两。目昏人加黄甘菊花、枸杞子各四两。肥人湿痰多者，加半夏、陈皮各八两。群药共数一半，何首乌一半，此活法也。

神农以前，人皆寿至数千岁，尝药之后，渐减至百岁、数十岁以至数岁。窃谓草根树皮，毒入脏腑，安得借七情六欲之伤，为老农解嘲哉？方吾儿病时，医人之履满户外，咸云必不生，最后逊斋先生至，独云必不死。随立方，参附至数两，视其方无不骇之，余亦不敢信，吾儿信而服之，果有起色。然其间危险呼吸之际，诸医之摇首孱舌而不顾者，先生笑曰：此生机也。其说甚快，其理甚微，究之十年，枕上之人，竟一旦霍然而起，先生之力也。夫医犹医也，药犹药也。或用以死，或用以生，顾亦用之何如耳？乃先生不急病者，而急病病者。医之为医，药之为药，遂已怕仓扁之肩矣。每读列传，疑太史公好为奇谈，今于先生信之。然而先生盖得道者也，年七十有八，童颜渥丹，白髭再黑，自解组以来，一回相见一回少，岂非易凡胎为仙骨者哉？

顷刻延寿丹方行世，种种炮制，尽非诸家所知，利济之功，侔于造化，矧吾见以不起之症而能起之于床褥间，举世之无病者而服之于间暇之日，何不可以晚穙之年而几乎神农以前之寿乎？年家弟何亮功偶笔。

客有问余曰：药能杀人乎？余曰：药何能杀人，杀人者医也。客曰：有是乎？余曰：客姑听之。余邀健身，又性不嗜药，每藏秘方，蓄善药以应世之多病而嗜药者，余心快焉。内侄何大椿，次德之元方也，负奇才，抱奇病，医言不起，众口同声，且为定其期日，或云三日，或云五日，或云七日，十日尽谢去。每与次德相对，无以解其愁苦。惟陈子逊斋，诊脉一过，笑谈甚适，曰：待将令之起而行也。既而三日不死，五日不死，七日十日又不死，今步履如风，壮健过于未病时，方信逊斋先生，真有见垣之妙矣。逊斋归隐白门，临池之余，留心方药，其所得董玄宰宗伯延寿丹，自服效验，辄刊方示人。虽业非岐黄，深究《太素》之精，逾于岐黄。人每延之，无不死而复生者，因思诸医以用药之道相兵，虽起蓊颇牧不是过也。逊斋独为培养元气，余窃以次德之喜为喜，以次德之感为感。夫危险之症，可以回生，则延寿之丹，可以永年无疑。余愿人之急服勿失也。是又余之藏秘方、蓄善药之婆心，因以答客之问而为之言。年家弟方享咸题。

予另著《长寿谱》《救命针》二本，凡年老体虚弱有病者，亟宜熟习。

跋

吾国医学，自古医食同源，故唐孟诜撰《食疗本草》三卷，昝殷撰《食医心鉴》三卷，南唐陈士良撰《食性本草》十卷，淮南王撰《食经》一百二十卷，明卢和、汪颐合撰《食物本草》，宁原撰《食鉴本草》，近如日人新休元圭与松冈元达等，各有《食物摘要》《食疗正要》之辑，皆祖食医之意也。本书所选谷菜瓜果鸟兽诸类，皆系常用之品，而说理尤近通俗。所列诸粥，亦甚适合病体。末附保产、肥儿、延寿良方，皆系经验秘传，间为家庭备用之宝书。

杭州董志仁谨跋

费伯雄医案

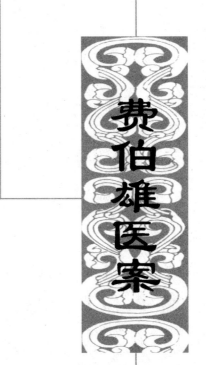

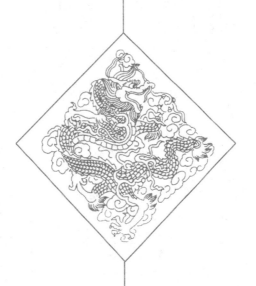

内容提要

《费伯雄医案》原无单行本，本次整理以近人徐相任所藏费氏祖孙医案校注本为据，从中摘取费伯雄本人医案汇集而成。全书列时病、疟、中风、痿、诸痛、肝气肝风、不寐、虚损、调养、风湿痰、咳、肿胀、呕吐呃、大小腑、妇科、儿科、外科、瘀伤、眼耳、喉科疾病，共计20门。费氏医案要素完备，按语简洁，议论精辟，医理分析透彻，理法方药精当，十分有益于临床医师阅读参考。

费伯雄医案目录

一、时病

营分受寒，治宜温里。

全当归　酒白芍　上肉桂　金香附　覆盆子　小茴香　小青皮　大丹参　台乌药　怀牛膝　煨姜　荞饼

风热上壅，先宜疏解。

老苏梗　薄荷叶　粉葛根　白茅根　荆芥穗　赤茯苓　新会皮　白蒺藜　连翘壳　香豆豉　甘菊花　夏枯草　淡竹叶

时毒重症，姑拟清解。

酒川连四分　紫马勃六分　粉葛根二钱　大力子二钱，打　赤茯苓二钱，青黛拌　白茅根五钱　连翘壳二钱　夏枯草一钱　天花粉二钱　生姜皮二钱　竹叶十张

祖怡注：此症偏身发斑，大者如拳，小者如豆，舌本老黄，边尖黄色。

夹滞春温，姑拟和解。

川雅连　车前子　粉葛根　粉丹皮　广藿香　淡吴萸　连翘壳　栝楼仁　青防风　陈广皮　荸荠　白茅根　薄荷叶　细青皮

春温重症，先宜疏解。

广藿梗一钱　车前子二钱　制半夏一钱　细青皮一钱　陈广皮一钱　粉葛根二钱　焦谷芽三钱　淡豆豉三钱　薄荷叶一钱　赤茯苓三钱　净连翘一钱半　佛手片五分　白茅根五钱

时邪发呃，宜降逆和中。

酒炒黄连四分　淡吴萸三分　赤茯苓三钱　广藿梗一钱　新会皮一钱　制半夏一钱半　广木香五分　春砂仁一钱　佩兰叶一钱　白蒺藜三钱　粉葛根二钱　佛手片五分　姜竹茹五分

邪滞结胸，壮热，神昏谵语，舌焦起刺，面目红赤。此热入包络、滞郁胃中所致，症极沉重。姑拟清神导滞，以望转机。

大丹参二钱　真琥珀一钱　柏子仁二钱　川雅连五分　江枳壳一钱　黑山栀一钱　薄荷叶一钱　川厚朴一钱　连翘壳一钱半　细青皮一钱半　灯芯三尺　荸荠三枚

二、疟

疟疾余邪未清，尚宜和解。

广藿香　赤茯苓　苡仁　老苏梗　威灵仙　陈橘红　制半夏　春砂仁　薄荷叶　粉前胡　荷叶　粉葛根　川贝母　鲜姜皮

三、中风

风门有四，首重偏枯。就偏枯一门，又有中络中经、中脏中腑之别。恙起于右体不仁，大筋软缩，手指屈而不伸，风痰流窜经络，其脉两尺虚细，关左弦右滑。急宜养血祛风，化痰涎，利关节。

大生地　当归身　杭白芍　生白术　川独活　甜瓜子　化橘红　姜半夏　川断肉　汉防己　嫩桑枝　怀牛膝　虎胫骨　生姜　红枣

人之一身，大俞十有二经，络三百五十三溪，全赖营血灌输，方能转运。操劳太过，营分大亏，外风乘虚袭入内络，以致作痛，不能屈伸。积湿着脾，故两腿尤重着。痛风大症，不易速瘳。宜养血祛风，化痰通络，渐望轻减。

大生地四钱　当归身二钱　酒白芍一钱半　金毛脊二钱，甜瓜子三钱　化橘红五分　制半夏一钱　怀牛膝二钱　酒独活一钱　广木香五分　川断肉二钱　晚蚕砂三钱　苡仁一两　红枣五枚

脉来右部细弦而滑，营血不足，肝风内动，驱脾经之湿痰上升，流窜筋节，大有中风之势。急宜养血祛风，化痰利节。

炙生地　川断肉　云茯苓　法半夏　新会皮　冬白术　杭白芍　左秦艽　当归身　广木香　冬瓜子　晚蚕砂　苡仁　生姜　红枣

祖怡注：先生云：中风之症，皆由气血损亏，外风乘隙而入，便当着意调营，使风从卫出。又或痰火内蕴，外风乘之，便当清营化痰，熄风理气，是以诸案皆用血药。一法着意调营，使风从卫出。一法清营化痰，熄风理气。其治肢节痛，亦复如是。治肝亦用血药。

四、痿

营血不足，脾有湿痰，腿足无力，久延成痿。宜养血舒筋，化痰利湿。

炙生地　全当归　杭白芍　怀牛膝　金毛脊　川独活　左秦艽　川续断　法半夏　化橘红　广木香　甜瓜子　嫩桑枝　生苡仁　生姜　红枣

先天本亏，血不养筋，风入节络，足趾下垂，不能步履。痿躄大症，不易速瘳。姑拟养血祛风，壮筋利节。

炙生地　当归身　杭白芍　川断肉　炙虎胫骨　川独活　金毛脊　左秦艽　汉防己　晚蚕砂　怀牛膝　甜瓜子　丝瓜络　红枣

虚体夹风，下部瘫痿。宜培肝肾，兼和筋节。

炙生地　当归身　杭白芍　肉苁蓉　川断肉　川独活　金毛脊　怀牛膝　虎胫骨　广木香　川杜仲　红枣　汉防己　嫩桑枝　荞饼

五、诸痛

肝胃气疼，宜和营畅中。

全当归　云茯苓　焦白术　延胡索　台乌药　白蒺藜　细青皮　陈广皮　春砂仁　怀牛膝　金橘饼　生姜　广木香　佩兰叶

营血久亏，肝气上升，犯胃克脾，胸腹作痛。治宜温运。

当归身　杭白芍　上瑶桂　延胡索　焦白术　云茯苓　佩兰叶　广郁金　细青皮　白蒺藜　广木香　春砂仁　降香叶　佛手片

胸腹作痛，为时已久，常药罔效，权用古方椒梅丸加味主之。

当归身二钱　杭白芍一钱　真安桂四分　毕澄茄一钱　瓦楞子三钱　小青皮一钱　延胡索二钱　广木香五分　春砂仁一钱，打　乌药片一钱　新会皮一钱　刺蒺藜三钱　焦乌梅一粒　花椒目廿四粒

祖怡注：此用古方而不泥于古方，宝之。

六、肝风肝气

肝风上乘，头目不爽，肝气犯胃，中脘不舒。宜柔肝熄风，兼调胃气。

当归身　杭白芍　香抚芎　白蒺藜　川郁金　明天麻　甘菊花　细青皮　石决明　广木香　春砂仁　佩兰叶　陈广皮　佛手片　降香

营血久亏，肝气上升，犯胃克脾，胸腹作疼。治宜温通。

当归身　白蒺藜　春砂仁　延胡索　杭白芍　广郁金　广木香　云茯苓　上官桂　焦白术　细青皮　佩兰叶　佛手片　降香片

脾为湿土，以升为健；胃为燥土，以降为和。肝木横亘于中，上犯胃经，下克脾土，以致胸腹不舒，甚则作吐作泻。宜柔肝和中化浊。

当归身　白蒺藜　陈橘皮　川厚朴

广郁金　焦白术　春砂仁　台乌药　云茯苓　细青皮　佩兰叶　广木香　白檀香　金橘饼

祖怡注：以上各方皆用血药，此先生治肝之法也。

营血久亏，肝风内动，头目作眩。宜调营柔肝。

炙生地　当归身　杭白芍　香川芎　陈橘红　明天麻　杭菊花　石决明　春砂仁　川断肉　制半夏　川独活　嫩桑枝　荠饼

肝者将军之官，其体阴，其用阳，故为刚脏。水不滋木，肝阳上升，头眩心悸，有时怔忡，实为肝病。宜滋肾柔肝，熄风化痰之治。

炙生地　青龙齿　制半夏　杭菊花　嫩桑枝　柏子仁　大丹参　杭白芍　石决明　红枣　潼蒺藜　白蒺藜　当归身　云茯神　陈橘红　金橘饼

营血久亏，肝风内动。宜养阴调营。

潼蒺藜　霜桑叶　左牡蛎　杭菊花　石决明　白蒺藜　云茯苓　春砂仁　当归身　荷叶　南沙参　杭白芍　怀山药　合欢皮　金橘饼

肝阳上升，肺胃不和，不时呛咳，头角作痛。姑拟柔肝熄风，兼清肺胃。

羚羊角　杭菊花　象贝母　桑白皮　潼沙苑　南沙参　云茯苓　苡仁　全当归　生石决　大丹参　霜桑叶　白蒺藜

营血大亏，肝风内动，不时呛咳，头目作眩。宜养阴调营，熄风化痰。

南沙参　白苏子　女贞子　甜杏仁　潼蒺藜　石决明　化橘红　杭菊花　白蒺藜　云茯苓　苡仁　当归身　象贝母　桑白皮

肾水久亏，肝阳上僭，肝营不足，发脱目昏。宜养阴调营，以滋肝木。

南沙参四钱　怀山药四钱　杭白芍一钱　炙生地四钱　石决明六钱　杭甘菊一钱　霜桑叶一钱　黑芝麻三钱　当归身一钱半　净蝉衣一钱　云茯神三钱　谷精草一钱半　福橘饼三钱

两尺虚细，左关独弦，右部浮滑。水不滋木，肝阳上升，肺胃不和，脾土困顿。先宜培土生金，后再峻补。

南沙参　柏子仁　潼沙苑　黑料豆　全当归　云茯苓　夜合花　大丹参　川石斛　女贞子　怀山药　陈皮白　金橘饼

营血大亏，肝阳太旺，四肢枯燥。宜养阴调营。

全当归　大丹参　怀牛膝　广木香　陈广皮　川厚朴　江枳壳　栝楼仁　广郁金　佩兰叶　细青皮　合欢皮　降香片　金橘饼

脉来左弦右滑，肝风内动，驱痰上升，不时呛咳，入夜则厥。抱恙日久，不易速瘳。急宜养血祛风，化痰通络。

南沙参　大丹参　云茯神　石决明　麦门冬　川贝母　天竺黄　法半夏　明天麻　甘菊花　炙僵蚕　化橘红　光杏仁

胃之大络，名曰虚里，入脾而布于咽。肝气太强，上犯虚里，中脘不畅，作哕舌灰，职是故也。至于肢节流窜作痛，甚则发厥，肝风所致。宜养血柔肝，和胃通络。

当归身　杭白芍　大丹参　玫瑰花　化橘红　制半夏　白蒺藜　春砂仁　川断肉　川独活　怀牛膝　左秦艽　川厚朴　晚蚕砂　佛手片　甜瓜子

七、不寐

肝营久亏，肝阳渐动，风火上升，心神烦扰，夜寐不安。盖人卧则魂藏于肝，肝阳不平，则寐不安也。拟真珠母丸加减，渐望安适。

石决明　青龙齿　大丹参　大生地　云茯苓　春柴胡　南薄荷　沉香片　柏子仁　夜合花　橘皮白　佩兰叶　白蒺藜　台乌药　毛燕窝　荠饼　鲜藕

人卧则魂藏于肝，魄藏于肺，肝阳鼓动，则肺气不清，夜寐不安，心神烦扰，乃肝肺不相接洽，非山泽不交之例。拟柔肝肃肺，安养心神，渐冀痊可。

真珠母　苍龙齿　云茯神　炙生地　川贝母　夜合花　柏子仁　上降香　川石斛　大丹参　薄荷叶　栝楼皮　红枣　鲜藕　荠饼

两天不足，心肾失交，夜寐不宁，动则头汗，甚则作渴。脉右强左弱，或时五至，似数非数。久虚之质，峻补不受，偏胜亦忌，参以开合法，煎丸并进，渐可安康，久服延年，良非诬说也。

天门冬　炙生地　云茯神　焦白术　大丹参　云茯苓　潞党参　白归身　生牡蛎　煅龙齿　新会皮　春砂仁　夜合花　福橘饼　奎红枣

如作丸，以橘饼、红枣二味煎汤泛丸，气分药可加重。

八、虚损

水不滋木，肝阳上升，肺胃受克。失血之后，不时呛咳，饮食不加，势将成损。姑拟壮水柔肝，清肃肺胃。

天门冬　麦门冬　怀山药　茜草根　象贝母　海蛤粉　南沙参　生龟版　参三七　女贞子　苦杏仁　北沙参　潼沙苑　黑料豆　桑白皮　莲子肉

水不滋木，肝火克金，呛咳咯血，势将成损。急宜介类以潜阳。

天门冬　麦门冬　败龟版　左牡蛎　茜草根　甜杏仁　潼沙苑　南沙参　象贝母　女贞子　毛燕窝　栝楼皮　海蛤粉　桑白皮　怀牛膝

肝阳上升，肺金受克，呛咳漫热，症入损门。姑拟清养。

南沙参　北沙参　怀山药　白归身　女贞子　潼沙苑　杏仁泥　川贝母　陈橘红　合欢皮　麦门冬　毛燕窝　莲子肉

肝火克金，咽痛音暗，呛咳日久，损症渐成。姑拟清养。

南沙参　天门冬　麦门冬　鲜首乌　栝楼皮　甜川贝　女贞子　海蛤粉　潼沙苑　桑白皮　石决明　杭菊花　杏仁泥　淡竹叶　鸡子清

一水能济五火，肾是也；一金能行诸气，肺是也。肾为下渎，肺为上源，金水相涵，方能滋长。今诊脉象二尺虚细，左关独弦，右部浮芤，水不滋木，肝阳上升，肺金受克，呛咳漫热，甚则咯血，势将成损。姑拟壮水柔肝，清养肺肾。

天麦冬　川贝母　女贞子　南北沙参　杏仁泥　茜草根　怀牛膝　栝楼皮　毛燕窝　川石斛　潼沙苑　鲜藕

肝火上升，肺金受克，咳嗽音暗，症入损门。急宜清养。

南沙参　栝楼皮　川贝母　女贞子　北沙参　杏仁泥　桑白皮　潼沙苑　生龟版　天门冬　麦门冬　怀山药　淡竹叶　鸡子清

一水能济五火，一金能行诸气，肾为下渎，肺为上源，金水相涵，方能滋长。今诊脉象两尺虚细而数，左关细弦而数，右部浮芤而数。失红之后，呛咳漫热，大肉消瘦。盖肾水久亏，肝阳无制，熏灼肺金，损症已成，实非轻浅。勉拟壮水柔肝、清养肺胃之法，竭力挽救。

天门冬　麦门冬　北沙参　潼沙苑　败龟版　旱莲草　左牡蛎　生甘草　川石斛　怀山药　女贞子　毛燕窝　川贝母　莲心

九、调养

营卫平调，化痰调气。

人参　云茯苓　生白术　当归身　黑料豆　杭白芍　川杜仲　陈橘红　制半夏　春砂仁　广郁金　玫瑰花　夜合花　金橘饼　广木香

养阴调营，兼化痰软坚之治。

南沙参　云茯苓　大丹参　陈橘红　制半夏　左牡蛎　象贝母　柏子仁　夜合花　全当归　炙僵蚕　金橘饼　红枣

营血久亏，肝胃不调，宜养阴调营之治。

南沙参　云茯苓　苡仁　当归身　白蒺藜　潼沙苑　川石斛　怀牛膝　柏子仁　象贝母　甜杏仁　大丹参　合欢皮　莲子肉

祖怡注：此症脉多弦硬，去年曾经吐血。肝胃不调与肝胃气痛方中，皆用血药。此方治肝虚，故不用破气药。

养阴调营，参以清肃。

鲜首乌　天门冬　麦门冬　白玉竹　光杏仁　南沙参　栝楼皮　女贞子　象贝母　桑白皮　北沙参　黑料豆　海蛤粉　去心莲子

清滋太过，胃气反伤，拟培土生金，兼和营调胃之治。

南沙参　云茯苓　冬白术　苡仁　化橘红　女贞子　潼沙苑　合欢皮　全当归　怀牛膝　杏仁泥　莲子肉　桑白皮　川贝母

十、风湿痰

风湿相乘，遍身发痒。宜养血祛风，兼以利湿。

南沙参　全当归　杭白芍　大生地　五加皮　地肤子　梧桐花　赤茯苓　怀牛膝　嫩桑枝　生白术　生熟苡仁　红枣

风湿相乘，流窜四末。宜和营熄风，兼以利湿。

全当归　赤茯苓　大胡麻　豨莶草　怀牛膝　赤白芍　茅苍术　五加皮　地肤子　梧桐花　嫩桑枝　川黄柏　生甘草

风痰上升，筋脉牵掣。宜柔肝熄风，兼化痰通络。

生石决八钱　紫丹参三钱　麦门冬一钱半　云茯神三钱　炙僵蚕一钱半　甘菊花二钱　明天麻八分　象贝母二钱　天竺黄六分　制半夏一钱　陈橘红五分　左秦艽一钱　双钩藤二钱

风痰上升，阻塞灵窍，不能语言。宜清养心神，熄风化涎。

天竺黄六分　大丹参三钱　云茯神二钱　杭麦冬一钱半　胆南星六分　陈橘红一钱　杭甘菊二钱　光杏仁三钱　白蒺藜三钱　大贝母二钱　石决明八钱　灯芯三尺　鲜竹沥二大匙

祖怡注：肝风之上升者，皆用决明、杭菊以熄风。

脉来左弦右滑，风与痰乘。宜固本中参以化浊。

当归身　云茯苓　冬术　光杏仁　嫩桑枝　甘菊花　川贝　陈橘红　佩兰叶　荷叶　生熟苡仁

肺气不降，脾有湿痰，上为呛咳，下则溏泄。宜培土生金，参以和中化浊。

当归身　冬白术　云茯苓　台乌药　桑白皮　白苏子　象贝母　江枳壳　小青皮　陈橘红　车前子　生苡仁　生姜　冰糖

肺气不降，肾气不纳，脾有湿痰。治宜培土生金，降纳肾气。

南沙参　桑白皮　象贝母　苦杏仁　川杜仲　黑料豆　当归身　怀牛膝　黑沉

香　紫苏子　陈橘红　苡仁　莲子肉　云茯苓

十一、咳

初诊：脉来左弦右滑，肝风驱痰上升，呛咳气逆，喉闷作梗，系阴分不足故也。宜清泄上焦法。

南沙参　桑白皮　苦杏仁　甘菊花　麦门冬　制半夏　象贝母　杭白芍

二诊：脉来弦象渐平，呛咳亦减。宜宗前法，更进一筹。

南沙参　陈橘红　栝楼皮　川杜仲　全当归　云茯苓　左牡蛎　川贝母　旋覆花　桑白皮　怀牛膝　冬白术　甜杏仁　莲子肉

肝营不足，肝气太强，上犯肺胃，呛咳日久，经治虽已获效，旋以疟后失于调养，肝营更亏。急宜调营柔肝，兼治肺胃。

当归身　川贝母　杏仁泥　大丹参　杭菊花　石决明　怀山药　合欢皮　潼沙苑　莲子肉　云茯苓　桑白皮　陈橘红　柏子仁

营血大亏，肝风内动，不时呛咳，头目作眩。宜养阴调营，熄风化痰。

南沙参　云茯苓　苡仁　当归身　潼白蒺藜　女贞子　甜杏仁　象贝母　陈橘红　杭菊花　桑白皮　石决明　白苏子

水不滋木，肝阳上升，不时呛咳，头目不清，腰膝乏力。急宜壮水柔肝，佐以清肃。

桑白皮　怀牛膝　净蝉衣　金毛脊　南沙参　肥天冬　杏仁泥　川杜仲　陈橘红　炙生地　女贞子　栝楼皮　杭菊花　谷精草

肺肾阴亏，肝阳独旺，上升犯肺，呛咳夹红，久延入损，急宜清养。

南沙参　桑白皮　怀山药　光杏仁　潼蒺藜　云茯苓　茜草根　女贞子　栝楼皮　怀牛膝　麦门冬　象贝母　生藕节

肺胃不和，脾多痰湿，失血之后，呛咳而喘。宜培土生金，参以肃降。

南沙参　云茯苓　苡仁　麦门冬　桑白皮　栝楼皮　参三七　怀牛膝　茜草根　杏仁泥　川贝母　陈橘红　旋覆花　莲子肉

十二、肿胀

脾湿成胀，脐突筋青，背平腰满，腹大如鼓，症极沉重。姑拟温运脾阳，和中化浊。

全当归　广木香　云茯苓　降香片　炮附子　佛手片　川厚朴　怀牛膝　新会皮　大丹参　车前子　细青皮　苡仁　冬瓜子　冬瓜皮　川通草

脾有湿热，腹肿囊肿，症势极重。姑拟健脾分消。

连皮苓　大腹皮　细青皮　新会皮　广木香　大砂仁　佩兰叶　台乌药　焦茅术　川牛膝　川厚朴　车前子　佛手片　煨姜

本属虚体，积湿下注，阴囊肿。宜调养中参以分利。

全当归　苡仁　五加皮　梧桐花　京赤芍　地肤子　细青皮　川牛膝　赤茯苓　豨莶草　台乌药　怀牛膝　车前子

本属虚体，积湿下注，阴囊肿痛。宜调中参以分利。

全当归　赤芍药　赤茯苓　生苡仁　梧桐花　豨莶草　五加皮　小青皮　车前子　嫩桑枝　川牛膝　怀牛膝　地肤子　台乌药　荠饼

十三、呕吐呃

肝胃呕吐，治如时邪呕吐加减出入。

川雅连　白蒺藜　川厚朴　云茯苓　广木香　淡吴萸　广藿香　佩兰叶　陈广皮　春砂仁　广郁金　佛手片　细青皮　淡竹茹

胃之大络曰虚里，入于脾而布于咽。肝气太横，虚里受病，不时作吐。宜调营柔肝，兼和胃气。

当归身　焦白术　云茯苓　陈广皮　佩兰叶　广郁金　制川朴　春砂仁　白蒺藜　台乌药　白檀香　佛手片　玫瑰花

营血久亏，肝木太强，克脾犯胃，脘腹作痛，食入作吐，久延有噎膈之虞。宜养血柔肝，调和胃气。

全当归　大丹参　杭白芍　怀牛膝　广郁金　白蒺藜　川厚朴　降香片　制半夏　陈广皮　春砂仁　广木香　玫瑰花　大橘饼

时邪发呃，宜降逆和中。

川雅连四分　淡吴萸三分　赤茯苓三钱　新会皮一钱　制半夏一钱半　广木香五分　佩兰叶一钱　白蒺藜三钱　粉葛根二钱　姜竹茹五分　广藿梗一钱　春砂仁一钱　佛手片五分

十四、大小腑

下利日久，肠胃失和。宜固本中参以化浊。

炒党参　云茯苓　苡仁　全当归　新会皮　台乌药　江枳壳　大丹参　合欢皮　车前子　福橘饼　赤芍药　柏子仁　红枣　荷叶

中脘较舒，惟大便硬结。宜和营化浊。

全当归　大丹参　怀牛膝　广木香　川厚朴　江枳壳　栝楼仁　川郁金　小青皮　合欢皮　福橘饼　降香片　陈广皮　佩兰叶

湿热下注，治宜清利。

天门冬　小生地　大丹参　粉萆薢　瞿麦穗　苡仁　怀牛膝　粉丹皮　细木通　车前子　天花粉　福泽泻　灯芯

营血本亏，夹有湿热。宜和中利湿。

全当归　杭白芍　赤茯苓　苡仁　地肤子　梧桐花　陈广皮　春砂仁　茅苍术　怀牛膝　川黄柏　佩兰叶　赤芍药　嫩桑枝　红枣

阴分本亏，夹有湿热。宜调养中夹以分利。

全当归　川黄柏　大胡麻　苡仁　豨莶草　赤茯苓　肥玉竹　地肤子　赤芍药　茅苍术　生甘草　梧桐花　槐枝

湿浊壅于州都，气不宣化，小溲难涩。宜和营理气，兼化湿浊。

当归身　上肉桂　小青皮　川郁金　赤茯苓　瞿麦穗　怀牛膝　车前子　陈广皮　冬瓜子　佛手片　大丹参　川通草　降香

苡仁煎，代水。

阴分久亏，湿热下注，溲溺作痛。治宜清利。

南沙参　天门冬　赤茯苓　生苡仁　粉萆薢　鲜首乌　车前子　瞿麦穗　川石斛　天花粉　甘草梢　怀牛膝　细木通　粉丹皮

脾肾两亏，小溲淋漓。宜固本和中，兼纳下元。

潞党参　川杜仲　焦白术　桑螵蛸　补骨脂　全当归　陈广皮　云茯苓　杭白芍　佛手柑　黑料豆　佩兰叶

营血不足，肝木太旺，上犯肺胃，下克脾土，积湿下注，致成石淋。宜养阴运脾，兼以分利。

天门冬　细生地　云茯苓　车前子　女贞子　南沙参　川萆薢　柏子仁　川通草　生苡仁　全当归　怀牛膝　红枣

十五、妇科

男以肾为先天，女以肝为先天。盖缘肝为血海，又当冲脉，故尤为女科所重。营血久亏，肝气偏胜，冲脉受伤，每遇行经，尻胯作痛。抱恙日久，不易速瘳。急宜养血柔肝，和中解郁。

全当归　杭白芍　茺蔚子　大丹参　玫瑰花　制香附　黄郁金　台乌药　云茯苓　冬白术　怀牛膝　蕲艾绒　合欢皮　降香片　荞饼

女以肝为先天，肝为血海，又当冲脉，故为女科所重。营血久亏，风阳内动。宜养阴调营，柔肝熄风。

南沙参　广皮白　甘菊花　苍龙齿　云茯苓　白归身　夜合花　白蒺藜　怀山药　大丹参　生石决　川郁金　莲子肉　毛燕窝

调营理气，兼暖子宫。

白归身　香抚芎　小胡麻　陈广皮　杭白芍　覆盆子　大丹参　广木香　白蒺藜　白茯苓　蕲艾绒　制香附　福橘饼　降香片

祖怡注：此症血分干虚。

初诊：血亏脾弱，寒阻气分，胸腹屡闷，内热日甚，头目重着，肢节酸疼。治宜祛寒利气。

酒炒当归二钱　酒炒牛膝二钱　酒炒独活一钱　连皮茯苓三钱　焙青蒿子三钱　炒甜瓜子三钱　酒炒丝瓜络三钱　酒炒羌活一钱　功劳叶露一两，冲服　紫大丹参二钱　粉牡丹皮二钱　生香谷芽三钱

二诊：肝气渐舒，寒邪已透，内热肢酸减半。惟血亏脾弱，脘闷头晕，夜半体燥，节络酸软。尚宜养血柔肝，兼培脾土。

前方去二活、茯苓，加香川芎一钱、海蛤粉四钱、川贝母三钱、川石斛三钱、竹茹一钱。

祖怡注：妇人咳嗽潮热，纳谷不香，痨象已见，经血尚未闭者，伯雄先生有一治验方，余曾用之，屡试屡验。吾邑王植卿夫人患骨蒸痨病，一年有余，遍请名医诊治，迄无效验，改延先生，前后共服此方二十余剂，病即霍然。方案如上。

初诊：怀孕八月，气郁阻中，暑风外迫，猝然发厥，神昏不语，目闭口噤，柔痉不止，卧不着席，时时龂齿。《金匮》云：痉为病，胸满口噤，卧不着席，脚挛急，必龂齿，可与大承气汤。但系胎前身重之际，当此厉病，断难用大承气法。然不用承气，症属难挽，如用承气，而胎欲下动，亦断无生理。势处两难，但不忍作视。先哲云：如用承气，下亦毙，不下亦毙，与其不下而毙，不若下之，以冀万一之幸。既在知己，不得已而勉从古法立方，以慰病家之心，亦曲体苦衷矣。

川纹军四钱，生磨汁　净芒硝二钱　酒炒当归三钱　姜炒川厚朴一钱　炒枳实一钱　大丹参片五钱　盐水炒杜仲一两　高丽参四钱　陈仓米一合

二诊：昨方进后，幸胎未动，诸症悉退。盖前方乃系涤热，而非荡实，故孕安而邪亦净。但舌色微红少津，是因暴病大伤，未能骤复。法宜养心和中，能恬淡自畅，调摄得宜则可也。

青蒿梗　佩兰梗　炙甘草　大丹参　白归身　香白薇　怀山药　真建曲　法半夏　广陈皮　南沙参　川杜仲　赤茯苓　乳荷梗　红枣　陈仓米

祖怡注：此道光廿六年东下塘探花第

刘宅二十六岁上案。

阴分久亏，肝阳上僭，乳中起核，呛咳头痛。宜养阴调营，柔肝保肺。

南沙参　栝楼皮　杭白芍　桑白皮　云茯苓　象贝母　潼蒺藜　降香片　苡仁　左牡蛎　白蒺藜　荠饼　白归身　夜合花　杭菊花

水不滋木，肝阳上升，乳中起核。宜培土生金，化痰软肾之治。

南沙参　怀山药　象贝母　炙僵蚕　云茯苓　白归身　陈橘红　黑料豆　女贞子　制半夏　栝楼皮　左牡蛎　红枣　荠饼

十六、儿科

小儿肺痈，症势甚笃，姑拟清肃。

蒸百部　合欢皮　生苡仁　陈橘红　石决明　栝楼皮　麦门冬　桑白皮　南沙参　怀牛膝　象贝母　甜杏仁　竹叶

两天不足，风阳上升，致成解颅，筋节酸软。宜调营和中，兼以熄风和络。

全当归　杭白芍　云茯苓　焦白术　金毛脊　川续断　川独活　左秦艽　怀牛膝　嫩桑枝　甜瓜子　甘菊花　川杜仲　生姜　红枣

两天不足，致成龟背。宜调营卫，兼利经络。

潞党参　云茯苓　冬白术　杭白芍　春砂仁　白归身　川独活　金毛脊　川断肉　左秦艽　嫩桑枝　陈广皮　黑料豆　荠饼

十七、外科

火毒上攻，治宜清降。

鲜首乌　天门冬　生蒲黄　人中黄　南沙参　杏仁泥　象贝母　桑白皮　生石决　天花粉　甘菊花　粉丹皮　栝楼皮　淡竹叶

虚人夹湿热，久患脏毒，肛旁有管不合，宜常服丸方。

晒生地一两　晒当归八钱　炒怀山药一两半　胡黄连五钱　生甘草八钱　灯芯拌琥珀屑六钱　象牙屑八钱　炙刺猬皮一张　上血竭五钱　生米仁一两半　净白占五钱

依法取末，糯米一合煮饭，和黄牛胆一个糊丸。每早淡盐汤送下三钱。忌姜椒葱蒜，江鲜发物，慎房帏尤妥。

洗痔疮方，脱肛亦可用。

全当归四钱　炙甘草八分　江枳壳三钱　绿升麻一钱半　荔枝草四两

祖怡注：绳甫先生以银花三钱易荔枝草，因该草不易得也。炙甘草、升麻增至各三钱。

治湿火炽甚，广疮煎方。兼治面部。

人中黄八分　炙冬花三钱　大杏仁三钱　大贝母三钱　天花粉三钱　粉丹皮一钱半　大力子二钱　夏枯草二钱半　马勃六分　金银花二钱　栝楼皮三钱　土茯苓二两　淡竹叶廿张

常服加减八珍化毒丹。

大濂珠二钱　真牛黄二钱　真琥珀二钱　大海片二钱　人中白二钱　飞朱砂一钱　真川贝三钱　白飞面四钱

相任注：上二方皆名贵良药，至堪珍视。

十八、瘀伤

伤力受寒，和中利节。

全当归　云茯苓　焦白术　广陈皮　广木香　川断肉　左秦艽　怀牛膝　金毛脊　川独活　春砂仁　金橘饼　生姜

伤力停瘀，夹有湿热。宜和营通络之治。

全当归 大丹参 怀牛膝 苡仁 云茯苓 佩兰叶 川续断 川独活 左秦艽 台乌药 陈广皮 春砂仁 佛手片 嫩桑枝

扶土和营，去瘀伤，利筋节，兼畅气机。

全当归 云茯苓 冬白术 怀牛膝 川断肉 骨碎补 金毛脊 杜红花 陈广皮 广木香 左秦艽 生姜 红枣

右腿跌伤已久，迄今作痛，每遇阴雨节令殆甚。宜养营卫，兼利节络。

潞党参 云茯苓 焦白术 怀牛膝 炙生地 川断肉 川独活 杭白芍 广木香 金毛脊 当归身 杜红花 嫩桑枝 生姜 红枣

肺胃两伤，治宜清养。

南沙参 甜杏仁 象贝母 刘寄奴 北沙参 生苡仁 怀牛膝 麦门冬 栝楼皮 茜草根 女贞子 云茯苓 藕节 桑白皮

祖怡注：此症曾见吐血，刻虽不吐，尚有积瘀在胃。

肺胃两伤，姑拟清养。

鲜首乌 云茯苓 光杏仁 陈橘红 栝楼仁 象贝母 桑白皮 白苏子 青蒿 半夏 石决明 荷叶

肺胃两伤，筋节不利。宜养阴，参以通络。

南沙参 云茯苓 苡仁 光杏仁 桑白皮 栝楼皮 怀山药 怀牛膝 女贞子 川断肉 甜瓜子 象贝母 金毛脊

十九、眼耳

二天并培，化痰明目。

人参 冬白术 云茯苓 川杜仲 当归身 杭白芍 怀牛膝 川续断 谷精珠 净蝉衣 甘菊花 象贝母 仙半夏 陈橘红 红枣

水不涵木，肝阳上升，两目肿痛。宜养阴调营，明目发光。

羚羊角 生石决 净蝉衣 谷精珠 南沙参 炙生地 怀山药 云茯苓 全当归 赤芍药 粉丹皮 象贝母 女贞子 黑料豆

肾水久亏，肝营不足，风阳上僭，发脱目昏。宜养阴调营，壮水涵木。

南沙参 怀山药 蝉衣 石决明 当归身 炙生地 杭白芍 黑芝麻 霜桑叶 杭甘菊 白蒺藜 云茯神 谷精珠 福橘饼

正在妙龄，二天不足，瞳神散光，视物两歧。宜壮水柔肝，明目发光。

炙生地 粉丹皮 女贞子 黑料豆 青龙齿 左牡蛎 净蝉衣 谷精珠 南沙参 川贝母 全当归 怀山药 茯神苓六曲浆拌

水不涵木，肝阳上升，头目不清，不时呛咳，腰膝乏力。急宜壮水涵木，清肃肺胃。

南沙参 炙生地 天门冬 女贞子 川杜仲 怀牛膝 谷精珠 净蝉衣 金毛脊 杭菊瓣 桑白皮 栝楼皮 陈橘红 杏仁泥

耳为肾窍，肝阳上扰，肾穴受伤，聆音不聪，夹有脓血。先宜滋肾柔肝，参以清越，六味丸加味主之。

女贞子 粉丹皮 福泽泻 白蒺藜 杭甘菊 云茯苓 净蝉衣 石决明 川百合 福橘饼 黑芝麻 红枣 大生地 霜桑叶 怀山药

又转方，加大白芍，去蒺藜，或去泽泻，常服有效。

二十、喉科

水不滋木，肝阳上升，挟三焦之火，

上窜咽喉，蒂丁缩短作痛，巅顶亦作痛。宜滋肾柔肝，熄风化火。

明天麻 甘菊花 炙生地 净蝉衣 海蛤粉 黑山栀 栝楼皮 夏枯草 京玄参 粉丹皮 霜桑叶 川石斛 竹叶 荠饼

祖怡注：此人肝肾虚弱，故不用过于寒凉之味。

费伯雄医学学术思想研究

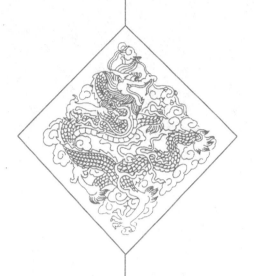

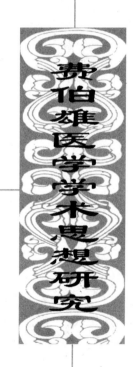

一、学术特色

（一）为医之道，首重医德

作为临床大家，费伯雄主张为医应首重医德，并在医疗实践中身体力行，以身示范，为后人树立了光辉榜样。费氏指出：“欲救人而学医则可，欲谋利而学医则不可”，用以告诫身边之人，行医首先要做到“澹其谋利之欲，发其救人之心”。同时，认为医者必须坚持德术并重，将高尚的医德和精湛的医术有机结合起来，因为“医虽小道，而所系甚重，略一举手，人之生死因之，可不儆惧乎哉！”故而“平时读书，必且研以小心也；临症施治，不敢掉以轻心也”。费氏主张广开门户，收徒授业。其择徒没有因家族、门户、男女、学术观点相异不传等偏见，范围也不局限于族内，但凡其他医派或医家子弟，只要有意求学者，均一视同仁，传道授业。但开门授徒，不囿门户，并不代表降低标准，费氏择徒一直遵从“人品端方、心术纯正”之规矩，在品德、悟性、勤奋等方面，将品德作为首要条件，认为只有以治病救人为已任者，才会有仁爱之心、慈悯之怀、济群生之志，如此方能成为传承岐黄术业之人。

（二）潜心经旨，师古不泥

费伯雄认为，通过博学达到醇正，是继承发扬中医学，使之切合实用的必由之路。从博学到醇正，仅靠刻苦勤学还不够，必须有一套实事求是的治学方法，方可入境，这一方法就是“师古人之意，而不泥古人之方”。“执古方治今病，往往有冰炭之不相入者”，只有师古不泥古，才能不断创新、发展中医学术。费氏勤求古训，悉心钻研中医经典古籍，对《内经》《伤寒论》《金匮要略》以及金元四大家等理论和学术思想反复研读，尊经研古而不泥，深得各家精要，又能融会贯通，充分体现出严谨求实的治学作风。在费氏的医籍中，求新、发展的观念尤为突出。

首先，费氏充分强调师古的重要性，认为这是为医之道和行医之本。他认为，《内经》主要研究经络，对疾病的病因病机认识不足，其他医著也是各自有所偏重。“学医不读《灵》《素》，则不明经络，无以知致病之由；不读《伤寒》《金匮》，则无以知立方之法，而无从施治；不读金元四大家，则无以通补泻温凉之用，而不知变化。”在众多医学名家中，费氏尤其推崇张仲景，云：“仲景，立方之祖，医中之圣。所著《伤寒》《金匮》诸书，开启沌蒙，学者当奉为金科玉律。后起诸贤，不可相提并论。”费氏认为，仲景所治热病皆伤寒之类，常用桂枝汤、麻黄汤等，以治外感发热。至于内伤发热，东垣则以甘温治阳虚发热，丹溪则以苦寒治阴虚发热。不同的是一为外感，一为内伤阳虚，一为内伤阴虚，各有不同的着眼点，从不同的角度补充前人所未备。如不明白其中的道理，混为一谈，阳虚发热治以苦寒，阴虚发热治以甘温，无异于操刀杀人。与对医圣张仲景的评价相比，费氏对金元四大家的学术主张有非常理性而独到的认识。认为四位医家“各有灼见”，但同时也存在“偏胜之处”。刘完素、张从正善攻善散，寓邪去正安之意；李东垣、朱丹溪善补阳养阴，即正盛则邪退之意，各有独到之处。但前者用药太峻，未免有偏胜之处。费氏以此告诫后世学者当用其长而化其偏，斯为得之，若一味掺杂个人偏见或学派门第之见，往往不能全面、正确地认识和继承前贤学术之精髓。对经典的学习，费氏认为重在发皇古义、灵活求变，所谓“印证古人之处，全不在拘执成法，而亦不离成法，乃为能自得师”；“巧不离乎规矩，而实不泥乎规矩”。只有不断与时俱进，结合时代特征学习古人方法，才是对经典最好的学习。

费氏在自身长期的临床实践中，对经典理论进行了创造性的发挥，为后人开拓了学习经典的新途径。在《医醇賸义》的许多章节中，费氏均以《内经》理论为首，继而以自身的临证经验为基础，创造性地对经旨进行阐述和发挥，启悟后学，淋漓尽致。如对“火”的认识，费氏认为“外因为病，风为最多；内因之病，火为最烈”，并将火热与人体脏腑气血相联系，分生理、病理、外感、内伤加以论述。在生理上，认为“火者，人之气也。火之为物，本无形质，不能孤立，必与一物相为附丽，而始得常存。故方其静也，金中有火，而金不销也；木中有火，而木不焚也；水中有火，而水不沸也；土中有火，而土不焦也。但见有金、有木、有水、有土，而不见火也”。机体脏腑属性各异，欲令五脏之火不得上犯，脏腑气机条达十分关键，故而提出“肺气肃而大肠润，金不销也；肝气平而胆气清，木不焚也；肾气充而膀胱通，水不沸也；脾气健而胃气和，土不焦也”。火邪发生有多种原因，“因于风者为风火，因于湿者为湿火，因于痰者为痰火，阳亢者为实火，劳伤者为虚火，血虚者为燥火，遏抑者为郁火，酒色受伤者为邪火，疮疡蕴结者为毒火。又有一种无名之火，不归经络，不主病症，暴猝举发，莫能自制，则气血偏胜所致也”。费氏总共列出了17种火证，并在此基础上，分主症、主方、用药按次罗列，这种对“火”的理论认识与实践，是对前贤认识的开创性继承，进一步丰富和完善了自《伤寒杂病论》问世以来千余年的热病诊疗思想。

费氏所著《医醇賸义》与喻昌的《医门法律》不仅篇目、附方相近，而且观点相通，对喻昌学说颇多发挥，但也不泥于喻氏之论，对其错误与缺陷一并进行了纠正和补充。如《医门法律·中风门》解“侯氏黑散”时云：“方中取用矾石，以固涩诸药，使之留积不散，以渐填空窍，服之日久，风自以渐而熄……如此再四十日则药积腹中不下，而空窍填矣，空窍填则旧风尽出，新风不受矣。”关于论中将“空窍”解为“胃肠”，费氏认为很不妥当，提示“空窍”应指毛窍或腠理而言，云“侯氏黑散中，用牡蛎、矾石等收涩之药，欲令腠理秘密，毛窍固闭，正如暴寇当前，加筑城垣以堵截之，使不得入耳……而其尤要者，则在于收涩敛肝，使在内之肝风不动”，内风不动，则不与外风勾结，此便是阻截之法。从解释中风的病因病机、阐述药性和方义等角度来看，无疑费伯雄的说法更为贴切。再如，喻昌承河间学说，认为《黄帝内经》病机十九条“独遗燥气，他凡秋伤于燥，皆谓秋伤于湿”，故作“秋燥论”，将《黄帝内经》“秋伤于湿，上逆而咳，发为痿厥”一句，改为“秋伤于燥，上逆而咳，发为痿厥”，首次对“秋燥”致病做出较为系统的论述。费氏对此深为叹服，认为喻昌独具慧眼。但喻昌认为，“燥”与“秋凉”相伴而生，故而仅论述了“凉燥”的成因与方药，费氏认为如此认识仍不全面，言：“愚谓燥者干也，对湿而言也。立秋以后，湿气去而燥气来。初秋尚热，则燥而热，深秋既凉，则燥而凉……若专主一边，遗漏一边，恐非确论”。由此，费氏在喻昌学术主张的基础上提出“温燥”概念，这是对喻昌学说的重大补充，一直沿用至今。

费伯雄根据临床实践，针对《医方

集解》而作《医方论》，认为方之祖始于仲景，后人触类旁通而扩充之，故主张制方不仅要守法度，更要懂得变通。对于前人的经典之方，费氏并非不假思索地简单袭用，在其所著《医方论》中，对《医方集解》中所载的358首方剂，从配伍特色、用药法度、辨证选方等方面，逐一进行了分析点评。更为难能可贵的是，费氏结合自身临证经验，分析了众多方剂的太过与不及之处，并提出了改进措施，充分体现出费氏实践→检验→完善→发展的临床方药认知思路，这种严谨科学的实践方式，有效实现了临床方药的“由博返约”，真可谓学界“有志之士”。他之所以这样做，并非“以管窥之见，妄议古人”，而是“欲为初学折衷一是，则僭妄之罪，所不敢辞”，充分体现出一代宗师甘为中医学术的发展承担骂名，甘为后来者的成长充当人梯的崇高境界。

费氏博学深思，医道老而弥精，即使面对自己的医学观点也不断修正。在《医醇賸义》中他认为，“凡吐血、衄血、牙龈齿缝出血，皆散在经络之血，涌而上决者也。近人谓巨口吐红及牙龈齿缝出血者，谓之胃血，此说大谬。盖胃为外腑，职司出纳，为水谷蓄泄之要区，其中并无一丝一点之血。”但费氏并未坚持固守这一观点，其在此后所著的《医方考》中补充论述道：“方其无病之时，胃中纳水谷，大小肠传糟粕，肠胃中本无血也，血但流灌于腑外以荣养之……迨至火势冲激，或湿热熏蒸，逼血入于腑中，腑不能容，随受亦随出矣……胃经之血，随火上升，直从食管而出，往往盈碗盈盆。”

（三）和缓为本，学归醇正

“和缓醇正”是费伯雄学术特色的核心。费氏强调，“醇正”之精华在“义理之得当，而不在药味之新奇”。他毕生力倡“和缓”之风，以冀后学“一归醇正，不惑殊途”。谆谆告诫医者当于各家异处求其同，不必胶执成见，机械搬用。否则，“欲求近效，反速危亡”，终乃“自误以误人矣”。其曰：“天下无神奇之法，只有平淡之法，平淡之极乃为神奇。”故常以看似平淡之剂，出奇中病。费氏主张，诊察疾病，应首辨虚实，根据患者实际情况，采用不同的补虚泻实方法，有针对性地选择相应药性的药物组方，使机体恢复常态。“不足者补之，以复其正；有余者去之，以归于平。是即和法也，缓治也。”“毒药治病去其五，良药治病去其七，亦即和法也，缓治也。”

医必归乎醇正，学必切乎实用，是费氏学术思想的一个基本观点。费伯雄所处时代，医界盛行以标新立异为能事，喜欢哗众取宠，专门选取新奇的药物来显示医生的与众不同，而不注重分析病情、辨证论治，费氏立倡“和缓醇正”，主要是针对这一不良医风而提出的。费伯雄在其著作中曾记载了一位因肝气过旺，脾胃受克而致胃部不适、饮食减少的患者，前医施以仲景之法，药用承气汤治疗，芒硝、大黄各七八分，厚朴、枳实各五六分。费氏对此极为不满，指出：“三承气汤，有轻有重，原为胃实大症而设，故用斩关夺门之法，救人于存亡危急之秋，非可混施于寻常之症也”。他对前医所辩“重药轻投”的理论也大加批评，认为“以脾胃不和之小恙，而用此重剂，谓为重药轻投，殊不知重药既可轻投，何不轻药重投，岂不更为妥当乎?”为纠正这种医界陋习，费氏特将其论著定名为《医醇賸义》，意在表明医道当以醇正、和缓为宗旨。

回视历代名医，不乏补偏救弊而卓然成家者。如金元时期刘河间的火热论、张从正的祛邪说均为纠偏之作。敢于质疑“经典理论”，提出并验证新学说，乃是医界真正的发扬者。费氏的崛起正是因其在临床实践中不囿旧论，对于有些人用蜻蜓点水、但求无过对他加以评价，费氏回应曰：“若仅如是，是浅陋而已矣，庸劣而已矣，何足以言醇正乎?”所谓药物使用合理则为醇正，峻烈如三承气者，如果使用得法，可救病家于危难之时，纵然属峻烈之品，仍为醇正。费氏在著作中特别记载了一位怀孕八个月的患者，因气郁阻中，“暑风外迫，猝然发厥，神昏不识，目闭口噤，柔痉不止，卧不着席，时时龂齿”。据《金匮要略》“痉为病，胸满口噤，卧不着席，脚挛急，必龂齿，可与大承气汤”的条文，费氏认为“当此厉病，断难用大承气法，然不用承气，症属难挽”。最终以大承气汤配合高丽参、丹参、炒杜仲、当归、陈仓米等扶正之品，药尽一剂，“胎未动，诸症悉退”，此时大承气汤即为醇正之品。关于用药的轻重，费氏特别指出，所谓用药轻重，即轻病用轻药而轻不离题，重病用重药而重不偾事。轻病固然不可用重药，但如病重药轻，则姑息养奸，贻误病机。重病投重剂，也要慎重行事，须知“遣有节之师而收制胜之功”之妙，其关键在于“胆欲大而心欲细”。

法取和缓是费氏学术思想的又一个基本特点。其所著《医醇賸义》一书，就是力求通过倡导和缓来达到醇正的目的。费氏认为“疾病常有，怪病罕逢，惟能知常，方能知变”，因此，和缓是医家必须注意的一个方面。所谓和缓，就是辨证施治须按知常达变的规律，先晓其常理常法，再取其变法变治。处方用药要权衡得失宜忌，注意养护正气，切忌“炫异标新，用违其度”。费氏以和缓为宗旨的学术特点，在其辨证用药的临床实践中表现得尤为突出，无论是察脉辨证，还是立法制方，均以醇正为基础。如论治“关格”，费氏发扬古训，认为其病位“实由于中上焦，而非起于下焦”，“心肝两经之火煎熬太过，营血消耗，郁蒸为痰；饮食入胃，以类相从，谷海变为痰薮，而又孤阳独发，气火升痰”是其主要病机。故临证时应“治之以至和，导之以大顺，使在上者能顺流而下，则在下者亦迎刃而解”。由此，在调养营卫的基础上，归纳形成三种治法：一者用归桂化逆汤平肝理气，一者用人参半夏汤和胃化痰，一者用和中大顺汤兼清君相之火，充分体现了其以和缓醇正为宗旨的诊病处方特色。

需要指出的是，费氏强调和缓醇正，亦是为了保护人体正气，这从他治疗痹证的特色即可见一斑。如治风痹，“当以养血为第一，通络次之，祛风又次之”；“若不补血而先事搜风，木愈燥而筋益拘挛，殊非治法”，并多次强调“先用大剂补血祛风，后即加人参、苓、白术以补气分，营卫平调，方无偏胜之患”。自制温经养荣汤，方以鹿筋、枸杞子为主药，合当归、白芍、生地黄、熟地黄补养阴血，桂枝、生姜、大枣调和营卫，川续断、独活、秦艽、桑枝、木瓜、甜瓜子搜风通络，再加木香通调气机，从药物种类、功效和用量看，扶正药占绝对优势。治痛痹，自制龙火汤，用肉苁蓉、鹿角霜、肉桂温养龙火，再以白术、党参、茯苓补气，当归、白芍养血，木香、生姜、大枣调和营卫，用药重点不在散寒气，而在温经通络，调养气血。治着痹，自制立极汤，以莪术、附子、补骨脂、党参、茯苓、白术、薏苡仁补土助阳胜湿，川续断、杜仲补益肝肾，强壮筋骨，独活、牛膝、当归、生姜、大枣通利血脉，调和营卫。由上可见，费氏治疗痹证十分重视扶助正气，风痹养血，痛痹温阳，着痹助阳，而祛风、散寒、除湿之品，用药轻少，充分体现了和法缓治兼以顾护正气为本的学术思想。

费氏认为，要使医归醇正，唯一的方法就是持之以恒地学习。“初学者此法，成就者亦此法，先后共此一途。”由于历史条件的限制，自古以来学医者各承家技，偏执一法，以己之得，诽人之非的现象十分常见。特别是金元以降，学派之间争鸣日起，一些医家忘却了辨证论治这个根本，脱离了医本醇正的轨道，“宗东垣者，虽遇阴虚发热亦治以甘温，参芪不已甚而附桂；宗丹溪者，虽遇阳虚发热亦治以苦寒，地冬不已甚而知柏”。费氏认为这些现象的产生，都是学不渊博，理法不醇的结果。所以“学医不读《灵》《素》则不明经络，无以知致病之由；不读《伤寒》《金匮》则无以知立方之法，而无从施治，不读金元四大家则无以通补泻温凉之用，而不知变化”，更不能“醇化其偏”。只有博览群书，刻苦钻研，去粗取精，执简驭繁，才能使醇驳互见的中医学一归醇正。

二、方药特色

（一）病因为纲，辨证治方

以病因为纲、以脏腑为目的分类制方的思路，是费伯雄组方用药的重要特点。费氏处方选药平正绵密，看似平淡无奇，实则匠心独运，理法方药，丝丝入扣，严谨周到。分析其治方用药特点，对解析其临证思路有很大帮助。

《医醇賸义》是费氏毕生经验的总结，书中所论诸病，先论病症，再述自制方，后附成方。先总论，后分述，其医论多不过千言，少不到百字，关键之处直抒己见，以《内经》《伤寒论》等经典为依据，有辩有驳，杜绝泛泛而谈，辨证、治法、方药条分缕析。如论燥证，曰：“愚谓燥者干也，对湿言之也。立秋之后，湿气去而燥气来。初秋尚热，则燥而热；深秋既凉，则燥而凉。以燥为全体，而以热与凉为用，兼以二义，方见燥字圆相”。在对燥证病因进行了提纲挈领的论述之后，继而按五脏六腑之燥而分别立法制方，共自制新方 12 首，囊括五脏六腑燥证之治。以肺燥为例，云：“肺受燥热，发热咳嗽，甚则喘而失血，清金保肺汤主之”。其方由天门冬、麦门冬、南沙参、北沙参、石斛、玉竹、贝母、葛根、杏仁、栝楼皮、茯苓、蛤粉、梨、藕汁共十四味药组成。皆为甘凉濡润之品，所谓“清金保肺，必先甘凉养胃，以胃为肺之来源，脾为肺母也”。方中天门冬、麦门冬、南沙参、北沙参、玉竹、石斛，既入肺经亦入胃经，共奏养肺益胃之效。若凉燥抑郁肺气，则予自制润肺降气汤治疗，药由沙参、瓜蒌仁、桑白皮、杏仁、苏子、旋覆花、郁金、橘红、合欢花、鲜姜皮等组成，盖秋燥抑郁肺气，气郁不下而致咳嗽微喘，故除施以润肺清燥之法外，再配伍苏子、旋覆花等降气之味。其他还有以养心润燥汤治疗心燥热，以清燥解郁汤治疗心凉燥，以泽下汤治疗脾燥热，以女贞汤治疗肾燥热，以肉苁蓉汤治疗肾凉燥，以涵木养营汤治疗肝燥热，以当归润燥汤治疗肝凉燥，以上为五脏燥证所用之方。对于六腑燥证，则用玉石清胃汤治疗胃燥，用滋阴润燥汤治疗小肠燥，用清燥润肠汤治疗大肠燥等。费氏治疗燥证诸方，在选用天门冬、麦门冬、沙参、地黄、女贞子、石斛、当归、玄参等甘寒凉润基本润燥药物基础上，再根据不同病位，加入各脏腑分经用药而组制成方，如肺燥选用桑白皮、杏仁、瓜蒌皮等，心燥选用茯苓、丹参、柏子仁等，肝燥选用白芍、木瓜、枣仁等，脾燥选用人参、山药、大枣等，肾燥选用菟丝子、龟板、女贞子等，胃燥选用石膏、玉竹、甘蔗汁等，小肠燥选用灯芯草、泽泻、牛膝等，大肠燥选用郁李仁、麻子仁、枳壳等。费氏制方用药，紧扣脏腑病因之机，于此可见一斑。

费氏以病因为纲实施的辨证治方之精髓，还体现于其所留存的医案医话中。如诊治肝风眩晕两案，一案为“头眩且痛，时时呕吐，脉来弦滑”；另一案为“头目眩晕，肢体摇颤，如登云雾，如坐舟中，甚则跌仆”。费氏通过分析指出，“诸风掉眩，皆属于肝，以肝为风木之脏也，藉肾水以滋之。”两案病机均属“肾阴久亏，肾水不足，不能养肝，肝虚生风，肝阳上升”。但前者兼有“脾虚生湿，湿郁生痰，肝风夹痰上扰”，故见“头眩且痛，时时呕吐，脉来弦滑”；而后者以肝阳上亢，风胜震掉为主，故见“头目眩晕，肢体摇颤，如登云雾，如坐舟中，甚则跌仆”。两者病机同中有异，故前者施以“滋肾柔肝，化痰镇逆”治法；后者施以“壮水柔肝，滋阴潜阳”治法。再如诊治呕吐三案，案一为“食入反出”，费氏辨证分析指出：“肾者胃之关也，皆缘命火不足，水谷不分，关门不利，胃失冲和”，应予“釜底加薪，蒸动肾气”之法，使“乾健不失，浊气下利，其呕当止”。药用熟附子、益智仁蒸动肾气；炒於术、制半夏、茯苓、小茴香、吴茱萸利气化浊；粳米、麦门冬宽中和胃，制他药燥烈之气。案二为“呕吐作痛”并“大便不利”，费氏辨证分析指出，此为“胃阴枯涸”，无以制阳，腑气失于流通，应予“育阴制阳，柔肝和胃，兼以流畅”之法，“待阴分渐复，阳明渐和，呕吐自止，大便自通”。药用西洋参、天门冬、麦门冬、麻子仁、郁金、刺蒺藜滋阴潜阳兼以柔肝；大丹参、檀香、旋覆花、代赭石、川厚朴、青陈皮、法半夏、姜竹茹、云茯苓、冬白术、生熟谷芽、炙甘草畅通气机兼和胃降逆，使手足阳明渐和，则呕吐自止。案三见“寒气入胃，饮食难化，不时呕吐。”费氏辨证分析指出，“脾为湿土，胃为燥土，其性本喜燥而恶寒”，寒气犯中，凝滞气机，湿食不化，和降失司，则发为呕吐，治疗应予“健脾温胃”之法，以止呕吐。药用肉桂、干姜、肉豆蔻温中散寒；茅术、茯苓、姜半夏、川厚朴、生熟苡仁、木香、广陈皮、怀牛膝健脾化湿兼降逆和胃；当归制他药燥烈之偏。诸药合用，使寒去、湿化、脾胃纳运复常，则呕吐即止。

（二）权变古法，创制新方

据统计，《医醇賸义》载方480余首，其中白制新方192首，大部分是从古方化裁而来。费氏治病反对套用古人成方，认为“医道当自出手眼，辨症察经，不可徒执古方，拘而不化也”。其自制方剂纯系临床实践经验所得，对中医方剂学的发展做出了重要贡献。

费氏制方立法，多本于《内经》《难经》《伤寒论》等经典医著所确立的法则。如在创设治心劳方时云：“心劳者，营血日亏，心烦神倦，口燥咽干，宜调其营卫，安养心神，宅中汤主之”。门人朱祖怡注曰：“先生此方根据《难经》损其心者调其营卫”的原则，药用天门冬、紫河车、人参、茯苓、黄芪、当归、白芍、丹参、柏子仁、远志、莲子。方中人参、黄芪、茯苓、远志补心气，卫即是气，气能生神，此损心调卫也；丹参、柏子仁、当归、白芍补心血，营即是血，血能养神，此即调其营也。因此，宅中汤调其营卫以治心损的组方思路是十分明确的。又如在创设治肺劳方时云："肺劳者，肺气大虚，身热气短，口燥咽干，甚则咳嗽吐血，益气补肺汤主之。"此方根据《难经》"损其肺者益其气"的原则组成，药用阿胶、五味子、地骨皮、麦门冬、人参、天门冬、百合、贝母、茯苓、糯米等。此外，费氏还根据"损其肝者缓其中"创制加味扶桑饮；根据"损其肾者益其精"创制来苏汤；根据"损其脾者，调其饮食，适其寒温"创制行健汤等，由上可见，费氏根据自身的理论心得和临证经验，能把医经所确立的治疗法则付诸临床实践，并在其指导下创制新方。

费氏创制的新方中，有很大部分是在体验运用古方的基础上，萌发新意，采用古方加减而成。如治心火之加味泻心汤，由天门冬、麦门冬、生地黄、人参、丹参、龟板、当归、茯神、柏子仁、酸枣仁、远志、甘草、淡竹叶组成，该方系由天王补心丹去桔梗、玄参、茯苓，加龟板、茯神、甘草、淡竹叶组成，经过如上变通加减后，较之天王补心丹更具滋养心阴之效果。又如治肝胆火之加味丹栀汤，由牡丹皮、栀子、赤芍、龙胆草、夏枯草、当归、生地黄、柴胡、木通、车前草、灯芯组成，该方系由龙胆泻肝汤去黄芩、泽泻、甘草加牡丹皮、赤芍、夏枯草、灯芯而成，经过如上变通加减后，其凉肝泻肝作用更胜龙胆泻肝汤。费氏在师古意而创制新方时，有时还将两方化裁而成一方，如治脾有伏火之加味泻黄散，该方系由泻黄散与白虎汤二方合一后，去藿香、知母，再加葛根、石斛、茯苓、荷叶组成，经过如上变通加减后，可使新方清中有发，发中有清，火散阳升而无抑遏之害，可使脾之伏火自除。再如治"酒色太过，下元伤损，腰膝无力，身热心烦"之加味三才汤，系由三才汤、二至丸合知柏地黄丸加减化裁而成，方由天门冬、地黄、人参、龟板、女贞子、旱莲草、茯苓、牡丹皮、泽泻、黄柏、杜仲、牛膝、大枣组成，该方能潜虚阳，固肾气，使水火既济，邪火得平，而使诸症得愈。由上可知，费氏在化裁古方、创制新方时，或努力使原方疗效提高，或通过化裁组合以治疗新的病证，这比一般意义上的方剂加减运用更有新意，是费氏制方用药的一大特色。

费伯雄对前贤方药有着精深的研究，《医方考》是他对汪昂《医方集解》选方的评注，其论语繁简适当，简洁明了，切中要害；剖析精当，辨正亦多。费氏常常结合自己的临证经验，对前人方剂提出修正意见。如认为逍遥散"可加丹参、香附二味，以调经更妙，盖妇人多郁故也"。谈及消渴方，认为可将黄连换为胡连，原因是"盖黄连但泻心火，生津止渴不如胡连之为佳也"。在论述妙香散时云："此方颇有佳意，但参、芪之固，终不敌麝香之开，诚恐耗散心气，神不能藏，君火不安，相火亦动。以之开解惊悸郁结则有余，以治梦遗失精则不足。不如减去，加沉香、琥珀等为佳。"这些评论都是非常切合临床实际的见解。对古方配伍失当之处，费氏也不避讳，敢于径直提出批评，即使是医学大家，也不留情面。如在批驳张元素泻白散加黄连之误时云："泻肺火而补脾胃，则又顾母法也。若加黄连反失立方之旨。"在评论李东垣清暑益气汤时曰："药味庞杂，补者补而消者消，升者升而泻者泻，将何所是从乎？且主治下，有胸满气促一条，则黄芪、升麻在所当禁。予谓此等症，但须清心养胃、健脾利湿足矣，何必如此小题大做！"

（三）用药轻灵，平淡和缓

费伯雄认为，“疾病虽多，不越内伤外感。不足者补之，以复其正；有余者去之，以归于平。是即和法也，缓治也”。如果标新立异，用违其度，欲求近效，反速危亡，就是不知用和缓平淡之法的缘故。即使对东垣、丹溪的补阳补阴，也只是认为开两大法门，提出升、柴、知、柏不可轻用。费氏着重批驳了故意将重药轻投，用以自炫其奇的做法。这些观点均是十分可贵的经验之谈。纵观费伯雄在《医醇賸义》中的192首自制方，无不贯穿着和、缓、平、淡四个字。费伯雄进一步指出，疾病有其自身的演变规律，治疗过程必须遵循客观实际，实事求是。不管出于什么目的，违背自然规律，一味追求新奇，往往事与愿违。故费氏临证力求醇正，主张以平淡之法获神奇之效，最擅长运用“轻可去实”之法，其处方用药大都以轻灵见长，力倡醇正和缓之风。

所谓“平淡”，即用药轻灵，不妄用奇峻之品。费氏用药，主张轻药重投，反对重药轻投。在其医案中，很多方药的应用看似为平淡、轻清之剂，但结果往往能出奇中病。如治“时病”，费氏主张采用疏解、清解、和解三法，多用荆芥、淡豆豉、葛根、薄荷、连翘、淡竹叶、藿香、紫苏梗、白茅根等药，即便是热毒深重之时，也不过加用青黛、马勃及小量黄连、栀子，很少见到黄连、黄柏并用之例。治内伤杂证，费氏也擅于运用平淡轻灵诸药。如医案记载其在治疗无锡顾某时，症现肝气太强，脾胃受制，中脘不舒，饮食减少，前医仿仲景之法，投承气汤重剂，自称重药轻投之法，“硝与黄各七八分，朴与枳各五六分”。费伯雄认为，承气汤“原为胃实大症而设”，“救人于存亡危急之秋”。这等“脾胃不和之小恙，而用此重剂”，纯粹是“小题大做，自炫其奇”，违背了辨证施治的根本原则，结果只能是药过病所，戕伐正气，于病无益。这种治病不见人的不良习气，是治学不够醇正的表现，既误了自己，更害了病人。

费氏处方用药，十分注意根据气候、环境、年龄、体质、病程等不同因素予以灵活调整，并强调方药须按患病脏腑所主之经予以斟酌。正如后人所述：“费伯雄用药，则主张分经论治……即经诊断病之根苗，属于何经，则对症发药，效如桴鼓，能以极轻之药，祛极重之病，所谓四两拨千斤也。”同时，费氏反对滥用升麻、柴胡、知母、黄柏等味，如须应用，宜暂而不宜久。他认为，知母、黄柏性味过于苦寒，易伤脾胃之气而绝生化之源，升麻、柴胡药性过于升散，易伤津耗液并使“上实下虚者更加喘满”。故临证用之须极谨慎，除非必须应用，一般可以其他药物代之。总之，费氏治病长于运用平淡之剂以和法缓治，非沉寒痼冷，一般不用大辛大热之品；非火热至极，一般不用大苦大寒之剂；非中虚气陷，一般不用升阳举陷之药。但是，费氏长于轻灵平淡之法，并非一味不投峻剂，而是在准确辨证的前提下，不违古训，当机立断，果断使用。如其自制的调营敛肝饮，药用当归身、白芍、阿胶、川芎、枸杞子、五味子、酸枣仁、茯苓、陈皮、木香、生姜、大枣等，专治“营血大亏，虚气无归，横逆作痛”。本方在现代临床上对于慢性胆囊炎久病不愈，大痛不止，以及各种顽固性胁痛，辨证属于营血不足，虚气横逆者，效果确切。分析其组方原则，乃取“精不足者补之以味”之意，用当归、白芍、川芎、阿胶等滋养肝血；治肝之法“补用酸”，以五味子、酸枣仁、白芍补肝敛肝；“见肝之病，知肝传脾，当先实脾”，用茯苓、木香、陈皮、生姜、大枣健脾益气，调和营卫；“肝苦急，急食甘以缓之”，借大枣之甘缓急和中。纵观全方，不凉不热，不腻不燥，不窒不破，立法稳妥，药味平淡，配伍精当，虽不用理气止痛之品，而能收行气止痛之效，突出体现了醇正和缓之妙，充分体现了费氏于常法中求疗效、于平淡中求神奇的处方用药思维。

纵观费氏的《医醇賸义》《医方论》《费伯雄医案》等著述，所谓平淡之法，实即辨证施治的基本大法，此乃为医者必须娴熟掌握、悉化于心的醇正归一法则，只有深谙《内经》《难经》《伤寒论》等中医经典所示理、法、意之精髓，做到融会贯通，才能在纷繁复杂的临床实践过程中做到执简驭繁，出奇制胜。治法用药看似平淡，却能效若桴鼓，力挽沉疴，达到理想的效果。费氏的大量临证验案，有力印证并全面揭示了这一学术主张。平淡至精，奇出于中。如其诊治遗精，用炙五倍子研末掺膏药中，贴肚脐上，二三日一换，用之即愈。治癥瘕已久，拟消散和荣法，药用当归二钱，丹参二钱，香附二钱，红花八分，乌药一钱，橘核一钱，金铃子二钱，枳壳一钱，延胡索一钱半，木香五分，砂仁一钱，陈皮一钱，椒目二十粒，降香五分。两诊，癥块即松软。治疗吐血、便血、咯血等危重之证，治法仍宗和缓平淡之旨，药味用量最小三分，最大不过四钱，但疗效显著，真正达到了“平淡之极，乃为神奇”之意境。

（四）补泻互寓，重视本源

费氏在制方用药时，或寓补于泻，或寓泻于补，祛邪而不忘扶正，总以护固本源为旨。首先，费氏在治实证用泻法时，常寓补于泻，使泻中有补，不伤正耗正。如治“心火炽盛，五中烦躁，面红目赤，口燥唇裂，甚则吐血衄血”之心火炽盛证，用自制加味泻心汤治疗，药用黄连、犀角、蒲黄、丹参、天门冬、元参、连翘、茯苓、甘草、淡竹叶、灯芯草等。方中黄连、犀角，前者用于清气分热，后者用于清血分热，气血之热一泻，则心火自清；配伍丹参、元参、天门冬、甘草，意在养阴清心；茯苓、甘草，意在顾护脾胃正气。全方泻中寓补，泻心经实火而能清心养心。又如治疗“烦渴引饮，牙龈腐烂，或牙宣出血，面赤发热”之胃火炽盛证，费氏不用白虎汤、凉膈散、清胃散诸方，而是采用自制之玉液煎，药用石膏、生地黄、石斛、麦门冬、玉竹、葛根、桔梗、薄荷、白茅根、甘蔗汁等，方中以石膏、生地黄清胃之实热，加葛根、桔梗、薄荷升阳散火，用麦门冬、甘蔗汁养阴益胃。全方清胃热而不伤胃气，泻胃火而能养胃阴。再如治疗“肌表不固，太阳受风，巅顶作痛，鼻窍微塞，时流清涕”之伤风头痛证，以升阳祛风，清利头目之法，采用自拟香芷汤治之，药用香附、白芷、当归、川芎、防风、桑叶、菊花、蝉衣、蔓荆子、桔梗、黑芝麻。方中白芷、防风、桔梗升阳祛风，蝉衣、蔓荆子、桑叶、菊花清利头目，以上诸药已达祛风止痛之功，而复加入川芎、当归、黑芝麻，意在养脑益脑。

其次，费氏在治诸虚证用补法时，亦常补泻兼施，达到补而不腻、补而不滞之效果。如用治虚劳的拯阴理劳汤、拯阳理劳汤二方，乃先生晚年学验俱丰时所制，皆取寓泻于补之法。治疗“阴虚火动，皮寒骨蒸，食少痰多，咳嗽短气，倦怠焦烦”者，用自制拯阴理劳汤，药由人参、甘草、麦门冬、五味子、当归、白芍、生地黄、牡丹皮、薏苡仁、橘红、莲子组成，本证为气阴两虚之证，治用橘红乃取其反佐监制养阴碍胃之弊。治疗“阳虚气耗，倦怠懒言，行动喘急，表热自汗，心中烦躁，偏身作痛”者，用自制拯阳理劳汤，药由人参、黄芪、白术、甘草、肉桂、当归、五味子、陈皮、生姜、大枣组成，本证属阳虚气损，费氏治用陈皮、生姜，也正体现了寓泻于补的制方思想。费氏制方遣药讲究“理有医理，法有治法，化裁通变，则又须得之法外之意”，补泻互寓于一方之中，能自成体系，周旋自如，即是得益于这种“法外之意”，在学用费氏之方时，必须留意于此，潜心体会。

三、临证经验

在长期的临床实践过程中，费氏探索形成了丰富的临证经脸，针对内科杂病的诊治，尤多独到之处，值得深入研究和探讨。

（一）伤寒分传经直中

费氏认为，“寒之中人为祸最烈”。自仲景著《伤寒论》和《卒病论》始，早已将伤寒、中寒分作二门，只可惜《卒病论》散失已久，无从考证。为了不使中寒混于伤寒之中，大有区分辨别之必要。他认为伤寒与中寒，一为传经，一为直中，二者不仅仅是形式上的不同，也不单纯是程度上的差别，而是有本质上的病因学差异。传经伤寒，就是仲景按六经分证的热性病；寒邪直中，则相当于现代医学许多伴有休克先兆的急重痛证。二者的区别，主要在于“伤寒者寒从外来，中寒者寒从内发，伤寒多发热之候，中寒则但有厥冷而无发热之候；此必其人真阳先亏，坎中之火渐为水淹，又必有沉寒病冷伏于脏腑，一遇寒气，积病卒发，极为危险”。由此可知，伤寒多属外感寒邪之实证，中寒则是阳微阴盛的亡阳重证以及寒伏复寒的寒实重证两种情况，所以两者的治疗有着天壤之别。“伤寒传经之症，可以按部就班”，根据传经次第辨证施治；直中之症，则当急用“气雄力厚之温剂，斩关夺门，以回真阳于俄顷”。

（二）杂病重调养脾胃

费氏治疗外感病证，注重中气脾胃。对内伤杂病，虽说最重脾肾，其实补脾重于补肾。如治疗火证，多以轻量黄芩、黄连合天门冬、麦门冬等清润之品为主，同时佐以茯苓、甘草等甘淡顾护脾胃。治暑治湿总不离健脾化湿之法。治疗燥证，主张“清金保肺必先甘凉养胃，以胃为肺之来源，脾为肺母也”。治中寒，则着重温补脾阳，指出“脾阳不运，虚则寒生”。所制治中寒四方，均以白术、生姜、大枣补脾和营。治疗中风，则“保障灵府之法，无如治脾胃以实中州，脾气旺，则积湿尽去，而痰气不生；胃气和则津液上行，而虚火自降。治疗大法，无过于斯”。对阳虚气耗之证，以补中益气健脾为主。治阴虚火动之证，反对使用知母、黄柏、龟板等阴寒腥浊之品，以防败伤脾胃中气，每多用人参、甘草、薏苡仁、陈皮等健脾化湿，以防滋腻碍湿。创新定拯阴理劳汤，用人参、甘草、白芍、生地黄、牡丹皮、薏苡仁、橘红、麦门冬、五味子、当归、莲子等脾肾同治。治疗阴虚燥热之消渴症，创逢原饮、祛烦养胃汤，在大批清润药中佐用半夏、陈皮、茯苓等健脾渗湿化痰之品，意在步步顾护其脾胃中气。

（三）临证擅和营养阴

费氏认为：“人之一身，大俞十有二经，络三百五十三溪，全赖营血灌输，方能转运。”其作用有两方面，即“荣者发荣也，非血则无以润脏腑、灌经脉、养百骸，此滋长之义也。一为营，营者营垒也，非血则无以充形质、实腠理、固百脉，此内守之义也”。如若阴液营血亏损，必使脏腑失去濡养，或阳热亢盛，导致诸病丛生。因此，费氏临证十分重视调营之法。如营血不足，肝胃不调，治以养阴调营；肝风内动，不离调营柔肝；痉证治在养血舒筋，兼利痰湿；胸腹疼痛，每用和营畅中法；咳嗽则调营柔肝，而兼治肺胃；对于妇女“血分亏虚”，治以调营理气，温暖子宫；其于小儿解颅，治以调营和中，息风和络。在杂病的治疗中，费氏很重视调营血，养胃阴，这是他立法施治的一大特点。如眩晕、虚劳、不寐、痹证、呕吐、便秘、月经不调、外伤、目疾以及小儿龟背等病证，无不着意于调营养阴。费氏调营，尽管在应用上可以有所不同，但所选药物，多为生地黄、当归、白芍、川芎、丹参、生姜、大枣等味，根据所治病证的不同，或单用，或根据营血亏损程度以及病变与营血之间的疏密关系配伍应用。费氏选用调营养阴方时，尤其推崇四物汤，认为此方“药虽四味，而三阴并治。当归甘温养脾，而使血有统；白芍酸寒敛肝，而使血能藏；生地甘寒滋肾而益血；川芎辛温通气而行血。调补血分之法，于斯著矣”。

（四）调肝十法治肝病

费氏认为：“五脏惟肝为最刚，而又于令为春，于行为木，具发生长养之机，一有怫郁，则其性怒张，不可复制。且为火旺则克金，木旺则克土，波及他脏，理固宜然。”有鉴于此，费伯雄十分重视对肝病的调治。归纳费氏常用调肝之法，大致可分如下十种：滋阴养肝用涵木养营汤、加味扶桑饮，疏肝理气用大顺汤、解郁合欢汤，平抑肝阳用羚羊角汤，清泻肝火用加味丹栀汤，镇肝息风用滋生清阳汤，柔肝和营用养血胜风汤、当归润燥汤、调营敛肝饮，温肝散寒用青阳汤、茱萸附桂汤，平肝和胃用抑木和中汤、加味左金汤、归桂化逆汤，凉肝清肺用丹青饮，肝胆同治用甲乙归脏汤。从费氏治肝所订诸方，可以归纳出两个基本特点，一是着意于养血、和血等调营药的运用。肝的特性为“体阴而用阳”，如若营血不足，则肝失所养，而致诸病蜂起。故治肝病常从调营着手，所选药物亦以调营药物为多，如当归、川芎、大枣、丹参、芍药等，均为费氏所喜用常用之药，甚至在肝胃不和或肝胃气痛方中，亦多用之。二是扶助脾土。因肝主藏血，赖血以养，肝脏之气血，均来源于中焦脾胃之水谷精微，与营血密切相关。肝脏有病，“知肝传脾”，脾胃首当其冲。故费氏治肝，不离健脾益气之品，既滋化源，复着眼于防患于未然。不仅如此，费氏治肝诸方，还相当注意配伍法度，或针对主证，或结合兼证施治，或联系其他内脏应变，或使用成方加减，立法谨严，善于变通。

（五）论秋燥区分温凉

费氏论治燥证，从临床实际出发，悉心深究，释义确切，多有新见。他认为，“燥为六淫之一”，乃四时秋季之主气，《内经》于此条，“并未大畅其说”，故“世俗相沿，误以湿病为燥病，解者亦竟以燥病为湿病”，概念混淆，而“全然误会”。他很赞成清人喻昌改《内经》“秋伤于湿”为“秋伤于燥”的观点，称其“独具只眼”，“大声喝破”迷津。然对喻氏“秋不遵燥，大热之后，继以凉生，凉生而热解，渐至大凉，而燥令乃行焉，此则“燥字之义，乃作大凉解”的意见，则不苟同。以燥气与时令之具体实际为据，指出“初秋尚热，则燥而热，深秋既凉，则燥而凉”。主张应以“燥为全体，而以热与凉为之用”，燥必“兼此二义，方见燥字圆相”，“若专主一边，遗漏一边，恐非确论”。同时，费氏还对喻氏“秋不分不燥”之说，亦持异议，指出：“则必秋分以后，方得谓之秋燥。是燥病亦只主得半季，而秋分以前之四十五日，全不关秋燥矣”，那么“秋分以前之四十五日内，所感者为何气，所得者谓之何病乎”？诚然喻氏之说，是无法解释时序更替实际的。进而他认为，“燥者干也，对湿言之也”，“主秋以后，湿气去而燥气来”，更不能以秋分截然划界。以上论述，尽发秋燥之深意，纠正了古人论燥的误解与偏执，确立了燥分温凉的两大法门，为临床医者沿用至今。在对秋燥的治疗上，费氏以脏腑为中心，参合其所受凉燥热燥之异同，制方选药，辨证施治，亦颇具特色。如肺受燥热，以清金保肺汤治之；肺受燥凉，以润肺降气汤治之。他如心燥、肝燥、肾燥等，大都宗此法度，从而脱出前世医家不辨燥之温凉，动辄以辛温统治秋燥的陈习，对临床很有指导意义。

（六）理虚劳重视脾肾

在内科杂病论治实践中，费氏对于治疗虚劳尤有心得。他遵循《内经》《难经》之旨，将虚劳大体分为五脏虚劳和七情劳伤予以调治。五脏虚劳虽各有治则，但每兼用调补脾肾之法。费氏认为，凡虚劳内伤，实“不出气血两途”，而气血亏虚之治，则“莫重于脾肾”，从而提出虚劳最重脾肾的学术观点。首先，费氏从脏腑气血的生理联系来阐明此说。指出“五脏六腑，化生气血，气血旺盛，营养脏腑”，其中肾藏精化气，为先天之本；脾属土为万物母，乃生化之源。“气之根在肾”，“血之统在脾”，脾肾健旺，“他脏纵有不足，气血足供挹注”，因而“全体相生，诸病自已”。其次，费氏以孙思邈“补脾不若补肾”、许叔微“补肾不若补脾”之说立论，进一步揭示机体先天与后天的辩证关系，着重突出了脾肾在内伤发病学中的重要地位。其云：“两先哲深知两脏为人生之根本”，并“有相资之功能”，“其说似相反，其旨实相成也”。可见，脾肾实乃虚劳内伤之治的关键所在。又由于气能生血，血为气母，“阴阳生长，互相为根”，故费氏强调救肾“必本于阴血”，而补脾“必本于阳气”，特别是在具体施治之际，更应视气血升降敛举之不同，而斟酌立法。这是因“血主濡之，主下降，虚则上升”，当采取“敛而降之”的方法；“气主煦之，主上升，虚则下陷”，应给予“举而升之”的治疗。这些论述，溯本求源，详释病机，医理精湛，堪称治虚劳之金科玉律。费氏还谓：“人身之气血，全赖水谷之气以生之”，“脾胃不败，则正气犹存，病家所以重胃气也”，强调虚劳之治，时时应以中焦脾胃之气为念。他提倡“不足者补之，以复其正”的和法缓治。其所定拯阴理劳、拯阳理劳二方，一宗生脉散，药用甘寒，滋化源而补阴血；一宗保元汤，剂属甘温，补真元而益阳气。皆立法和缓，不燥不腻，确无伤阴败胃之弊，从中既可窥费氏的组方妙道，又可知他重脾肾治气血的良苦用心。上述论治虚劳的经验，值得效法和借鉴。

（七）三消为病多挟痰

费氏通过长期临证实践，认为三消为病每多挟痰，主张在具体施治之时，当于清热养阴的原则立法中，视上消、中消、下消所病脏腑的不同，分别佐以渗湿化痰、润燥化痰、清利化痰之品，方能切合病机，提高临床疗效。他指出：“上消者，肺病也”。肺主治节，为水之上源，火热伤肺，治节失职，水不化津，聚而生痰，“盖火盛则痰燥”，阴津更加消亡，故“咽喉烦渴，引饮不休”，“其消烁之力，皆痰为之助虐也”，主张“当于大队清润中，佐以渗湿化痰之品”，方可热除而肺不伤，湿去则痰生无源。中消为胃之病，因胃为谷海，与脾相连，腑病及脏，极易生痰，“痰入胃中，与火相乘，为力更猛，食入即腐，易于消烁”，故多食易饥，“常虚而不能满也”，治宜“清阳明之热，润燥化痰”之法，使水谷之海清润而脾土得安，胃中无痰则不能助纣为虐。费氏论下消，责为肾之病，认为多由“肾阴久亏，孤阳无依，不安其宅”所致，因肾主水液，为封藏之本，肾受燥热，气化失常，肾失固摄，精微下注为痰，“于是饮一溲一，或饮一溲二，夹有浊淋”；热伤精血，肌肉失养，故“腿股枯瘦，而病益深”，强调“急宜培养真阴，少参以清利”。清利者，清利化痰之谓也，观其自拟之乌龙汤，药用龟板、生地黄、天门冬、南沙参、女贞子、山药滋阴潜阳，参蛤粉、料豆、茯苓、泽泻、车前子淡渗利湿，清热化痰，如此配伍，真阴得养，龙雷之火得以潜藏，热清湿除，精微即不能下注为痰，进而诸症得解。

（八）外感内伤别下利

费氏主张下利一证，临床上应以外感内伤分别之，始能执简驭繁，纲举目张。盖因“外感各有主病，内伤各有主经”，若“从此分别，更易下手”。指出“外感之邪，不外风、寒、暑、湿、燥、火”，其为邪伤人，必“与五脏相应者也”，由于六淫性质及致病特点各异，故内应脏腑所主病候则有别。如“风入肠胃，故为飧泄，内犯于肝；寒气中人，腹痛下利，内犯于肾；暑湿郁蒸，腹痛下利，兼有赤白，内犯于脾；燥气中人，口渴心烦，下利白滞，内犯于肺；火邪炽盛，渴饮不止，下利脓血，频数不休，内犯于心”。主张应以证候为别，辨证求因，“各随所主之病以施治”。具体之法，“感于风者表解之，感于寒者温通之，感湿热者清利之，感于燥者清润之，感于火者涤荡之。”同时，费氏以脏腑所主之经的固有特征来辨别内伤下利。如“伤于肝者，胁痛，腹痛，作哕，下利；伤于肾者，腹痛，腰痛，身冷，下利；伤于脾者，胸满，身重，哕恶，食少，下利；伤于肺者，口燥，咽干，微咳，下利；伤于心者，烦躁，渴饮，下利不休。”强调当从经而分，审经辨证，“各随所主之经以施治”，即“伤肝者解其郁，伤肾者保其阳，伤于脾者运其中，伤于肺者存其津，伤于心者泄其亢”。进而，根据上述辨治原则，自拟回风外解汤、温中化浊汤、粉米汤、金玉保和汤、消炎化毒汤、大顺汤、立命开阳汤、大中汤、育金煎、蒲虎汤以备临床选用。

（九）内外主次论中风

费氏认为，中风之病，必营卫先虚，卫虚不能捍外，营虚不能固内，使在外之风邪得以乘间伺隙，由表入里。因此病变由浅入深，由轻转重。凡中络、中经者病较轻浅，良由营卫不足，外风入于肌肉、经脉，其主要病因是外风，凡中腑、中脏者病势深重，多由外风入侵，勾引内在之肝风，两风相得，兼夹气、火、痰三气入中于胃腑心经，病因涉及内外二风。无论中络、中经，中腑、中脏，治疗大法不越攘外、安内两途。中络、中经者以攘外为主，即以祛风通络，临证常用桂枝、秦艽、羌活、独活、牛膝等祛风通络之品。中腑、中脏者以安内为先，即一以开窍醒神以复神明，一以平肝敛肝以息内风，使在内之肝风不动，“去其内应而勾结之患除”。由此，费氏批评河间主火、东垣主气、丹溪主痰是主次不分，“标本倒置”。

他认为治气、火、痰以“保障灵府”之法，无如“治脾胃以实中州”。“脾气旺则积湿尽去而痰气不生，胃气和则津液上行而虚火自降”。故医案中每加黄芪、党参、白术等健补脾胃之品。但在“仓猝之时，病势危急，则又当逆而折之，虽峻猛之剂不得不随证而施”。费氏所论，内外兼详，主次分明，既阐明了内外风相互间的联系和影响，又示人以“标本缓急”的中风治疗大法。

（十）清肝泻火治鼻衄

费氏通过长期临证实践，认为鼻衄之症，“其平日肺气未伤，只因一时肝火蕴结，骤犯肺穴，火性炎上，逼血上行，故血从鼻出，而不从口出”。确立了鼻衄从肝论治的学术思想。他批评当时某些医家“一遇鼻衄，即以犀角地黄汤治之，究竟百无一效”，明确指出“其弊在拘执古方，不明经络”。犀角地黄汤固为凉血止血之剂，但该方多心肾之药，用于因肝火蕴结之鼻衄，不但非宜，安能不偾事乎？费氏主张师古不泥古，讲究“辨症察经”，究鼻衄一症，实与心肾无关，多与肝肺相涉，痛责临证选方用药不明经络为害最烈。他自制豢龙汤一方，专治鼻衄，无不应手而效。该方以羚羊角、夏枯草、牡丹皮、牡蛎清泄肝火，收敛肝气；以麦门冬、南沙参、川贝母、石斛养阴润肺，制火上炎；以黑荆芥、薄荷炭、茜草根、白茅根、藕节散风调肝，凉血止血；加牛膝一味引火下行。上药合用，共奏清肝火、养肺阴、止鼻衄之效。

（十一）巧立三法疗关格

费氏指出：“关格一症、所系最大……始则气机不利，喉下作梗；继则胃气反逆，食入作吐；后乃食少吐多，痰涎上涌，日渐便溺艰难。”费氏对关格临床症状的描述十分形象，与当今消化道肿瘤诸疾有不谋而合之处。他对关格病因进行了深入分析，认为本病“多起于忧愁怒郁，即富贵之家，亦多有隐痛难言之处”。精神抑郁，情怀失畅是关格发病的主要原因。此缘“心肝两经之火煎熬太过，营血消耗，郁蒸为痰；饮食入胃，以类相从，谷海变为痰薮，而又孤阳独发，气火升痰，宜其格而不入也”。鉴于“格与关皆为逆象”，“关格既成，本难施治”，故费氏治疗此病始终坚持实事求是的态度，主张“治之以至和，导之以大顺，使在上者能顺流而下，则在下者亦迎刃而解矣。”故费氏治疗关格时，在调养营卫的基础上巧立三法，即“于调养营卫之中，平肝理气，此一法也；于调养营卫之中，和胃化痰，亦一法也；于调养营卫之中，兼清君相之火，又一法也”。基于上述三法，自制归桂化逆汤、人参半夏汤、和中大顺汤、二气双调饮四方，有曲尽其妙之处。考此四方，用药平稳，不失阴阳偏颇，力求营卫调和，用治关格一病甚相适宜。

费伯雄医学研究论文题录

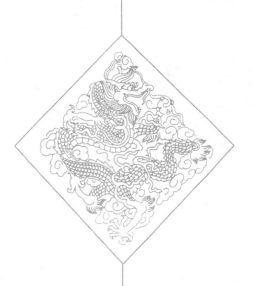

［1］费子彬．明清以来之孟河医学．中国新医药，1955，（14）：7.

［2］张兴华，费国斌．费伯雄学术思想初探．江苏中医杂志，1980，（5）：11.

［3］陈道谨．略谈孟河四名家．江苏中医杂志，1981，（1）：42.

［4］朱建贵．费氏治肝十九方．贵阳中医学院学报，1981，（2）：15.

［5］费振平．误服人参致目盲　清代费伯雄验案一则．新中医，1982，（10）：19.

［6］黄煌．孟河名医学术特点简介．江苏中医杂志，1983，（4）：37.

［7］张成运，周桂芳．浅谈费伯雄的治学态度及医学成就．河北中医，1984，6（4）：27.

［8］任勉芝．孟河医派的遗风．中国医学史，1984，（2），72.

［9］赵曰瑞．《医醇賸义》发微．江苏中医杂志，1985，（4）：8.

［10］赵有臣．清末名医费伯雄生卒年考．上海中医药杂志，1985，（7）：42.

［11］何纬文．《医醇》《医醇賸义》及其他——与赵有臣同志商榷．上海中医药杂志，1986，（10）：39.

［12］黄煌．费伯雄生卒年考小补．上海中医药杂志，1986，（10）：39.

［13］张元凯．也谈费伯雄生卒之年．上海中医药杂志，1986，（10）：38.

［14］王荫三．费伯雄临证特点探微．江苏中医杂志，1987，（2）：33.

［15］潘华信．秋伤“湿”“燥”辨．上海中医药杂志，1988，（1）：42.

［16］陈红，王安康．椒目瓜蒌汤化裁治疗胸腔积液二例．湖北中医杂志，1988，（6）：32.

［17］李夏亭．浅论费伯雄归醇纠偏的学术思想．中医药研究，1990，（6）：4.

［18］巢重庆．孟河医派特色琐谈．江苏中医，1990，（5）：34.

［19］严忠．从《医醇賸义》看费伯雄的学术思想．浙江中医学院学报，1991，15（4）：35.

［20］方超．费伯雄和他的《医醇賸义》．福建中医药，1991，22（4）：10.

［21］程丑夫．费伯雄制方遣药方法略谈．湖南中医学院学报，1992，12（3）：6.

［22］徐力，丁惠玲．费伯雄论关格．甘肃中医学院学报，1993，10（3）：10.

［23］蔡永敏．费伯雄临床经验探讨．中医研究，1993，6（1）：48.

［24］杜文采．论费伯雄调肝治咳经验．中医杂志，1995，36（8）：501.

［25］杜文采．宅中汤治疗心劳证的探讨．江苏中医，1995，16（8）：40.

［26］丁瑛．甲乙归藏汤治疗失眠焦虑症．浙江中医杂志，1995，（10）：446.

［27］戴祖铭．翁同龢与孟河名医．浙江中医杂志，1996，（8）：375.

［28］邵文虎．解郁合欢汤治疗抑郁症举隅．河北中医，1996，18（5）：33.

［29］徐力．《医醇賸义》脾病九方．山东中医杂志，1997，16（7）：292.

［30］彭述宪．孟河名医录．湖南中医杂志，1997，13（5）：44.

［31］钟均琪，高乃芳．安寐汤治疗顽固性不寐52例．广东医学，1998，19（5）：396.

［32］张宏鸣，范生军．豢龙汤治疗顽固性鼻衄100例．陕西中医函授，1998，（6）：18.

［33］杜文采．费伯雄名方赏析．浙江中医杂志，1999，（12）：536.

[34] 曹丽英．费伯雄论治三消特色．中国中医基础医学杂志，2000，6（10）：51.

[35] 杜文采．费伯雄名方赏析．江苏中医，2000，21（1）：32.

[36] 陶亦鸣．费伯雄“和法缓治”的学术简介．浙江中医学院学报，2001，25（4）：12.

[37] 曹松华．费伯雄治疗消渴的经验．中医文献杂志，2001，（3）：38.

[38] 陶亦鸣．费伯雄治疗内伤咳嗽经验．实用中医内科杂志，2001，15（4）：12.

[39] 陶亦鸣．费伯雄治疗火证经验探要．中医杂志，2002，43（8）：568.

[40] 陈传，顾培华．费伯雄治肝法探要．河南中医，2003，23（4）：19.

[41] 金丽．费伯雄《医醇賸义》慎用“升柴知柏”探析．吉林中医药，2003，23（8）：5.

[42] 朱晓骏，王媛媛．《医醇賸义·劳伤篇》发微札记．实用中医内科杂志，2003，17（6）：445.

[43] 施琴．孟河医派脾胃病养护特色．江苏中医药，2004，25（7）：48.

[44] 缪卫群．孟河医家新探．中华医史杂志，2004，34（2）：67.

[45] 刘遵愍．孟河医派学术思想探析．浙江中医学院学报，2005，3（29）：2.

[46] 屠执中．孟河医派纪事．中医文献杂志，2006，（4）：44.

[47] 左言富．传承弘扬孟河医派特色　升华拓展孟河医家优势．中国中医药现代远程教育，2006，（7）：13.

[48] 施璐霞，沈思钰，蔡辉．费伯雄《医醇賸义》学术思想撷英．中国中医急症，2006，15（12）：1387.

[49] 姚卫海．费伯雄医学思想初探．北京中医，2006，25（9）：542.

[50] 姚海燕．孟河医派兴盛原因考．中医药文化，2006，（1）：30.

[51] 张霆．费伯雄制方用药规律发微．江西中医药，2006，37（11）：14.

[52] 张琪，曹震．孟河医派学术思想特色探析．江苏中医药，2007，39（4）：16.

[53] 费建平．费伯雄学术思想探讨．江苏中医药，2007，39（10）：22.

[54] 尹璐．费伯雄的学术思想探析．辽宁中医药大学学报，2007，9（4）：76.

[55] 李夏亭，丁一谔．孟河医派的主要学术思想和特色探析．中国中医药现代远程教育，2007，5（9）：5.

[56] 沈春锋，申春悌．孟河医派费氏治咳经验撷菁．江苏中医药，2007，39（5）：29.

[57] 张晓东，杜赟，陈建杰．费伯雄治肝诸法初探．江西中医药，2008，39（6）：16.

[58] 孙莹，连傅，杨梅．费伯雄治疗燥证经验探要．云南中医学院学报，2009，32（2）：55.

[59] 李学军，邹竞飞，宗方霞．费伯雄论治痰饮病特色浅析．中国医药导报，2009，6（6）：158.

[60] 史晓，杜修东．孟河医派的研究意义与特点．中医药文化，2009，（1）：31.

[61] 李娟，谢青云，徐世杰．费伯雄论治三痹之特色．中国中医基础医学杂志，2010，16（1）：28.

[62] 张琪，曹震，周奇峰．孟河医派传承特色探析．江苏中医药，2010，42

(12): 1.

[63] 朱杰. 说不尽的费伯雄 道不完的孟河派. 中医药文化, 2010, (3): 37.

[64] 孟翔. 费伯雄治痛经医案特色浅析. 中国民族民间医药. 2011, (1): 25.

[65] 孟翔, 侯养彪, 杨涛. 孟河费氏调经思想初探. 河南中医, 2011, 31 (3): 294.

[66] 吕方舟, 秦绪花, 陈荣荣. 《医醇賸义·劳伤》调神理论思路及方药浅探. 江西中医学院学报, 2011, 23 (5): 15.

[67] 龚鹏. 孟河医派论咳嗽. 吉林中医药, 2011, 31 (12): 1143.

[68] 俞立强, 陈爱平, 熊佩华. 费伯雄治肾探析. 中医临床研究, 2011, 3 (9): 61.

[69] 孙玉英, 曹佩霞. 费伯雄从心肝脾论治崩漏浅析. 吉林中医药, 2011, 31 (9): 919.

[70] 孙玉英 常惠. 费伯雄调营治肝法在月经不调中的应用探析. 中国民族民间医药, 2011, (17): 76.

[71] 夏军权, 吴卫娟, 武科选. 孟河医家费伯雄治肝诸方解析. 辽宁中医药大学学报, 2011, 13 (11): 37.

[72] 胡海雁, 丛艳, 李金萱. 费伯雄辨治脾胃规律研究. 甘肃中医, 2011, 24 (6): 17.

[73] 赵艳, 朱建平. 费伯雄临证及治方特色. 世界中西医结合杂志, 2011, 6 (4): 331.

[74] 赵艳, 朱建平. 费伯雄的"和缓醇正"说. 中医杂志, 2011, 52 (10): 894.

[75] 赵艳. 费伯雄先生年谱. 中医文献杂志, 2011, (2): 41.

[76] 赵艳, 朱建平. 浅谈费伯雄的医德与治学态度. 中医杂志, 2011, 52 (13): 1162.

[77] 赵艳. 清代名医费伯雄家系及生平事略考. 中国中医基础医学杂志, 2011, 18 (8): 907.

[78] 刘忠良, 潘朝曦. 费伯雄医学思想研究概况. 辽宁中医药大学学报, 2011, 13 (4): 121.

[79] 潘瑛, 刘晓冉, 张建玉. 孟河医派儿科"治未病"学术思想研究. 江苏中医药, 2012, 44 (12): 9.

[80] 王琼. 孟河医派的学术思想研究. 中华中医药学刊, 2012, 30 (5): 1147.

[81] 李明. 孟河儒医费伯雄及其学术特色浅析. 中国中医基础医学杂志, 2012, 18 (9): 939.

[82] 程远林. 费伯雄分温凉阐释燥症探析. 中医药临床杂志, 2012, 24 (12): 1222.

[83] 赵艳, 朱建平. 孟河名医费伯雄传略. 南京中医药大学学报 (社会科学版), 2012, 13 (2): 85.

[84] 赵艳. 费伯雄生平考. 西部中医药, 2012, 25 (2): 63.

[85] 李学军. 浅谈费伯雄论治眩晕特色. 河北中医, 2012, 34 (10): 1544.

[86] 王鹏. 孟河医家费伯雄论治中风经验探要. 中医杂志, 2013, 54 (16): 1367.

[87] 梅建峰. 费伯雄既济汤治疗宫颈癌根治术后尿潴留 21 例临床观察. 实用中医内科杂志, 2013, 27 (7): 30.

[88] 季乔雪, 李达, 鹿林, 等. 费

伯雄治咳经验浅谈．中医药临床杂志，2013，25（4）：363.

［89］孙玉英，申春悌．孟河医派费家带下证治法演进与临证运用研究．长春中医药大学学报，2013，29（2）：189.

［90］郭重威，郭雨雅．孟河医派及孟河医派文化．中医药文化，2013，(6)：20.

［91］费伯雄．留云山馆文钞．民国元年常州孟河费氏铅印本，1912.

［92］费伯雄．医方论．民国元年常州孟河费氏铅印本，1912.

［93］费伯雄．费氏全集．民国元年常州孟河费氏铅印本，1912.

［94］费伯雄．医醇賸义．上海：上海科学技术出版社，1959.

［95］费伯雄，费绳甫．孟河费氏医案．上海：上海科学技术出版社，1964.

［96］费伯雄．医醇賸义．南京：江苏科学技术出版社，1982.

［97］陈道瑾，薛渭涛．江苏历代医人志．南京：江苏科学技术出版社，1985.

［98］费伯雄．医方论．北京：中医古籍出版社，1987.

［99］费伯雄．食鉴本草．北京：中医古籍出版社，1988.

［100］江苏武进县志编纂委员会．武进县志．上海：上海人民出版社，1988.

［101］李经纬．中医人物词典．上海：上海辞书出版社，1988.

［102］常州市卫生志编纂委员会．常州市卫生志．常州：常州市卫生局，1989.

［103］何时希．中国历代医学传录．北京：人民卫生出版社，1991.

［104］余志高．吴中名医录．南京：江苏科学技术出版社，1993.

［105］何时希．近代医林轶事．上海：上海中医药大学出版社，1997.

［106］周耀辉，杨剑兵．近代江南四家医案医话选．上海：上海科学技术出版社，1998.

［107］朱达明．清代常州五学派．海口：海南出版社，1999.

［108］刘祖贻，孙光荣．历代名医名术．北京：中医古籍出版社，2002.

［109］朱雄华，蔡忠新，张元凯．孟河四家医集．南京：东南大学出版社，2006.

［110］费伯雄．医醇賸义．北京：人民卫生出版社，2006.

［111］费伯雄．医醇賸义．南京：东南大学出版社，2006.

［112］费伯雄，费绳甫．孟河费氏医案．上海：上海科学技术出版社，2010.

［113］李夏亭，单德成．孟河医派三百年．北京：学苑出版社，2010.

［114］费伯雄，费绳甫．孟河费氏医案．北京：学苑出版社，2012.